HANDBOOK FOR CLASSIFICATION AND IDENTIFICATION OF MAIN VECTORS

周明浩　褚宏亮/主编

常见病媒生物分类鉴定手册

苏州大学出版社
Soochow University Press

图书在版编目(CIP)数据

常见病媒生物分类鉴定手册 / 周明浩,褚宏亮主编
.—苏州: 苏州大学出版社,2019.7 (2025.6 重印)
ISBN 978-7-5672-2809-2

Ⅰ.①常… Ⅱ.①周… ②褚… Ⅲ.①疾病-传染媒介-鉴定-手册 Ⅳ.①R185-62

中国版本图书馆 CIP 数据核字(2019)第 122673 号

常见病媒生物分类鉴定手册
主编 周明浩 褚宏亮
责任编辑 李寿春
助理编辑 牛涵波

苏州大学出版社出版发行
(地址: 苏州市十梓街 1 号 邮编:215006)
广东虎彩云印刷有限公司印装
(地址:东莞市虎门镇黄村社区厚虎路20号C幢一楼 邮编: 523898)

开本 787 mm×1 092 mm 1/16 印张 13.75 字数 327 千
2019 年 7 月第 1 版 2025 年 6 月第 7 次印刷
ISBN 978-7-5672-2809-2 定价: 88.00 元

苏州大学版图书若有印装错误,本社负责调换
苏州大学出版社营销部 电话: 0512-67481020
苏州大学出版社网址 http://www.sudapress.com
苏州大学出版社邮箱 sdcbs@suda.edu.cn

《常见病媒生物分类鉴定手册》

编委会

主　　编　周明浩　褚宏亮

副 主 编　杨维芳　吴治明

编　　委（按姓氏笔画排序）：

马桢红　苏州市疾病预防控制中心
王　琴　扬中市疾病预防控制中心
王德森　华南农业大学
邓耀华　上海海关
叶　刚　克拉玛依市疾病预防控制中心
田　野　江苏省疾病预防控制中心
朱彬彬　宜昌市疾病预防控制中心
刘　慧　江苏省疾病预防控制中心
刘大鹏　江苏省疾病预防控制中心
闫　东　河北省鼠疫防治所
孙　毅　军事科学院军事医学研究院
孙养信　陕西省疾病预防控制中心
李　千　青海省地方病预防控制所
杨维芳　江苏省疾病预防控制中心
杨朝春　张家港海关
吴治明　江苏省疾病预防控制中心
吴海霞　中国疾病预防控制中心
冷培恩　上海市疾病预防控制中心
张守刚　南京市疾控预防控制中心
张育富　江苏省疾病预防控制中心
张爱军　江苏省疾病预防控制中心
陈红娜　江苏省疾病预防控制中心
周明浩　江苏省疾病预防控制中心
高　强　上海市黄浦区疾病预防控制中心
姬淑红　上海市杨浦区疾病预防控制中心
曹　敏　上海海关
鲁　亮　中国疾病预防控制中心
褚宏亮　江苏省疾病预防控制中心

编委会秘书　陈红娜

前　言

病媒生物是能传播疾病的生物，一般指能传播人类疾病的生物。广义的病媒生物包括脊椎动物和无脊椎动物，脊椎动物媒介主要是哺乳纲啮齿目的鼠类；无脊椎动物媒介主要是昆虫纲的蚊类、蝇类、蜚蠊、蚤类等和蛛形纲的蜱类、螨类等。

病媒生物对人类身体健康和生产生活有着巨大的危害：传播众多病毒、细菌和寄生虫等病原体，造成传染病的扩散和暴发流行，据世界卫生组织报道，病媒生物性疾病占传染性疾病的17%，每年可导致约70万病例死亡；影响食品生产行业、餐饮业的食品安全，造成巨大的经济损失；造成线缆、精密设备的损坏而导致重大事故；影响人们的正常生活和休息，降低生活质量。

随着交通和物流的飞速发展，病媒生物随着货物和各种交通工具不断向外地扩散，有的甚至跨洋过海到了其他大陆，如白纹伊蚊从亚洲扩散到了全世界，导致受登革热等蚊媒传染病威胁的国家和人口越来越多，全球登革热病例数逐年增多。此外，德国小蠊、褐家鼠等病媒生物近年来侵害的地区越来越广，侵害程度越来越严重，相关病媒生物性传染病暴发流行的风险也越来越大。

为了减少病媒生物性传染病的暴发和流行，降低病媒生物危害，监测和控制病媒生物密度是极其必要的措施，对一些缺乏疫苗和特效治疗措施的病媒生物性传染病来说甚至是唯一的手段。病媒生物监测和控制工作的基础是分类鉴定，无论是监测还是控制，首先要能正确识别我们要监测和控制的对象。长期以来，疾病预防控制、海关卫生检疫、卫生监督、爱国卫生和有害生物防制服务等单位的相关从业人员在参加工作后需要面对的首要难题就是病媒生物的识别。由于缺乏基础，一般需要自己摸索，从零开始学起。而且病媒生物的分类鉴定具有很强的专业性，这些都增加了初学者在分类鉴定方面学习的困难。

本书着重介绍了常见病媒生物的分类鉴定，包括病媒生物分类鉴定基本原理、110种常见病媒生物（14种蚊虫、28种蝇类、11种蜚蠊、17种鼠类、19种蜱类、2种臭虫、13种蚤类、6种螨类）的分类鉴定要点和检索表、常见病媒生物的标本制作等，既有文字描述，也有实物照片的特征展示，可谓图文并茂。本书力求专业知识准确、语言描述精练，适合作为广大病媒生物相关从业人员的指导用书。期望本书对提高专业人员分类鉴定水平，增强病媒生物防制能力，保障人民群众身体健康有所裨益。

本书的编写除了编委会专家的共同努力外，也得到了全国众多专家的支持和帮助，特别是得到了中国疾病预防控制中心刘起勇研究员和军事科学院军事医学研究院赵彤言研究员的悉心指导，在此，一并表示衷心感谢！

由于编者水平有限，书中难免有疏漏之处，敬请专家和广大读者批评指正！

周明浩

2019年3月

目　录

第一章

生物分类鉴定基本原理

分类学是一门研究生物类群间的异同以及异同程度，阐明生物间的亲缘关系、物种进化过程和发展规律的基础科学。分类学有着悠久的历史，中国汉初的《尔雅》把动物分为虫、鱼、鸟、兽4类。17世纪末，英国博物学家约翰·雷把当时所知的植物种类做了属和种的描述，并提出以“杂交不育”作为区分物种的标准。近代分类学诞生于18世纪，它的奠基人是瑞典植物学者林奈。林奈为分类学解决了两个关键问题：第一是建立了双名制；第二是建立了阶元系统。1859年，达尔文的《物种起源》的出版标志着系统分类学的诞生。

第一节　物种与分类阶元

现在所用的动物分类系统是以动物形态或解剖的相似性和差异性的总和为基础。而形态学特征尤其是外部形态仍然是迄今最直观最常用的分类依据。

正确理解物种的概念是做好分类工作的基础。物种，简称“种”，是生物分类学研究的基本单元与核心。它是一群可以交配并繁衍后代的个体，但与其他生物却不能交配或交配后产生的杂种不能再繁衍。自然界的物种是彼此生殖隔离的，物种是繁殖单元，但这只适用于有性生殖的物种，不适用于无性物种，适用于现存物种，不适用于化石物种。物种在自然界一般均具有一定的分布空间。

根据生物之间相同、相异的程度以及亲缘关系的远近，使用不同等级特征，将生物逐级分类，即划分为大小不同的七个阶元，七阶元由大到小为：界（Kingdom）、门（Phylum）、纲（Class）、目（Order）、科（Family）、属（Genus）、种（Species），狼与蜜蜂分类的不同阶元如表1-1-1所示。此外，为了更精确地表达种的分类地位，还可将原有的阶元进一步细分，在七阶元之间另外加入阶元，如亚门（Subphylum）、总纲（Superclass）、亚纲（Subclass）等。不同分类阶元的拉丁学名尾词相对固定（表1-1-2）。

生活在不同地区或不同生态条件下的种群，常在形态、生理和生物学特性等方面或多或少地发生某些细微的变异，因而有可能形成不同的类型，这就产生了种以下的分类阶元。种以下的分类阶元中应用最为普遍的是亚种（Subspecies）。亚种是指具有地理分化特征的种群，或称“地理亚种”，它在分类上与同一种中的其他亚种有不太显著的形态特征或生物学特征上的区别。亚种在物种的形成上具有重要的意义，亚种之间通过地理隔离而逐渐形成生殖隔离，再加上累积了遗传学上的差别，就会形成新的物种。因此，亚种是新物种形成的过渡阶段，而地理隔离是构成亚种的必要条件。

复合体也称复合种团，它是由生物学、行为学，以及生态学上有明显差异，生殖上彼此隔离，但形态上极为相似的一类近缘种组成的集合。

表 1-1-1 狼与蜜蜂分类的不同阶元

	狼	意大利蜜蜂
界(Kingdom)	动物界(Animalia)	动物界(Animalia)
门(Phylum)	脊索动物门(Chordata)	节肢动物门(Arthropoda)
纲(Class)	哺乳纲(Mammalia)	昆虫纲(Insecta)
目(Order)	食肉目(Carnivora)	膜翅目(Hymenoptera)
科(Family)	犬科(Canidae)	蜜蜂科(Apidae)
属(Genus)	犬属(*Canis*)	蜜蜂属(*Apis*)
种(Species)	狼(*lupus*)	意大利蜜蜂(*Apis mellifera*)

表 1-1-2 一些分类阶元学名的常用固定尾词

分类阶元	目(Order)	总科(Superfamily)	科(Family)	亚科(Subfamily)
分类阶元学名的常用固定尾词	-odea 或-ptera	-oidea	-idae	-inae
举例	双翅目(Diptera)、螳螂目(Mantodea)	大蚊总科(Tipuloidea)	蚊科(Culicidae)	库蚊亚科(Culicinae)

第二节 命名和命名规则

一个物种只能有一个学名，如果有两个或多个时，便是“同种异名”，必须用其中核定最早提出的学名，摒弃其他的异名。当引用异名的时候，需要将异名前后加方括号，并置于正名的后面。一个学名只能用于一个物种（包括种下单元），如果有两个或多个对象者，便是“异种同名”，必须用其中核定最早的命名对象，而其他的同名对象则另取新名。中文名和英文名都不是动物的学名，只能叫作俗名。动物的命名规则包括单名法、双名法和三名法等：

1. *单名法*

属和属级以上的分类单位由一个拉丁词组成，即单名法。第一个字母必须大写。

2. *双名法*

动物种的学名由两个拉丁词组成，第一个是属名，第二个是种名，如白纹伊蚊*Aedes albopictus*。很多时候学名后面都会带有定名人的姓和定名年份，以示负责和纪念，但它们都不是学名的组成部分，如中华按蚊 *Anopheles sinensis* Wiedemann，1828。

3. 三名法

动物亚种的学名是由属名、种名、亚种名三部分组成的，如淡色库蚊 *Culex pipiens pallens*。

学名（属名、亚属名、种名、亚种名）印刷的时候要使用斜体，以便识别。属名、亚属名开头字母要大写，种名、亚种名全部小写。书写时属名、亚属名、种名、亚种名的词下应画横线。定名人和定名年份都用正体字，定名人第一个字母要大写，如 *Carabus*（*Coptolabrus*）*lafossei* Feisthamei，1845。种名在文章中第一次出现时应写完整，在同一文章中再次出现时属名可以缩写，如 *Culex pipiens pallens* 再次出现时可以写作 *Cx. pipiens pallens*。定名人和定名年份都不是学名的组成部分，但在分类专著或论文中，属和种的定名人一般都会引用。须注意的是，“L.”只表示林奈（Linnaeus）的缩写。如定名人前后加了括号，表示种的属级组合发生变动。如纺星花金龟 *Cetonia fusca* Herbst，1790 年后被移到 Protaetia 属，定名人和年份就应该加括号 *Protaetia fusca*（Herbst，1790）。当我们鉴定一种动物，只鉴定到属而不知道具体种时，我们可以用属名加 sp. 来表示不能确定种名的未定种。如叉犀金龟属的某个种就用 *Allomyrina* sp. 来表示，sp. 是种单数（species）的缩写。表示属的一个以上种时，则可以用种复数 spp. 表示。不能确定亚种名的未定亚种，我们用属名加 ssp. 来表示，ssp. 是亚种（subspecies）的缩写。初次记载新种的论文或著作中，新种名后面会有 sp. nov. 记号，是拉丁语 species nova 的缩写。如瘦长颚步甲 *Stomis elongates* Tian et Pan，sp. nov. 。

第三节 模式标本

模式标本是作为规定的典型标本，即第一次用于描述和记载新种时所用的标本。当一个分类单元被作为新种发表的时候，描述者就必须指定一个或多个标本作为其模式，这些标本就是模式标本（type specimen，type specimens）。模式标本是学名成立的客观载体，称为载名模式。

1. 模式标本的类型

（1）正模（holotype）

发表新种时所依据的单一模式标本称为正模，如果依据多个标本记载新种，就应该指定其中一个作为正模，其余的标本称副模。

（2）配模（allotype）

发表新种时与正模一起使用的异性标本称为配模。

（3）副模（paratype）

依据多个标本发表新种时，正模式标本以外被引用的标本称为副模。

（4）全模/综模（syntype）

发表新种时依据一系列标本而未定正模标本，这时全部模式标本被称为综模。

（5）后选模式标本（lectotype）

发表新分类群时，发表者未曾指定正模标本或正模已遗失或损坏时，后来的作者根据原始资料，在等模式或依次从综模、副模、新模和原产地模式标本中，选定1份作为命名模式的标本，即为后选模式标本。

（6）新模式标本（neotype）

当正模、等模式、合模式、副模标本均有错误、损坏或遗失时，根据原始资料从其他标本中重新选定出来充当命名模式的标本，称为新模式标本。

（7）原产地模式标本（topotype）

当不能获得某种类的模式标本时，便从该物种的模式标本产地采集同种的标本，与原始资料核对，用完全符合者代替模式标本，称为原产地模式标本。

（8）等模式标本（isotype）

与主模标本同为一采集者，在同一地点与时间采集的同号复份标本。

（9）合模式标本（syntype）

命名人未指定主模标本而引证了2个以上的标本或被著者指定为模式的标本，其数在2个以上时，此等标本中的任何一份均可称为合模式标本。

2. 模式标本的标签

模式标本的标签应注明产地、采集日期、寄主、采集者等信息。

① 正模标本的标签使用红色标签标注。

② 配模标本的标签使用蓝色标签标注。

③ 副模标本的标签使用黄色标签标注。

3. 模式标本产地

采集到的模式标本所在的野生场所，狭义用法是指具体的地点，广义用法是指某地区、国家。

第四节 检索表

分类检索表是以区分生物为目的编制的表。目前，常用的是二歧分类检索表。这种检索表把同一类别的生物根据一对或几对相对性状的区别，分成相对应的两个分支。接着，再根据另一对或几对相对性状，把上面的每个分支再分成相对应的两个分支，如此，逐级排列下去，直到编制出包括全部生物类群的分类检索表。检索表的编制形式最常用的有：双项式（平行式）、单项式（连续平行式）和包孕式（退格式、定距式）。

一、双项式检索表的编制

这种形式也叫平行式检索表，每一项两个相对性状的叙述内容都写在相邻的两行中，两两平行；数字号码均写在左侧第一格中。例如：

1 无翅 ……………………………………………………………… 2
  有翅 ……………………………………………………………… 3
2 腹末有跳器 …………………………………………………… 弹尾目
  腹末有1条中尾丝和1对尾须 …………………………………… 缨尾目

3　口器刺吸式 …………………………………………………………………………… 4
口器咀嚼式 …………………………………………………………………………… 5
4　前翅为半鞘质，后翅膜质；喙着生于头部前端 ………………………… 半翅目
前后翅均膜质，或前翅略加厚；喙着生于头部腹面后端 ……………… 同翅目
5　前翅皮质，后翅膜质；后足跳跃式，或前足开掘式 …………………… 直翅目
前翅鞘质，后翅膜质 ………………………………………………………………… 鞘翅目

二、单项式检索表的编制

这种形式也叫连续平行式检索表，将一对互相区别的特征用两个不同的项号表示，其中后一项号加括弧以表示它们是相对比的项目，如下列检索表中的 1（4）和 4（1），表示查阅时，若其性状符合 1，就向下查 2；若不符合 1，就查相对比的项号 4，如此类推，直到查明其分类等级。例如：

1（4）无翅
2（3）腹末有跳器 ………………………………………………………………… 弹尾目
3（2）腹末有 1 条中尾丝和 1 对尾须 …………………………………… 缨尾目
4（1）有翅
5（8）口器咀嚼式
6（7）前翅皮质，后翅膜质；后足跳跃式，或前足开掘式 ……………… 直翅目
7（6）前翅鞘质，后翅膜质 ……………………………………………………… 鞘翅目
8（5）口器刺吸式
9（10）前翅为半鞘质，后翅膜质；喙着生于头部前端 ………………… 半翅目
10（9）前后翅均膜质，或前翅略加厚；喙着生于头部腹面后端 ………… 同翅目

三、包孕式检索表的编制

这种形式也叫退格式或定距式检索表。在编制时，每两个相对应的分支的开头都编在离左端同等距离的地方，每一个分支的下面，相对应的两个分支的开头比原分支向右移一个字格，这样编排下去，直到编制的终点为止。例如：

A. 无翅
　B. 腹末有跳器 ………………………………………………………………… 弹尾目
　BB. 腹末有 1 条中尾丝和 1 对尾须 ……………………………………… 缨尾目
AA. 有翅
　B. 口器咀嚼式
　　C. 前翅皮质，后翅膜质；后足跳跃式，或前足开掘式 ……………… 直翅目
　　CC. 前翅鞘质，后翅膜质 ………………………………………………… 鞘翅目
　BB. 口器刺吸式
　　C. 前翅为半鞘质，后翅膜质；喙着生于头部前端 …………………… 半翅目
　　CC. 前后翅均膜质，或前翅略加厚；喙着生于头部腹面后端 ……… 同翅目

当遇到一种不知名的生物时，应当根据生物的形态特征，按检索表的顺序，逐一寻找该生物所处的分类地位。首先确定是属于哪个门、哪个纲和目的生物，然后再继续查其分科、分属以及分种的分类检索表。

无论使用哪一种检索表，在使用时都必须从第 1 条开始查起，绝不能从中间插入，以避免误入歧途。另外，由于检索表受文字篇幅限制，其中只列少数几个主要特征，还有很多特征不包括在内，所以在进行种类鉴定时，不能完全依赖于检索表，必要时须查阅有关分类专著与文献中的全面特征描述。

第二章
常见蚊类分类鉴定

蚊虫属于昆虫纲双翅目长角亚目蚊科，截至 1997 年，世界上记载的蚊虫有 37 属 119 亚属 3200 余种，中国现在已知的有 18 属 48 亚属 380 余种。蚊虫属于完全变态昆虫，成虫陆上生活，幼虫水生。雌蚊除叮刺吸血外，还可以传播多种疾病，如疟疾、登革热、流行性乙型脑炎、寨卡病毒病等。

第一节　蚊的基本形态结构

一、成蚊

蚊虫整体分为头、胸和腹三部分，体表有多种衍生物（图 2-1-1）。成蚊的头、胸、翅脉、足以及多数种类的腹部，全部或部分覆盖鳞片。各种大小和色泽不同的鳞片形成的纵条、斑点、花纹、色环等，是蚊虫分类鉴别的明显特征。

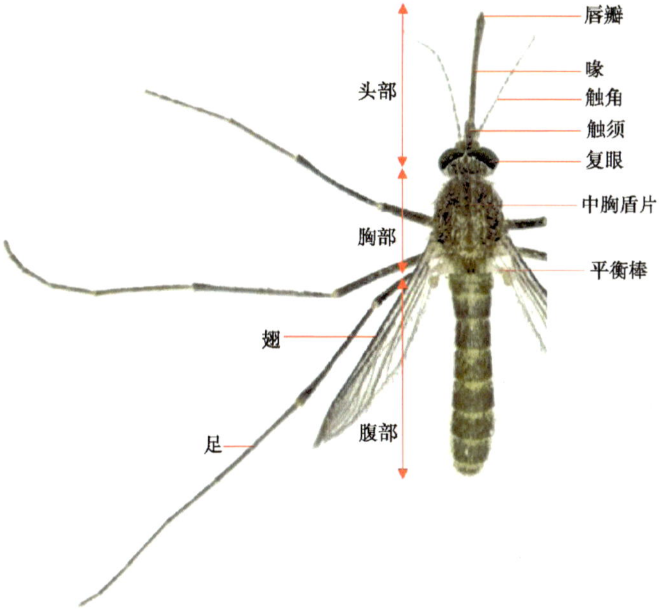

图 2-1-1　蚊虫基本形态

（一）头部

蚊虫的头部近球形，两侧有 1 对很大的复眼，两复眼间的额区着生 1 对触角，额的前方唇基处有一针状口器（图 2-1-2、图 2-1-3）。头的顶部和后头部往往覆盖不同类型的鳞片。

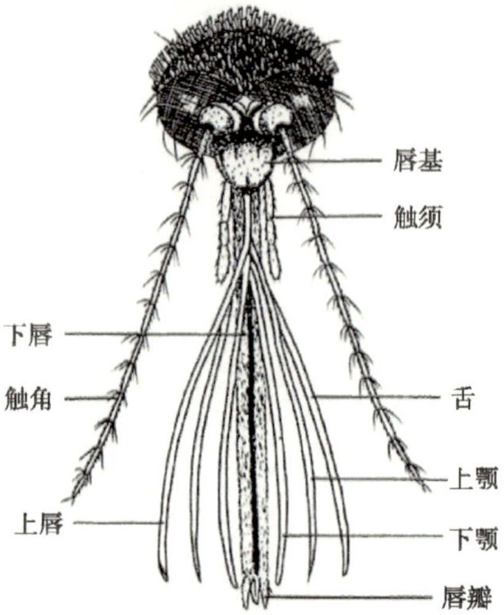

图 2-1-2　蚊虫头部示意图（引自陆宝麟、吴厚永《中国重要医学昆虫分类与鉴别》，河南科学技术出版社，2003）

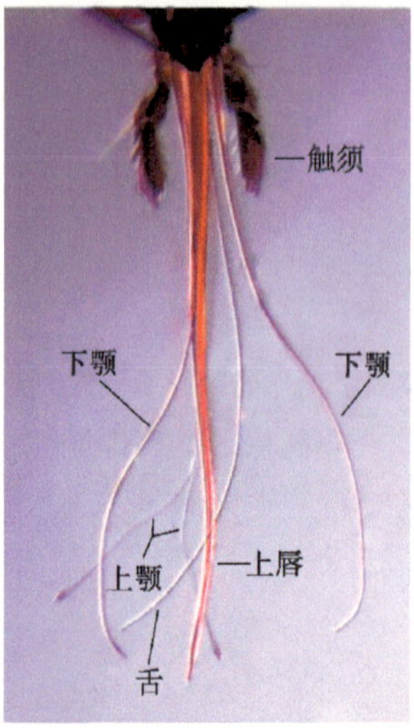

图 2-1-3　蚊虫口器图

蚊虫触角共有 15 ～ 16 节，从基部起第 1 节为柄节，第 2 节为梗节，其余为鞭节，各鞭分节除了雌蚊第 1 节和雄蚊末节外，都有 1 圈轮毛。雌蚊的轮毛短而疏，雄蚊的轮毛长而密（图 2-1-4）。

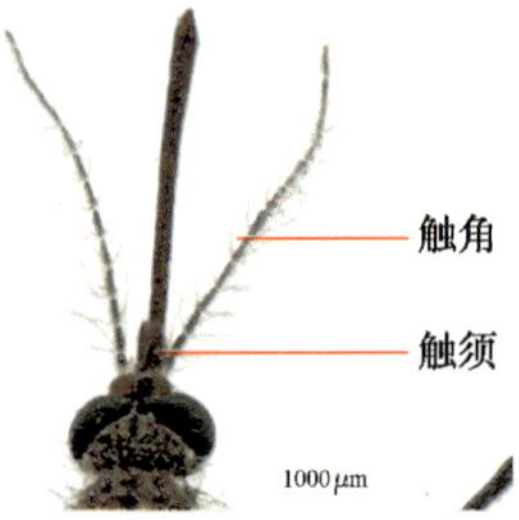

a. 淡色库蚊(雌)

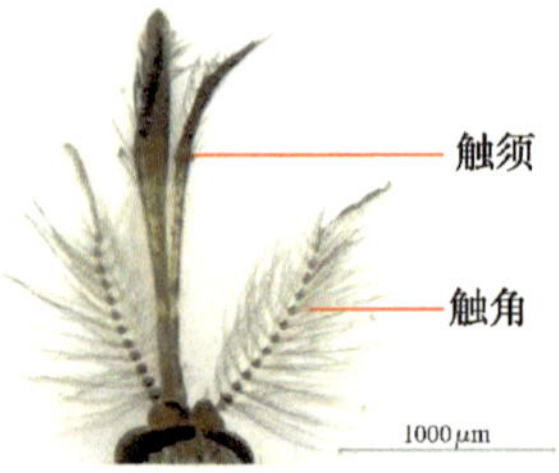

b. 淡色库蚊(雄)

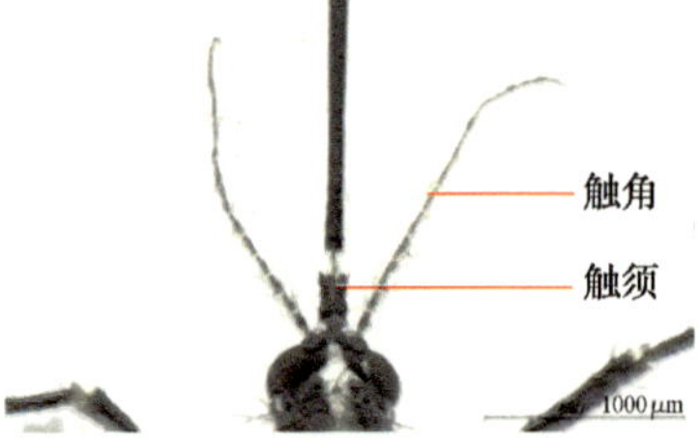

c. 白纹伊蚊(雌)

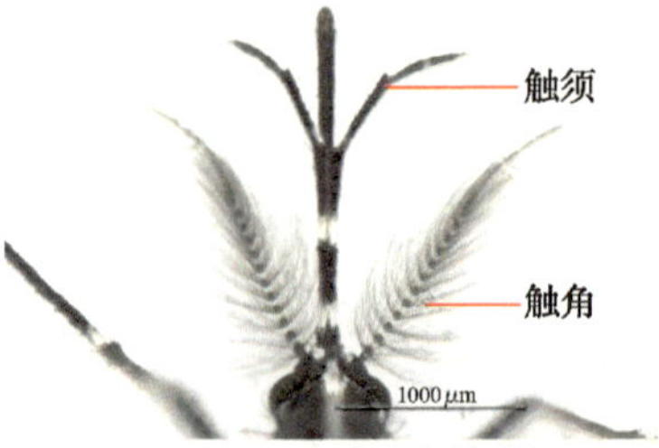

d. 白纹伊蚊(雄)

图 2-1-4　蚊虫的触须和触角

蚊虫的口器由一发达的长喙和生于喙基部两侧的触须组成。多数蚊种的雌蚊触须比喙短，雄蚊触须比喙长或与喙等长，这是区分蚊虫雌雄的重要依据（图2-1-4）。触须可有白斑、白环等，触须的白环和白斑是分种的重要特征。

（二）胸部

蚊虫胸部由前胸、中胸和后胸合并而成。中胸发达，生有1对翅，后胸有1对平衡棒。各胸节都有1对足。胸部两侧各有两个气门，即前气门和后气门。

1. 前胸　前胸背板较小，在胸部前背侧，分为前胸前背片和前胸后背片。前胸前背片是颈后侧的1对骨片，两片左右分开，分列在中胸盾片前端两侧。前胸前背片后位于中胸盾片两侧的是前胸后背片（图2-1-5）。

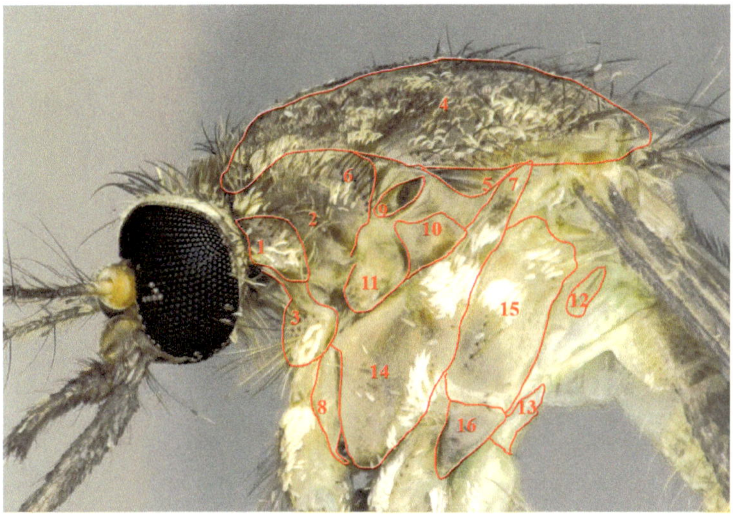

1. 前胸前背片；2. 前胸后背片；3. 前胸侧板；4. 中胸盾片；5. 中胸侧背片；6. 前胸后背鬃；7. 翅前鬃；8. 前足基节后区；9. 前气门区；10. 气门后区；11. 亚气门区；12. 后气门；13. 后胸基后片；14. 中胸腹侧板；15. 中胸后侧板；16. 中胸基后片

图2-1-5　蚊虫的胸部侧面观

在前胸前背片的腹面，颈部为一盾形骨片及其上接的两臂所环绕，这两臂为前胸侧板，它的下角和前足基节关连。盾形骨片为前胸腹板。

2. 中胸　中胸背板几乎占有胸背全部，由3个骨片组成，从前向后依次为盾片、小盾片和后背片。盾片占中胸背板的绝大部分，其上往往有不同颜色的鳞片形成的鳞饰。小盾片有三叶状和弧状之分，其后缘生有缘毛，常作为分亚科或分属的特征（图2-1-6）。

中胸侧板占胸侧大部分，较复杂，由侧沟分成前后两部分，侧沟前部又分为上、下两部。中胸侧板上着生在不同部位和区域的鬃毛是分类的重要依据。

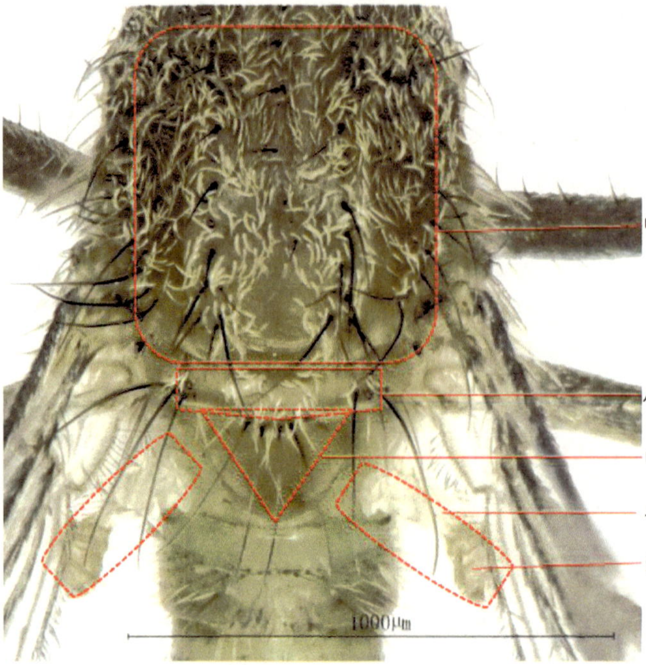

图 2-1-6　蚊虫的胸部背面观

3. *后胸*　后胸背板位于中胸后背片之后，呈环跨背面的狭带，两侧有 1 对平衡棒。平衡棒末端膨大部分称为结节，通常覆盖有小鳞片。

4. *翅*　蚊虫的翅窄长、膜质；翅脉较简单，通常以序号命名，纵脉 1 ～ 6 简称 V1 ～ V6（图 2-1-7）。翅纵脉覆盖有鳞片，平覆在纵脉上的短鳞称为被鳞，长而突出在翅外的鳞片称为羽。翅后缘并扩展到翅端的狭长鳞称为缘缨，其下的短鳞为次生缘缨。

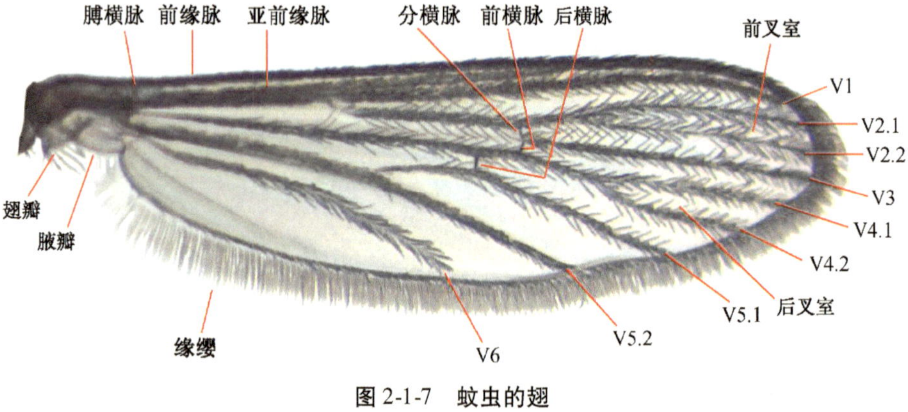

图 2-1-7　蚊虫的翅

5. *足*　蚊虫的足细长，各足分为基节、转节、股节、胫节和跗节五部分。跗节又分为 5 个跗分节（跗节 1 ～ 5），跗节 5 的末端有 1 对爪，有爪垫。着生于足上的白色鳞常形成白环和白斑，白环和白斑是区分蚊种的重要特征（图 2-1-8）。

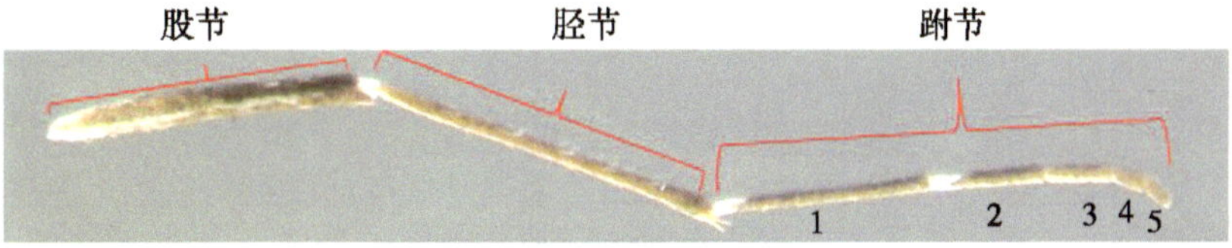

图 2-1-8　蚊虫的足

（三）腹部

蚊虫的腹部由 10 节组成，Ⅱ～Ⅷ节构造简单而且相似，每节各有一背板和腹板，由侧膜连接，Ⅰ～Ⅶ节的侧膜上各有 1 对气门。两性腹部第Ⅷ节以后的各节形态上发生了很大变化，统称为尾器。雄蚊尾器的形态是鉴别蚊种的重要依据。

二、卵

蚊虫有多种产卵方式，卵的形态因种类而异，呈船形、卵圆形或纺锤形等，单产或黏集成块。库蚊的卵呈圆锥形，在水中产出的卵黏成筏状的卵块，漂浮在水面。伊蚊的卵呈橄榄形，无浮囊，卵多黏集在水平线潮湿的内壁或沉在水底。按蚊以单个卵的方式产卵，卵呈舟形，两侧有浮囊，除个别蚊种外，大多数蚊种的卵都浮在水面（图 2-1-9）。

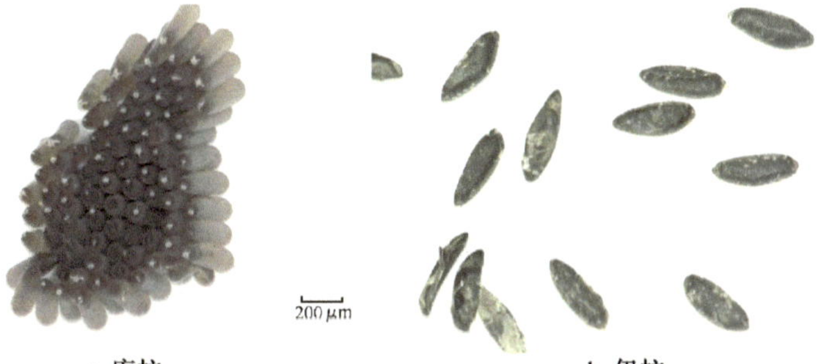

a. 库蚊　　b. 伊蚊

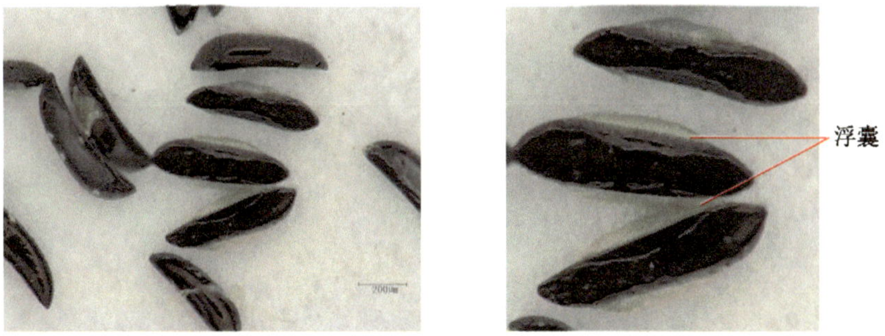

c. 按蚊　　d. 按蚊浮囊

图 2-1-9　蚊卵

三、幼虫

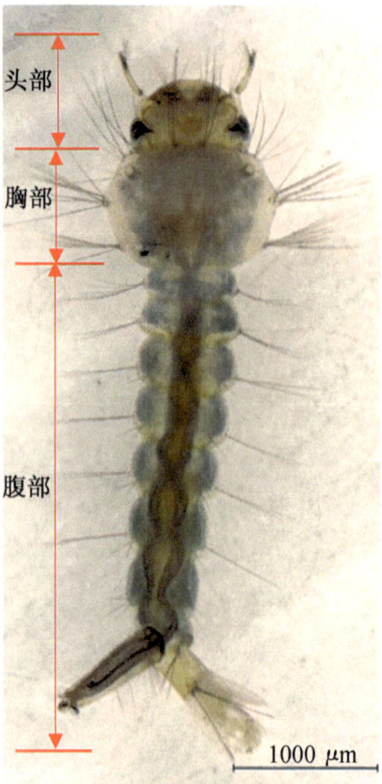

图 2-1-10 蚊幼虫结构图

蚊幼虫整体分为头、胸和腹三部分。胸腹无附肢。胸部 3 节，即前胸、中胸和后胸，已愈合为一，仅毛序可显示出原来分节的痕迹。幼虫的腹节共分 10 节，呼吸管位于腹节Ⅷ的背面，气门开口在管的末端（图 2-1-10）。幼虫生活在水中，需要与大气进行气体交换。库蚊和伊蚊幼虫要时时上升到水面，以呼吸管倒挂在水下面进行呼吸，库蚊呼吸管较细长，伊蚊呼吸管较短粗。按蚊幼虫没有呼吸管，经常浮留在水面，靠第Ⅷ腹节的一对气门进行呼吸（图 2-1-11）。

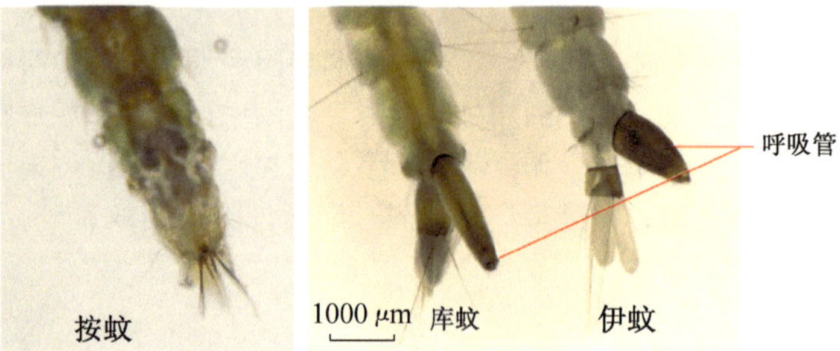

图 2-1-11 蚊幼虫

四、蛹

蚊蛹能活动，侧面观呈逗点状，整体分为头胸和腹两部分。头胸膨大，腹部狭长。头胸部具有 1 对呼吸角，是呼吸器官；腹部末端有 1 对尾鳍。蛹不摄食，但能靠尾鳍摆动而在水中游动（图 2-1-12）。

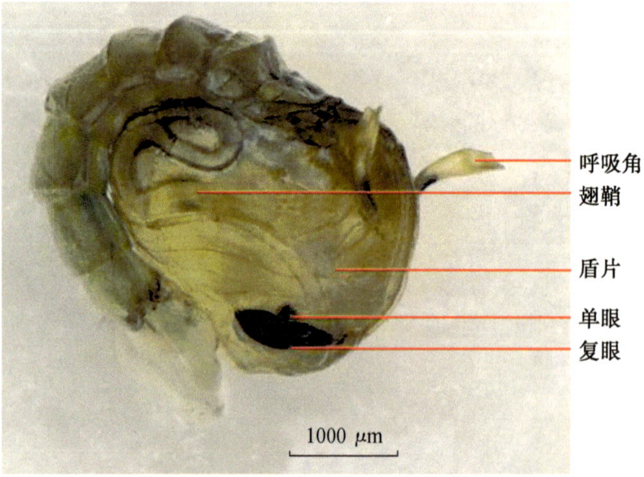

图 2-1-12 蚊蛹

第二节　常见蚊虫分类鉴定

一、中华按蚊　*Anopheles sinensis* Wiedemann，1828

1. 鉴定要点

（1）体型、体色：中型蚊种，体色为棕褐色（图 2-2-1a、图 2-2-1b）。

（2）头部：雌蚊喙和触须等长（图 2-2-1c）。

（3）胸部：前缘脉并包括亚前缘脉和纵脉 1 的白斑不超过 3 个，前缘脉基段 1/3 处有少数散生淡色鳞片，V5. 2 缘缨白斑明显（图 2-2-1d）。

（4）腹部：新鲜标本腹节Ⅱ～Ⅶ侧膜上有“T”形暗斑（图 2-2-1e）。

2. 分布

除青海、新疆外，广布全国。

3. 孳生场所

稻田、水塘、沼泽、有水草沟渠、水池、洼地积水等。

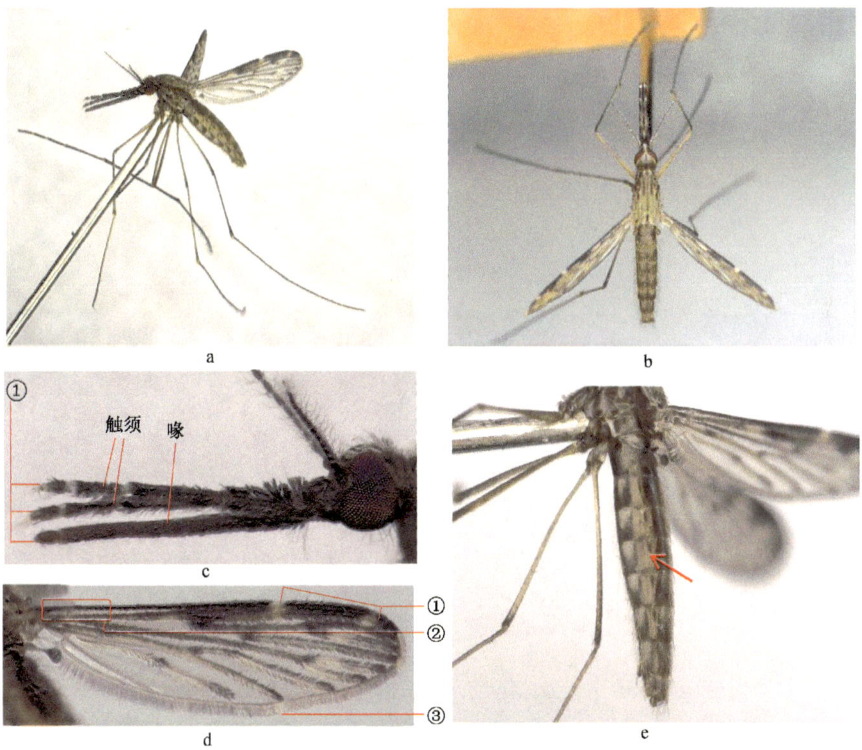

a. 雌蚊侧面观；b. 雌蚊背面观；c. 雌蚊头部侧面观（① 示喙和触须等长）；d. 雌蚊翅（① 示前缘脉并包括亚前缘脉和纵脉 1 的白斑 2 个；② 示前缘脉基段 1/3 处有少数散生淡色鳞片；③ 示 V5. 2 缘缨白斑）；e. 雌蚊腹部侧面观（红色箭头示新鲜标本腹节Ⅱ～Ⅶ侧膜上有“T”形暗斑）

图 2-2-1　中华按蚊

二、大劣按蚊 *Anopheles dirus Peyton et* Harrison，1979

1. 鉴定要点

（1）体型、体色：中型蚊虫，体色为棕黑色（图 2-2-2a）。

（2）头部：雌蚊触须有四个白环（图 2-2-2b）。

（3）胸部：翅前缘脉并包括亚前缘脉和纵脉 1 的白斑超过 4 个，纵脉 6 的黑斑超过 4 个（图 2-2-2a）；各足股节和胫节有白星斑（图 2-2-2a）；后足跗节有白斑，且后足胫节和跗节 1 关节处有 1 个明显宽白环（图 2-2-2c）。

2. 分布

广西、海南和云南等省（自治区）。

3. 孳生场所

有浓荫遮蔽的石穴、溪坑等。

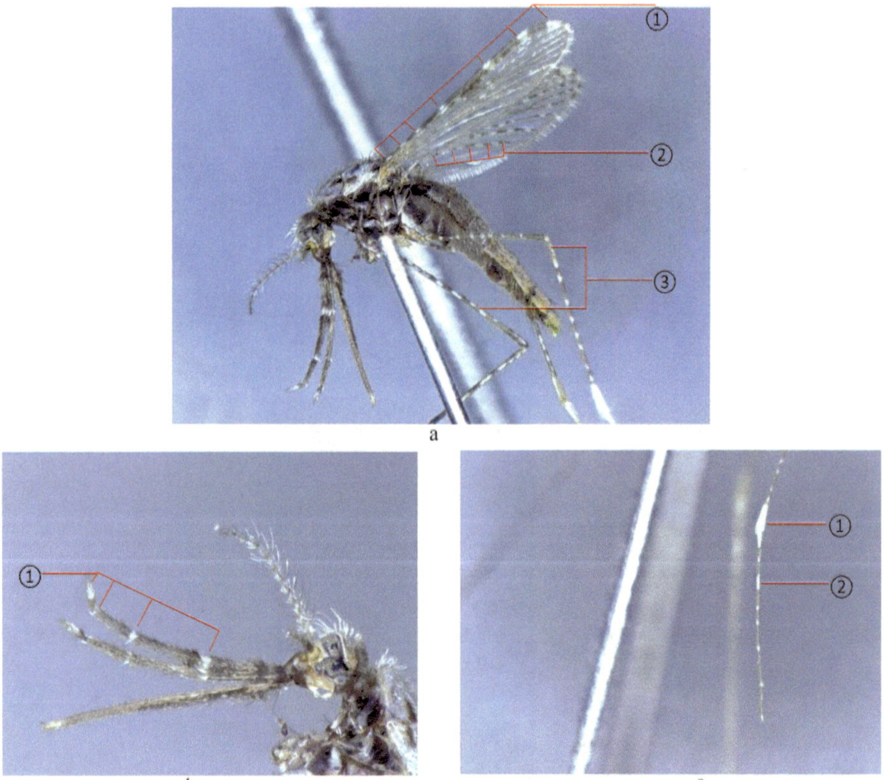

a. 雌蚊侧面观（整体示体色为棕黑色；①示翅前缘脉并包括亚前缘脉和纵脉 1 的白斑超过 4 个；②示纵脉 6 黑斑超过 4 个；③示各足股节和胫节有白星斑）；b. 雌蚊头部侧面观（①示触须有四个白环）；c. 雌蚊后足侧面观（①示后足胫节和跗节 1 关节处有 1 个明显宽白环；②示后足跗节有白斑）

图 2-2-2　大劣按蚊

三、白纹伊蚊 *Aedes albopictus* Skuse，1894

1. 鉴定要点

（1）体型、体色：小型或中型蚊虫，体色为暗黑色（图 2-2-3a）。

（2）胸部：中胸盾片有一中央银白色纵条（图 2-2-3b、图 2-2-3c）；盾片侧缘翅基前有一簇白色宽鳞（图 2-2-3d）；后足 1 ～ 4 跗节有较宽基白环，第 5 跗节全白（图 2-2-3a）。

2. 分布

全国分布广泛，北至辽宁省，南至海南省，西至西藏自治区。

3. 孳生场所

幼虫孳生于竹洞、树洞、石穴、废轮胎，以及缸罐等容器的积水中。

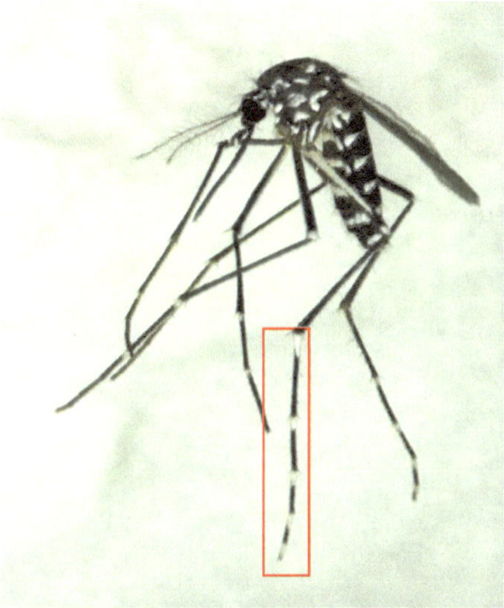

a

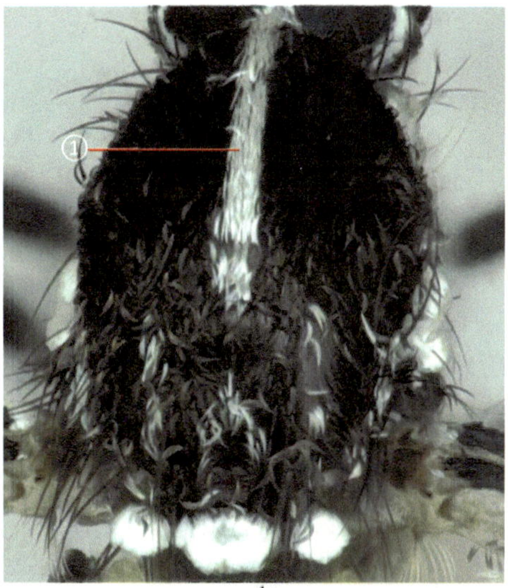

b

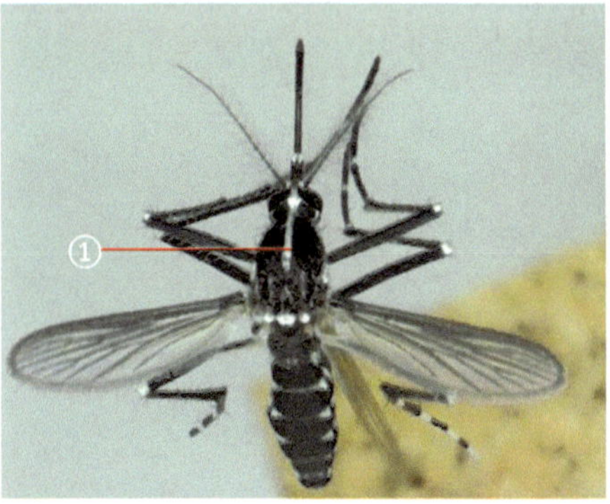

c

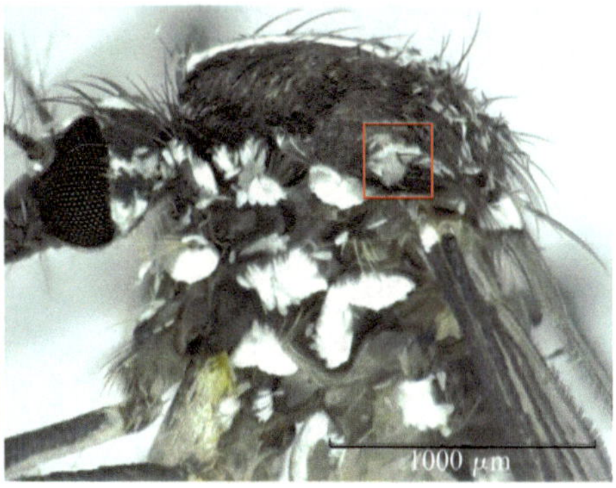

d

a. 雌蚊侧面观（显示体色为暗黑色；红色区域示后足 1 ～ 4 跗节有较宽基白环，第 5 跗节全白）；b. 雌蚊胸部背面观（①示中胸盾片有一中央银白色纵条）；c. 雌蚊背面观（①示中胸盾片有一中央银白色纵条）；d. 雌蚊胸部侧面观（红色区域示盾片侧缘翅基前有一簇白色宽鳞）

图 2-2-3　白纹伊蚊

四、埃及伊蚊 *Aedes aegypti* Linnaeus，1762

1. 鉴定要点

（1）体型、体色：小型或中型蚊虫，体色为暗黑色（图 2-2-4a）。

（2）胸部：中胸盾片两肩侧有一对长柄镰刀形白斑，中间一对纵条线贯穿整个背板（图 2-2-4b）；后足 1 ～ 4 跗节有较宽基白环，第 5 跗节全白（图 2-2-4c）。

2. 分布

广东、广西、云南、海南及香港和澳门等地区。

3. 孳生场所

室内外缸罐、花盆、竹筒等小型容器积水中。

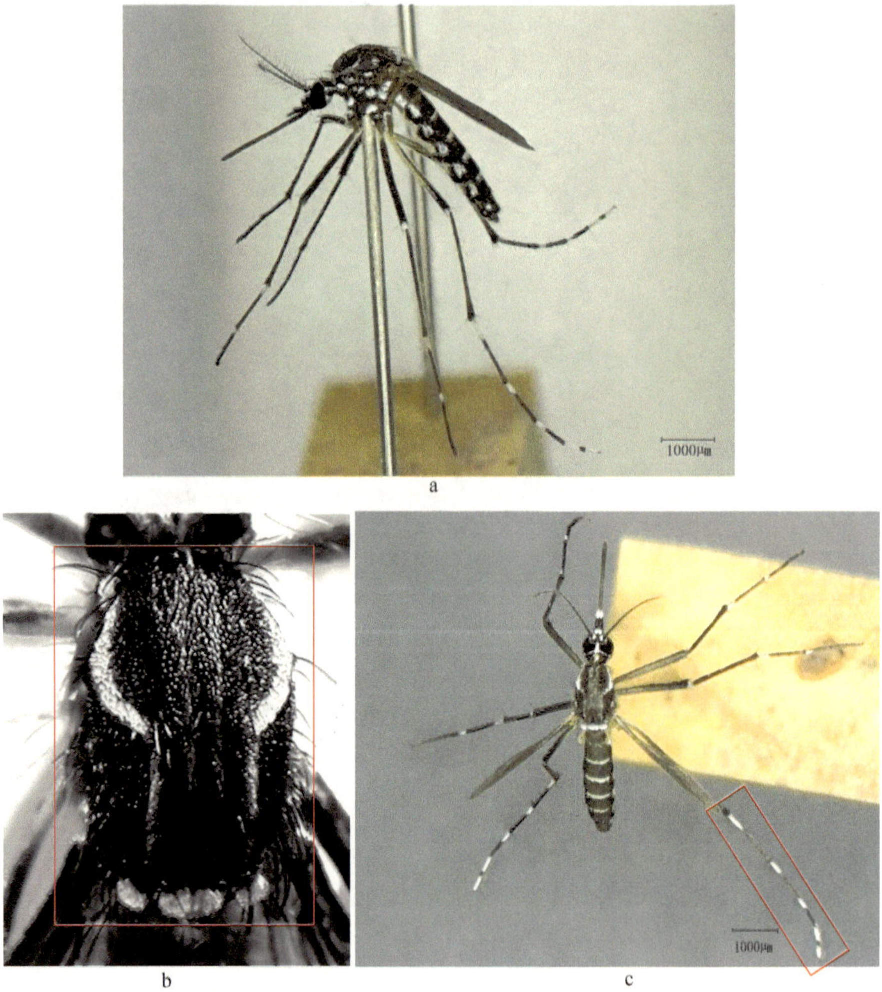

a. 雌蚊侧面观（显示体色为暗黑色，体型为小型或中型）；b. 雌蚊背面观（红色区域示中胸盾片两肩侧有一对长柄镰刀形白斑，中间一对纵条线贯穿整个背板）；c. 雌蚊后足侧面观（红色区域示后足 1 ～ 4 跗节有较宽基白环，第 5 跗节全白）

图 2-2-4　埃及伊蚊

五、淡色库蚊 *Culex pipiens pallens* Coquillett，1898

1. 鉴定要点

（1）体型、体色：中型蚊虫，体色为黄褐色，无斑纹（图 2-2-5a、图 2-2-5b）。

（2）头部：喙无白环，但喙腹面可有淡色区（图 2-2-5c）；后头竖叉鳞为棕褐色（图 2-2-5d）。

（3）胸部：中足和后足股节前面无明显的淡色带（图 2-2-5a）；翅鳞暗色（图 2-2-5e）。

（4）腹部：腹节Ⅱ～Ⅶ基部有淡色带，端部通常平齐，和侧板相连（图 2-2-5f）。

2. 分布

江苏、河北、内蒙古、山西、辽宁、吉林、黑龙江、浙江、安徽、山东、河南、湖北、宁夏、陕西等省（自治区）。

3. 孳生场所

幼虫孳生于污水坑、污水沟、水塘、洼地积水和容器积水等。

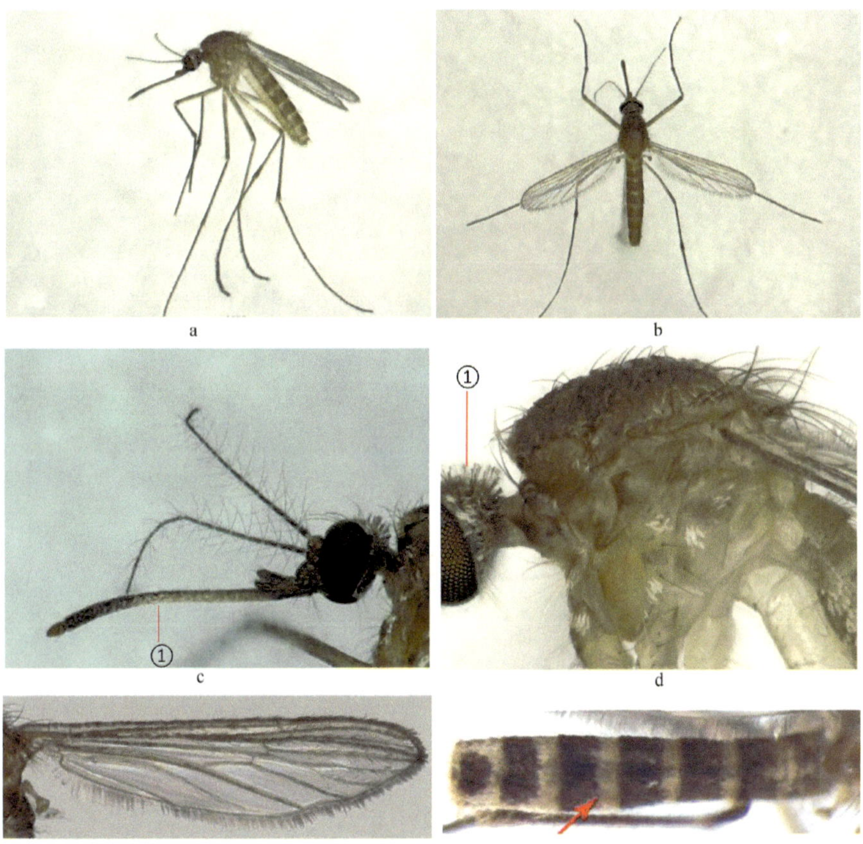

a. 雌蚊侧面观（整体示中型蚊虫，黄褐色，无斑纹；中足和后足股节前面无明显的淡色带）；b. 雌蚊背面观（整体示中型蚊虫，黄褐色，无斑纹）；c. 雌蚊头部侧面观（①示喙无白环，喙腹面有淡色区）；d. 雌蚊胸部侧面观（①示后头竖叉鳞棕褐色）；e. 雌蚊翅（示翅鳞一致暗色）；f. 雌蚊腹部背面观（红色箭头示腹节Ⅱ～Ⅶ基部有淡色带，端部通常平齐，和侧板相连）

图 2-2-5　淡色库蚊

六、致倦库蚊 *Culex pipiens quinquefasciatus* Say，1823

1. 鉴定要点

（1）体型、体色：中型蚊虫，体色为黄褐色（图 2-2-6a）。

（2）头部：喙无白环，但喙腹面可有淡色区（图 2-2-6b）。

（3）胸部：中胸盾片鳞片为深棕色，无斑纹（图 2-2- 6c）；翅鳞密，为褐色（图 2-2-6d）；各足均为暗棕色，无白环，股节腹面色淡（图 2-2-6e）。

（4）腹部：腹节背板有后凸而呈半月形淡色基带，不与侧板相连（图 2-2-6f）。

2. 分布

江苏、浙江、安徽、福建、台湾、河南、广东、广西、海南、四川、云南、贵州、陕西和西藏及香港、澳门地区。

3. 孳生场所

孳生于污染水体，如粪坑、污水坑、污水沟、水缸、水池、水塘和容器积水等，在清水中偶尔也可发现。

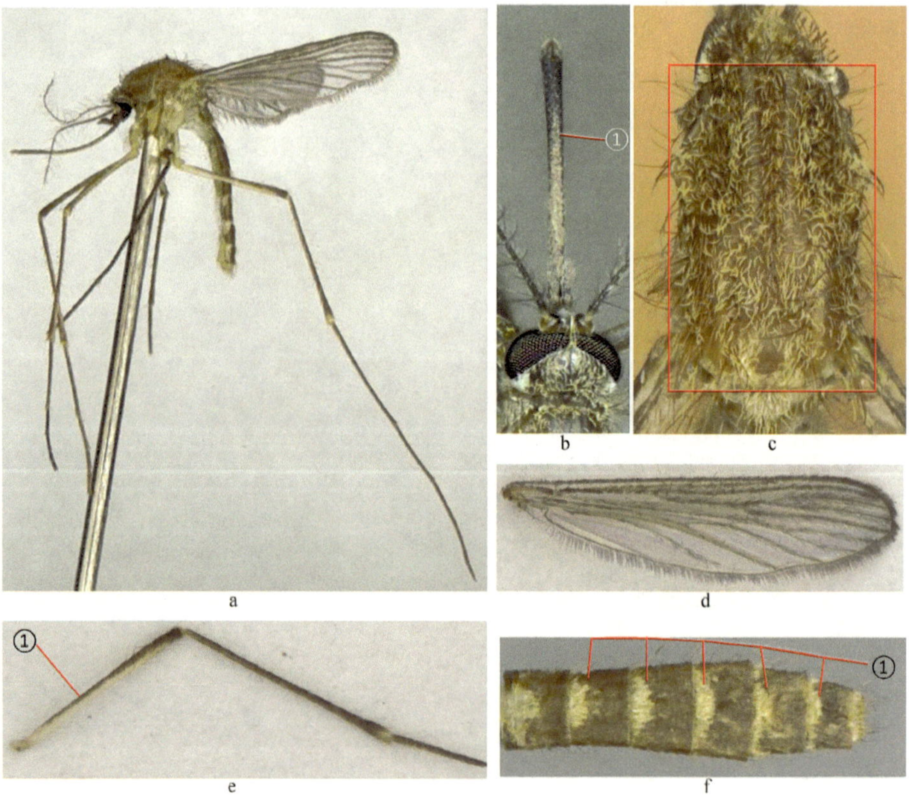

a. 雌蚊侧面观（整体示体色为黄褐色，体型中型）；b. 雌蚊头部正面观（① 示喙无白环）；c. 雌蚊盾板背面观（红色区域示中胸盾片鳞片深棕色，无斑纹）；d. 雌蚊翅（示翅鳞密，一致褐色）；e. 雌蚊后足（① 示后足均为暗棕色，无白环，股节腹面色淡）；f. 雌蚊腹部背面观（① 示腹节背板有后凸而呈半月形淡色基带，不与侧板相连）

图 2-2-6　致倦库蚊

七、三带喙库蚊 *Culex tritaeniorhynchus* Giles，1901

1. 鉴定要点

（1）体型、体色：中小型蚊虫，体色为棕褐色（图 2-2-7a）。

（2）头部：头顶竖鳞平齐，一致深褐色；喙有白环，基段腹面常有白鳞斑（图2-2-7b）。

（3）胸部：中胸盾片鳞片呈棕色或花椒色，无白色区域（图 2-2-7c）；翅鳞一致暗褐色（图 2-2-7d）；足跗节有基白环，中足和后足股节以及胫节前面无淡色带（图 2-2-7f）。

（4）腹部：腹节背板色暗，有窄的淡色基带（图 2-2-7e）。

2. 分布

除新疆、西藏未见记录外，广布全国各省（自治区）。

3. 孳生场所

幼虫主要孳生于稻田、池塘、沼泽、水坑、水渠和洼地积水等水质相对较清的场所。近年来在城市下水道口、荷花缸内也有发现。

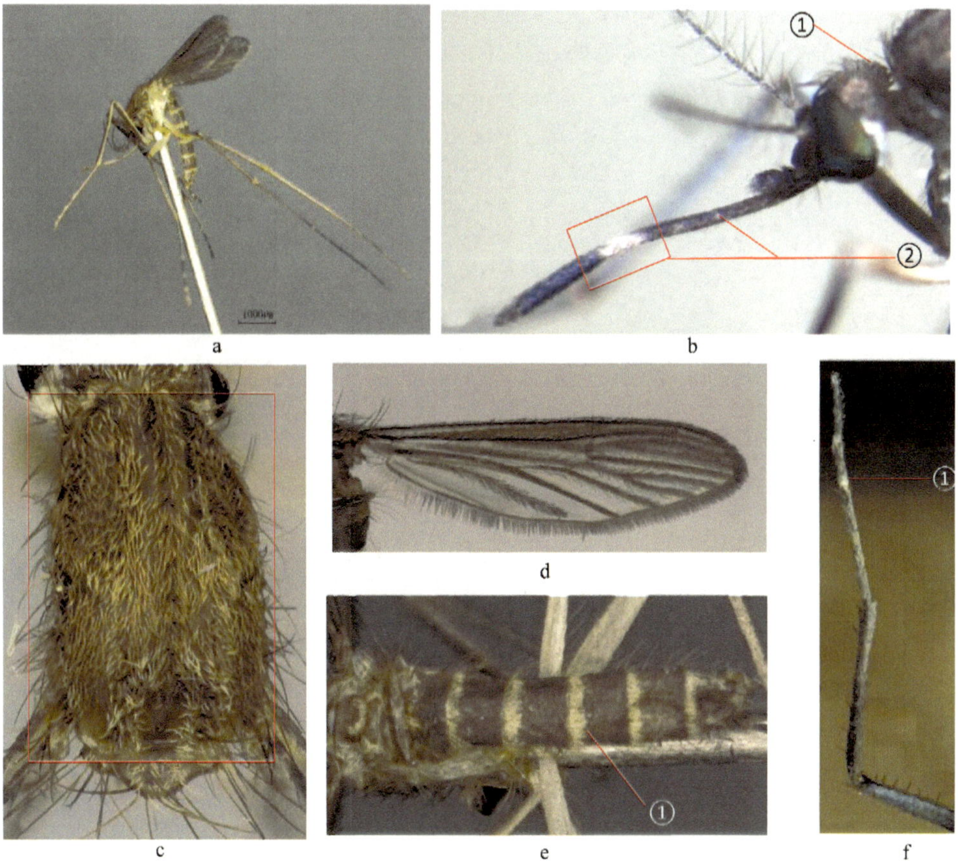

a. 雌蚊侧面观（整体示体色为棕褐色，体型中小型）；b. 雌蚊头部侧面观（① 示头顶竖鳞平齐，一致深褐色；② 示喙有白环，基段腹面常有白鳞斑）；c. 雌蚊盾板背面观（示中胸盾片鳞片呈棕色或呈花椒色，无白色区域）；d. 雌蚊翅（示翅鳞一致暗褐色）；e. 雌蚊腹部背面观（① 示腹节背板色暗，有窄的淡色基带）；f. 雌蚊后足（① 示足跗节有基白环，股节和胫节前面无淡色带）

图 2-2-7 三带喙库蚊

八、二带喙库蚊 *Culex bitaeniorhynchus* Giles，1901

1. 鉴定要点

（1）体型、体色：较大的中型蚊虫，体色为棕黄色（图 2-2-8a）。

（2）头部：喙黑，有中白环（图 2-2-8b）。

（3）胸部：中胸盾片鳞片变化较大，前 2/3 覆盖以乳白色、淡金黄色至淡棕色平覆鳞（图 2-2-8c）；翅脉上有杂生的淡宽鳞形成的麻点（图 2-2-8d）；各足股节、胫节有暗鳞和淡鳞形成的麻点（图 2-2-8e）。

（4）腹部：腹节背板鳞饰变异大，一般Ⅱ～Ⅶ节有较宽淡黄色端横带并扩大为侧斑，暗鳞部有淡鳞麻点（图 2-2-8f）。

2. 分布

除陕西、青海未见记录外，广布全国各省（自治区）。

3. 孳生场所

幼虫孳生于富有绿藻的水体，尤以有水绵的清水中多见。常见于稻田、池塘、沼泽、沟渠、水坑、溪流、渗出水等处。

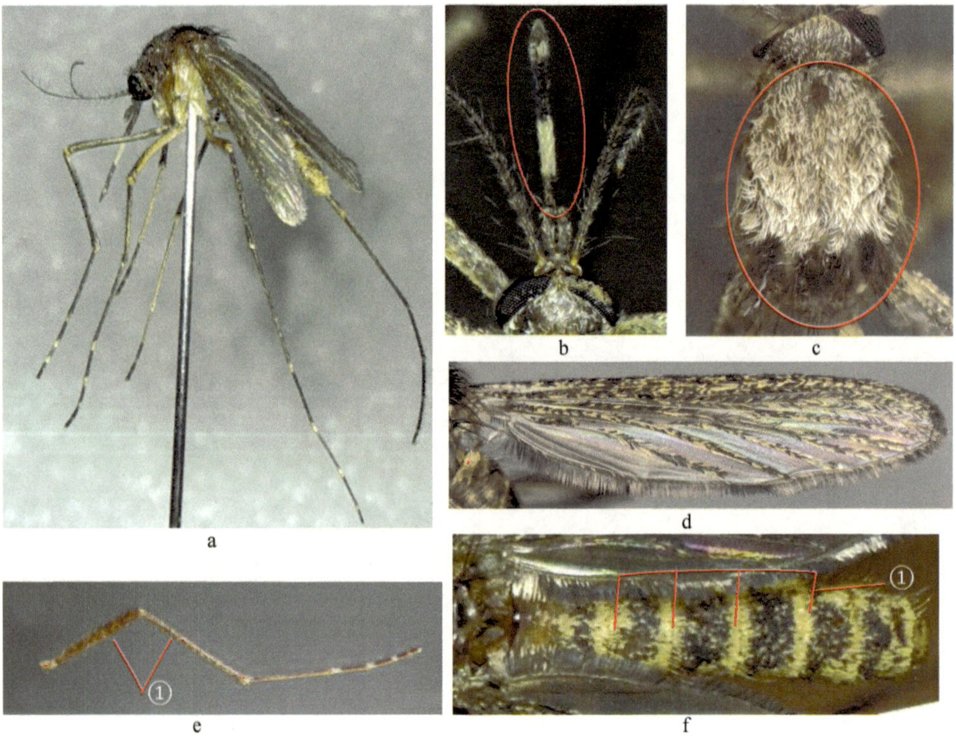

a. 雌蚊侧面观（整体示体色为棕黄色，体型为较大的中型）；b. 雌蚊头部背面观（红色区域示喙黑，有中白环）；c. 雌蚊盾板背面观（示中胸盾片前 2/3 覆盖以乳白色至淡棕色平覆鳞）；d. 雌蚊翅（示翅脉上有杂生的淡宽鳞形成的麻点）；e. 雌蚊前足（①示前足股节、胫节有暗鳞和淡鳞形成的麻点）；f. 雌蚊腹部背面观（①示腹节背板鳞饰，Ⅱ～Ⅶ节有较宽淡黄色端横带并扩大为侧斑，暗鳞部有淡鳞麻点）

图 2-2-8 二带喙库蚊

九、小拟态库蚊 *Culex mimulus* Edwards，1915

1. 鉴定要点

（1）体型、体色：中型蚊虫，体色为棕褐色（图 2-2-9a、图 2-2-9b）。

（2）头部：喙中白环明显（图 2-2-9c）。

（3）胸部：中胸盾片密盖淡棕色平覆鳞，通常有淡鳞掺杂，不形成固定图案（图 2-2-9d）；翅分脉白斑包括前缘脉、亚缘脉和纵脉 1（图 2-2-9e）；各足跗节 1 ～ 4 有基白环（图 2-2-9a）。

（4）腹部：腹节背板色暗，有窄的淡色基带（图 2-2-9f）。

2. 分布

江苏、辽宁、陕西、甘肃、河南、浙江、安徽、江西、湖北、湖南、四川、台湾、福建、广东、广西、贵州、云南、西藏等省（自治区）。

3. 孳生场所

幼虫孳生于沼泽、稻田、石穴、水坑、沟渠、水缸等处。

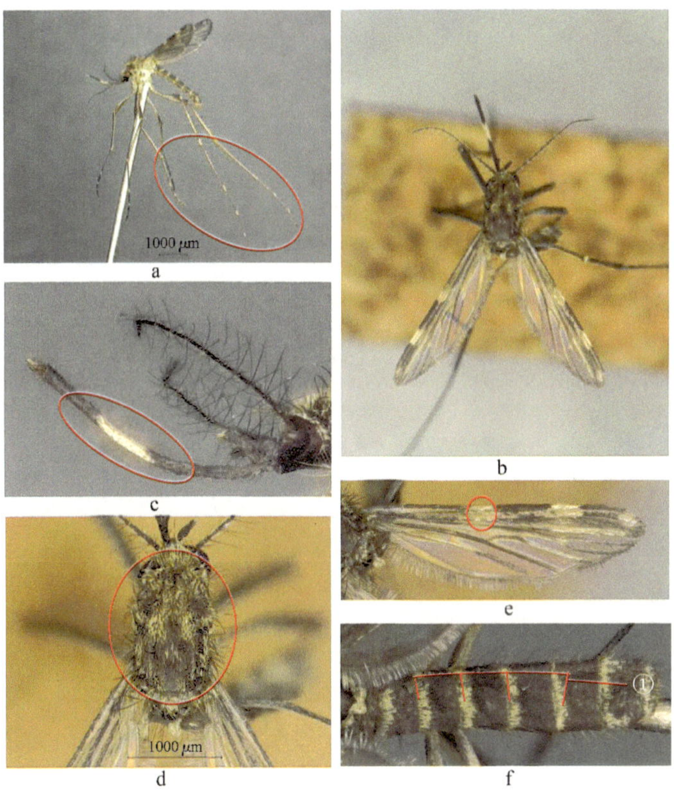

a. 雌蚊侧面观（红色区域示各足跗节 1 ～ 4 有白环）；b. 雌蚊背面观（整体示体型中型，体色为棕褐色）；c. 雌蚊头部侧面观（红色区域示喙中白环明显）；d. 雌蚊盾板背面观（红色区域示中胸盾片密盖淡棕色平覆鳞，有淡鳞掺杂，不形成固定图案）；e. 雌蚊翅（红色区域示翅分脉白斑包括前缘脉、亚缘脉和纵脉 1）；f. 雌蚊腹部背面观（① 示腹节背板色暗，有窄的淡色基带）

图 2-2-9　小拟态库蚊

十、凶小库蚊 *Culex modestus* Ficalbi，1921

1. 鉴定要点

（1）体型、体色：小型至中型蚊虫，体色为棕黄色（图 2-2-10a）。

（2）头部：喙细直，背面为褐色，腹面色淡（图 2-2-10b）。

（3）胸部：头顶密盖黄棕色平覆鳞（图 2-2-10c）；中胸有 1 根下后侧鬃（图 2-2-10d）；翅鳞呈深棕色（图 2-2-10e）；后足跗节 1 明显短于胫节（图 2-2-10a）。

（4）腹部：腹节背板无横带，两侧有长方形黄棕色侧斑并连续形成淡色边带（图 2-2-10f）。

2. 分布

江苏、河北、山东、浙江等省。

3. 孳生场所

幼虫孳生于沟渠、稻田、芦苇塘、池塘、沼泽、污水坑等处。

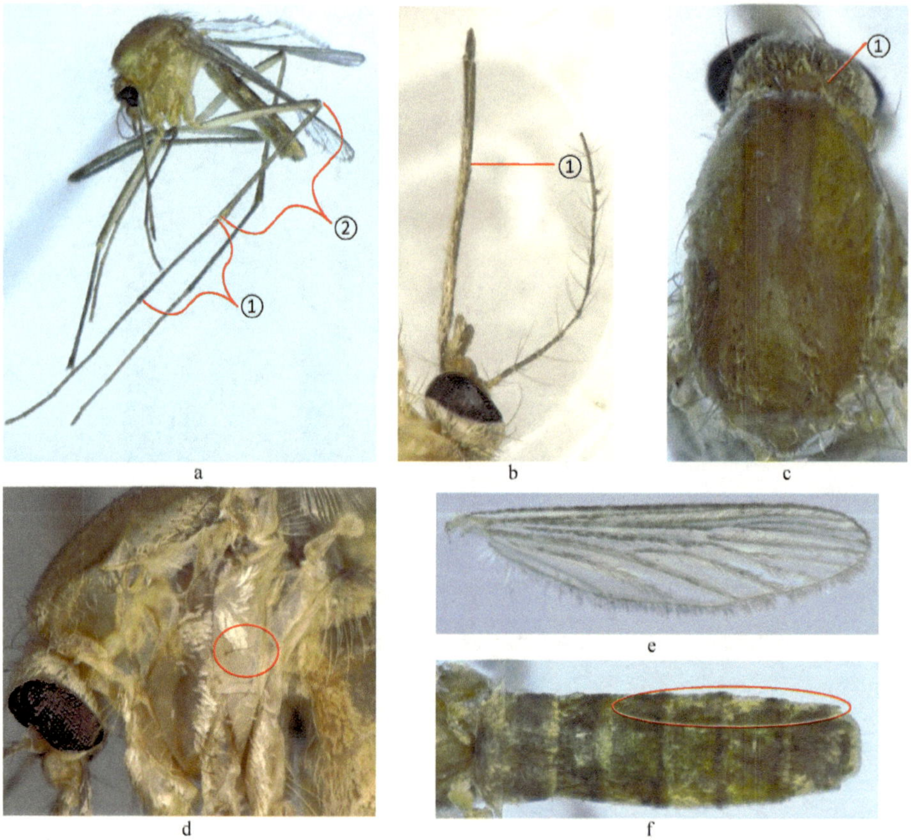

a. 雌蚊侧面观（① 示后足跗节 1；② 示后足胫节；后足跗节 1 明显短于胫节）；b. 雌蚊头部正面观（① 示喙细直，背面褐色，腹面色淡）；c. 雌蚊头胸部背面观（① 示头顶密盖黄棕色平覆鳞）；d. 雌蚊胸部侧面观（红色区域示中胸有 1 根下后侧鬃）；e. 雌蚊翅（示翅鳞呈深棕色）；f. 雌蚊腹部背面观（红色区域示腹节背板两侧有长方形黄棕色侧斑并连续形成淡色边带）

图 2-2-10　凶小库蚊

十一、贪食库蚊 *Culex halifaxia* Theobald，1903

1. 鉴定要点

（1）体型、体色：中型至大型蚊虫，体色为棕褐色（图 2-2-11a）。

（2）头部：喙中段仅腹面色淡，背面色暗，不形成环带区（图 2-2-11b）。

（3）胸部：中胸有 4 根以上下后侧鬃（图 2-2-11d）；翅一致褐色（图 2-2-11c）；各足股节和胫节有星斑（图 2-2-11a）。

（4）腹部：腹节Ⅱ～Ⅷ背板具有淡色端带（图 2-2-11e）。

2. 分布

除内蒙古、黑龙江、宁夏、青海、新疆、山西、吉林外，广布全国各省（自治区）。

3. 孳生场所

幼虫孳生于稻田、池塘、沼泽、沟渠、水坑、石穴、树洞等处。

4. 生活习性

幼虫有掠食性（图 2-2-11f）。

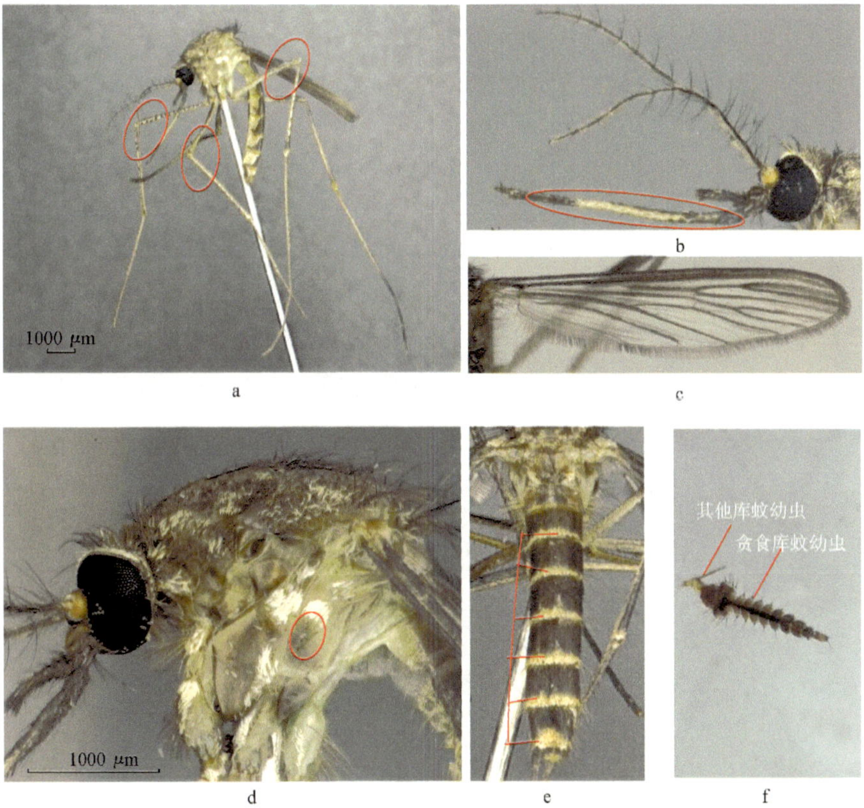

a. 雌蚊侧面观（整体示体型为中型至大型，棕褐色；红色区域示各足股节和胫节有星斑）；b. 雌蚊头部侧面观（红色区域示喙中段仅腹面色淡，背面色暗，不形成环带区）；c. 雌蚊翅（示翅一致褐色）；d. 雌蚊胸部侧面观（红色区域示中胸下后侧鬃 4 根以上）；e. 雌蚊腹部背面观（示腹节Ⅱ～Ⅷ背板具有淡色端带）；f. 幼虫的掠食性

图 2-2-11　贪食库蚊

十二、褐尾库蚊 *Culex fuscanus* Wiedemann，1820

1. 鉴定要点

（1）体型、体色：中型至大型蚊虫，体色为棕褐色（图 2-2-12a）。

（2）头部：喙中段仅腹面色淡，背面色暗，不形成环带区（图 2-2-12a）。

（3）胸部：中胸下后侧鬃有 4 根以上（图 2-2-12c）；中胸盾片由淡色鳞片形成不规则图案（图 2-2-12b）；翅和足与贪食库蚊相似，翅一致褐色；各足股节和胫节有星斑（图 2-2-12a）。

（4）腹部：腹节Ⅱ～Ⅳ背板具有淡色端带，腹节Ⅴ～Ⅷ背板全为橘黄色（图 2-2-12d）。

2. 分布

除内蒙古、黑龙江、宁夏、青海、新疆、山西、吉林外，广布全国各省（自治区）。

3. 孳生场所

幼虫孳生于池塘、水坑、石穴、容器积水等处，偶尔也见于树洞积水处。

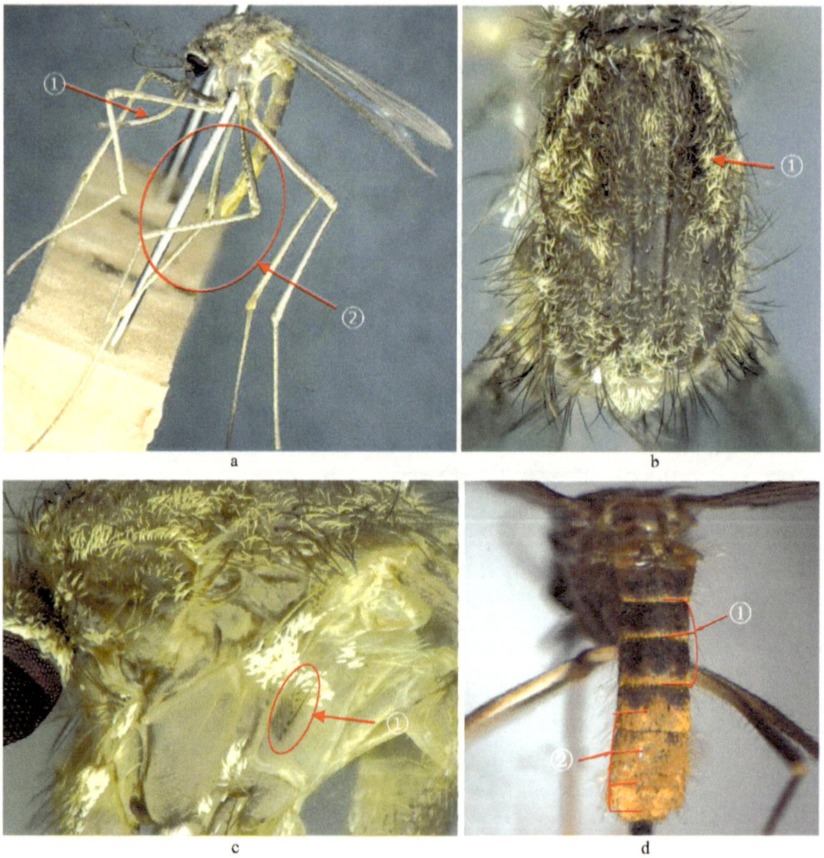

a. 雌蚊侧面观（整体示体型为中型近至大型，棕褐色；①示喙中段仅腹面色淡，背面色暗，不形成环带区；② 示足股节和胫节有星斑）；b. 雌蚊胸部背面观（① 示中胸盾片由淡色鳞片形成不规则图案）；c. 雌蚊胸部侧面观（① 示中胸下后侧鬃 4 根以上）；d. 雌蚊腹部背面观(① 示腹节Ⅱ～Ⅳ背板具有淡色端带，② 示腹节Ⅴ～Ⅷ背板全为橘黄色）

图 2-2-12　褐尾库蚊

十三、常型曼蚊 *Mansonia uniformis* Theobald，1901

1. 鉴定要点

（1）体型、体色：中型蚊虫，体色为棕褐色（图 2-2-13a）。

（2）头部：雌蚊喙整体覆盖淡色鳞，端部 1/3 为深棕色；触须呈棕黄色，杂有棕色鳞（图 2-2-13b）。

（3）胸部：中胸盾片无圆白斑，近两侧各有一灰绿纵条（图 2-2-13b）；无气门鬃，有气门后鬃（图 2-2-13d）；各足股节和胫节均有白色鳞片形成的星斑，各足跗节 1 ～ 3 有基白环，跗节 1 中部还有淡色环带（图 2-2-13c）；翅脉上有淡宽鳞和暗宽鳞杂生形成的麻点（图 2-2-13e）。

（4）腹部：腹节Ⅱ～Ⅶ背板具有淡色端带（图 2-2-13f）。

2. 分布

江苏、河北、山西、陕西、甘肃、河南、浙江、安徽、江西、湖北、山东、湖南、四川、台湾、福建、广东、广西、海南、云南等省（自治区）。

3. 孳生场所

幼虫孳生于稻田、池塘、沼泽、茭白地等。

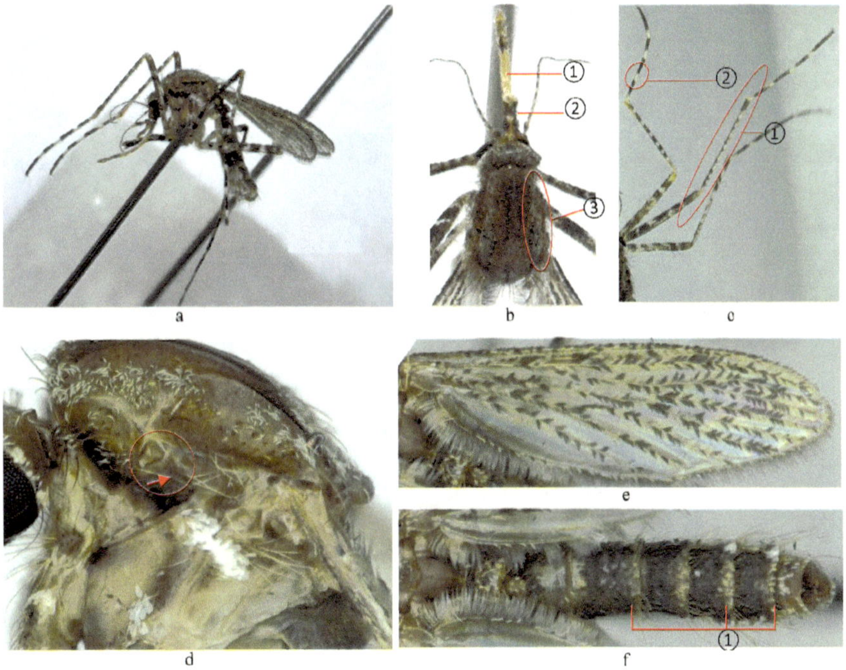

a. 雌蚊侧面观（整体示体型为中型蚊虫，体色为棕褐色）；b. 雌蚊头部正面观（①示雌蚊喙整体覆盖淡色鳞片，端部 1/3 深棕色；②示触须棕黄色，杂有棕色鳞；③示中胸盾片无圆白斑，近两侧各有一灰绿纵条）；c. 雌蚊足（①示股节和胫节均有白色鳞片形成的星斑，跗节 1 ～ 3有基白环；②示跗节 1 中部还有淡色环带）；d. 雌蚊胸部侧面观（红色区域示无气门鬃，有气门后鬃，红色箭头示气门后鬃）；e. 雌蚊翅（示翅脉上有淡宽鳞和暗宽鳞杂生形成的麻点）；f. 雌蚊腹部背面观（①示腹节Ⅱ～Ⅶ背板具有淡色端带）

图 2-2-13 常型曼蚊

十四、骚扰阿蚊 *Armigeres subalbatus* Coquillett，1898

1. 鉴定要点

（1）体型、体色：中型至大型蚊虫，体色为黑褐色（图 2-2-14a）。

（2）头部：喙带侧扁而略向下弯，唇基光裸（图 2-2-14b）。

（3）胸部：中胸盾片大部分覆盖稀疏铜褐色窄鳞（图 2-2-14d），具有侧白纵条，从盾端伸达翅基（图 2-2-14c）；翅鳞一致暗色，仅前缘脉基段有白鳞斑（图 2-2-14e）。

（4）腹部：腹节背板大部分呈暗褐色（图 2-2-14f）；腹节Ⅰ两侧白，侧背片覆盖白鳞，节Ⅱ～Ⅶ都有梯形侧白斑，节Ⅷ有淡色基带（图 2-2-14a）。

2. 分布

除内蒙古、辽宁、吉林、黑龙江、山东、宁夏、青海、新疆以及香港外，广布全国各省（自治区）。

3. 孳生场所

幼虫孳生于粪坑及多种污水容器。

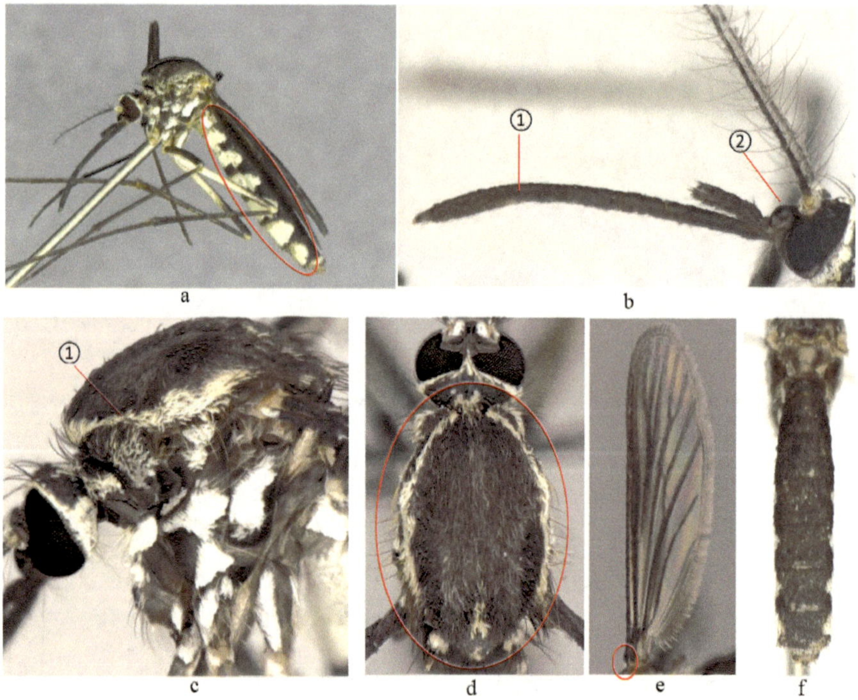

a. 雌蚊侧面观（整体示体型为中、大型蚊虫，黑褐色；红色区域示腹节Ⅰ两侧白，侧背片覆盖白鳞；节Ⅱ～Ⅶ都有梯形侧白斑；节Ⅷ有淡色基带）；b. 雌蚊头部侧面观（①示喙带侧扁并略向下弯；②示唇基光裸）；c. 雌蚊胸部侧面观（①示中胸盾片大部分覆盖稀疏铜褐色窄鳞，具有侧白纵条，从盾端伸达翅基）；d. 雌蚊胸部背面观（红色区域示中胸盾片大部分覆盖稀疏铜褐色窄鳞，具有侧白纵条）；e. 雌蚊翅（示翅鳞一致暗色，红圈示前缘脉基段有白鳞斑）；f. 雌蚊腹部背面观（示腹节背板大部分呈暗褐色）

图 2-2-14　骚扰阿蚊

第三节　常见蚊类分类检索表

成蚊

1　腹节Ⅱ～Ⅷ全部或大部分无鳞片；雌蚊触须和喙接近等长 ………………………… 2
　腹节Ⅱ～Ⅷ密布鳞片；雌蚊触须远比喙短 ……………………………………… 6
2　前缘脉有白斑，其横跨亚前缘脉和纵脉 1 的白斑至多 3 个 ……………………… 3
　前缘脉有白斑，其横跨亚前缘脉和纵脉 1 的白斑至少 4 个 ……………………… 4
3　前缘脉基部一致暗色，前缘脉包括亚前缘脉和纵脉 1 的白斑 2 个，纵脉 5. 2 无缘缨白斑 ……………………………………………………………………… 雷氏按蚊
　前缘脉基部 1/3 处有少数散生淡色鳞片，前缘脉包括亚前缘脉和纵脉 1 的白斑 2 个，纵脉 5. 2 有缘缨白斑 ………………………………………………… 中华按蚊
4　纵脉 6 的黑斑至少 4 个，后足胫节和跗节 1 有明显跨关节白环……… 大劣按蚊
　纵脉 6 的黑斑至多 3 个 ………………………………………………………… 5
5　前缘脉通常有 5 个白斑，各纵脉除纵脉 6 外，均有缘缨白斑；跗节或有背端白斑或窄端白环 ……………………………………………………………… 微小按蚊
　前缘脉有 6 个白斑，各足股节无白星斑，后跗节 5 全白 …………………… 帕氏按蚊
6　有气门后鬃，爪垫不发达 ………………………………………………………… 7
　无气门后鬃，爪垫发达 …………………………………………………………… 13
7　大型蚊虫；喙深褐色，侧扁而略向下弯 ………………………………… 骚扰阿蚊
　无上述综合特征 …………………………………………………………………… 8
8　中型棕褐蚊虫；喙大部黄色，端部 1/3 呈深棕色；翅鳞宽，呈三角形，呈深褐色并杂生有淡色鳞，宽而不对称 ……………………………………… 常型曼蚊
　无上述综合特征 …………………………………………………………………… 9
9　小盾片侧叶具宽鳞 ……………………………………………………………… 10
　小盾片侧叶具窄鳞 ……………………………………………………………… 11
10　中胸盾片两侧有一对长柄镰刀形的白斑，中央有一对黄金色纵条贯穿整个背板 ……………………………………………………………………… 埃及伊蚊
　中胸盾片有一中央银白色纵条 ………………………………………… 白纹伊蚊
11　后胸基后片无鳞簇 ……………………………………………………………… 12
　后胸基后片有鳞簇；中胸盾片中线和侧缘由棕色或金棕色鳞组成的宽纵条和缘纹 …………………………………………………………………………… 背点伊蚊
12　喙腹面有淡色区；前中足股节前面的褐色鳞中杂生有淡色鳞，形成麻点；中胸盾片的淡色鳞不形成固定斑纹 ………………………………………… 刺扰伊蚊
　喙一致暗色；足鳞不形成麻点；中胸盾片有不清晰的淡黄纵线 …… 东乡伊蚊
13　有中胸下后侧鬃 4 根以上 ……………………………………………………… 14

有中胸下后侧鬃4根以下 ·· 15

14 腹节Ⅱ～Ⅷ背板有淡色端带 ································· 贪食库蚊

腹节Ⅱ～Ⅳ背板有淡色端带，背板Ⅴ～Ⅷ全为橘黄色 ·················· 褐尾库蚊

15 翅有白斑，翅分脉白斑包括前缘脉、亚前缘脉和纵脉1 ············ 小拟态库蚊

翅无白斑 ·· 16

16 翅鳞宽，翅脉上有暗鳞和淡鳞掺杂形成的麻点 ····················· 二带喙库蚊

翅鳞无上述特征呈暗色 ·· 17

17 腹部背板有淡色基带 ·· 18

腹部背板无淡色基带，后足跗节1明显短于胫节 ······················ 凶小库蚊

18 前和中股以及各胫节前面有伸达全长的白色纵条斑 ··················· 迷走库蚊

前和中股以及各胫节前面无伸达全长的白色纵条斑 ······················ 19

19 喙中部前位有白环，各跗节1～4有窄的基部和端部白环 ·········· 三带喙库蚊

喙无白环，各跗节无白环 ·· 20

20 腹节背板有后凸呈半月形的淡色基带，与侧板不相连 ················ 致倦库蚊

腹节背板有窄的端部平齐的淡色基带，与侧板相连 ···················· 淡色库蚊

第三章

常见蝇类分类鉴定

蝇类在昆虫学系统分类上隶属于双翅目环裂亚目有缝组真蝇派的无瓣类和有瓣类。孳生于人类生活环境并与人类生活密切相关的蝇类，称为住区蝇类，包括家蝇科、丽蝇科、麻蝇科和花蝇科中的部分蝇种。蝇对人类的危害，除骚扰、污染食物和部分蝇种的叮刺吸血外，最主要的是传播多种疾病，如痢疾、霍乱、伤寒、副伤寒、脊髓灰质炎、肝炎、肠道原虫病等。

第一节　蝇类基本形态结构

成蝇的形态结构总体可分为头、胸、腹三部分（图 3-1-1）。

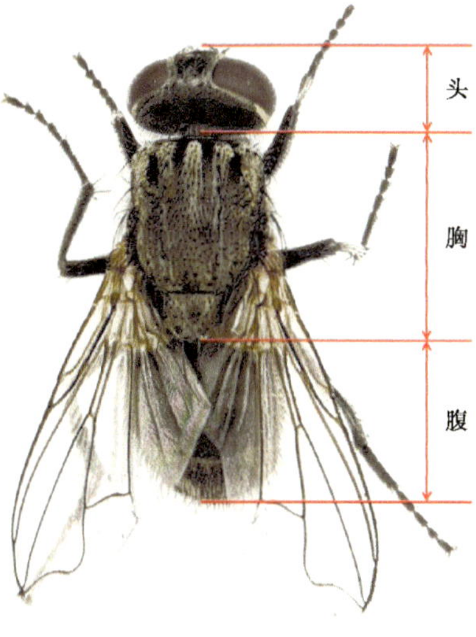

图 3-1-1　家蝇

一、头部

成蝇头部呈半球形，凸面在前，平面在后，有的种类后头也比较凸出。头部两侧有一对复眼，复眼由密集的小眼面组成。两复眼之间的部分，从上到下依次为头顶、单眼三角、额、颜、侧颜。头顶位于头部的最上方，着生有 3 ～ 4 对鬃，分为前顶鬃、内顶鬃、外顶鬃和后顶鬃。单眼三角为一略微凸出的骨质片，上有三个单眼，一前两后，并有单眼鬃一对（图 3-1-2）。额分为间额和侧额，上有额鬃和侧额鬃。颜位于额囊缝的下方，由新月片、中颜板、上口片以及成对的颜堤四部分构成。颜堤上有颜鬃，下端常有一大型的鬃，称为髭。侧颜在颜的两旁，额囊缝的外侧，其上方是侧额。侧额与侧颜无明显的分界线，一般以触角基部水平线为分界。颊位于复眼和侧颜的下侧，通常生有密毛（图 3-1-3）。触角为一对，在头的前面中部两复眼之间，各分为三对，其中第三节最长，其外前方有触角芒，芒按有无和形状分为长羽状、短羽状、毳毛状、栉状或裸(图 3-1-4)。口器又称喙，由三部分构成：基喙、中喙、口盘（图 3-1-5）。

下颚须着生在基喙上；中喙由上唇、中舌、下唇等构成，是喙的主体；口盘一般由一对半圆形唇瓣组成。头部和胸部紧接的部分称为后头。后头一般分为四部分：上后头、下后头和两侧的侧后头；侧后头和复眼后方之间有一行或数行的鬃，称为眼后鬃（图 3-1-4）。

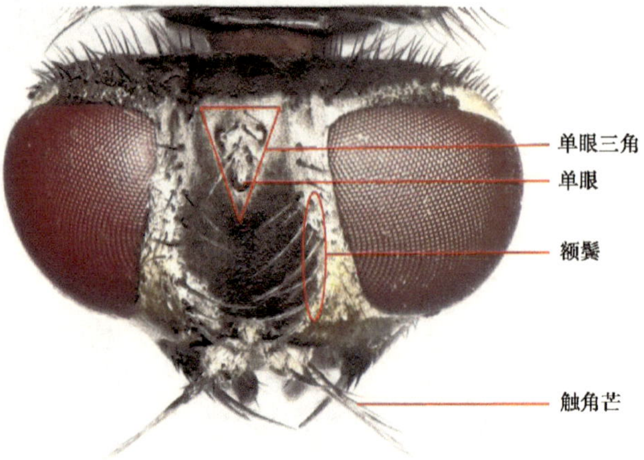

图 3-1-2　家蝇头部（背面观）

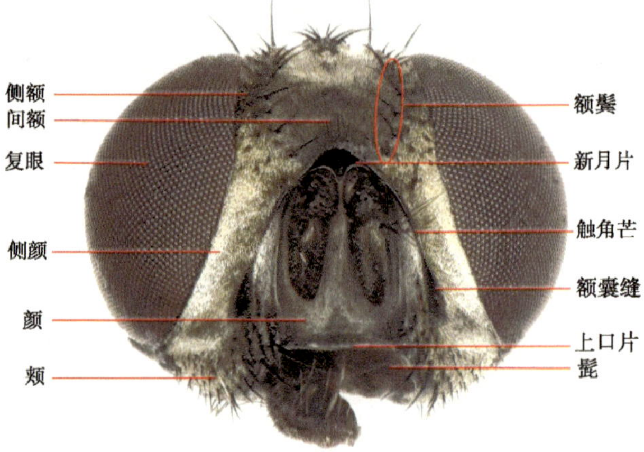

图 3-1-3　家蝇头部（前面观）

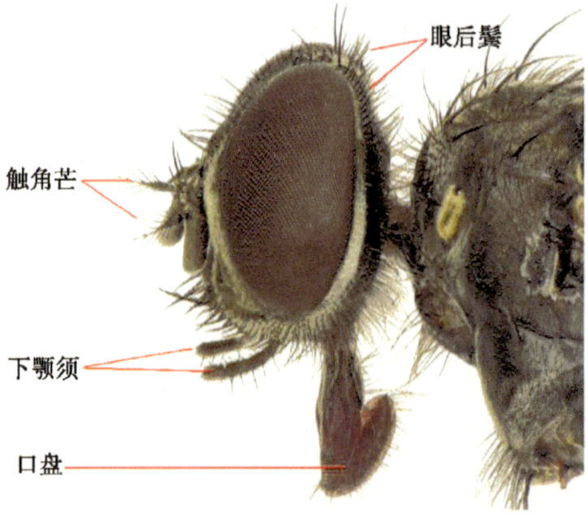

图 3-1-4　家蝇头部（侧面观）

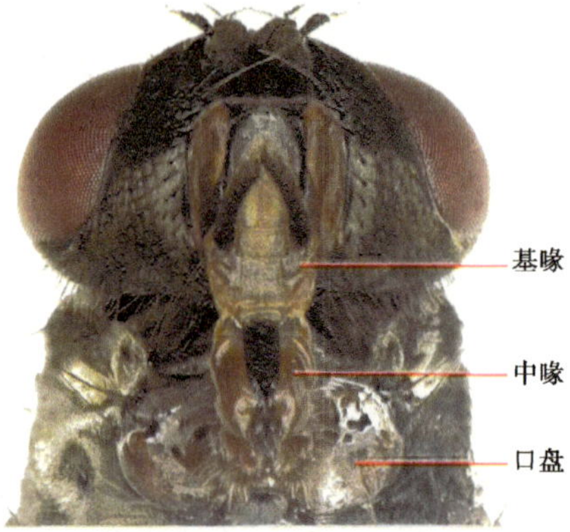

图 3-1-5　家蝇头部（仰面观）

二、胸部

蝇类胸部分为 3 节，胸部背面大部分由中胸盾片所构成。每节有足一对，中胸并有前翅一对，后胸有平衡棒一对，中胸和后胸各有气门一对。

前胸分为三部分：肩胛、前胸侧板、前胸基腹片。中胸最为发达，可分为中胸背板和中胸侧板两部分。中胸背板包括盾片、小盾片、后小盾片、侧背片、背侧片等各个部分，盾片和小盾片上常常着生有位置和数目恒定的鬃毛（图 3-1-6）。中胸侧板包括中侧片、翅侧片、腹侧片、下侧片、腋瓣下肋、后气门前肋等几个部分。后胸分为后胸背板和后胸侧板。其中后胸背板已退化。后胸侧板在后足基节上方，很狭小，上方着生有平衡棒。胸部有两对气门，在中侧片前方有一对前气门，在下侧片的后上方有一对后气门（图 3-1-7、图 3-1-8）。翅位于中胸背板两侧，包括主翼、翅瓣、上腋瓣和下腋瓣。翅的脉相分为前缘脉、亚前缘脉，还有六条纵脉和一条腋脉（第 2 臀脉）（图 3-1-9）。

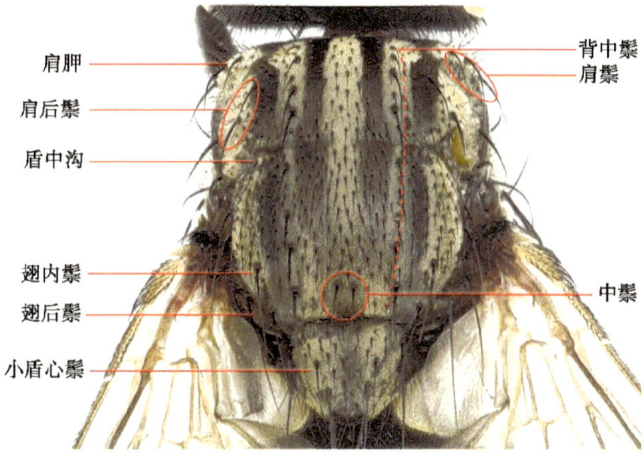

图 3-1-6　家蝇胸部（背面观）

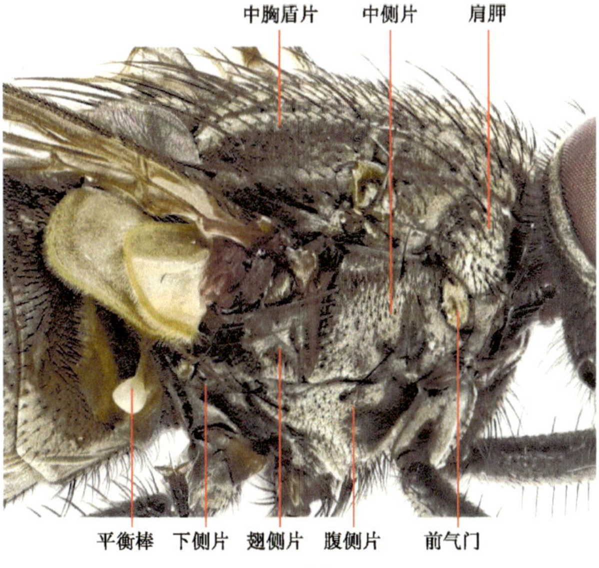

图 3-1-7　家蝇胸部（侧面观）

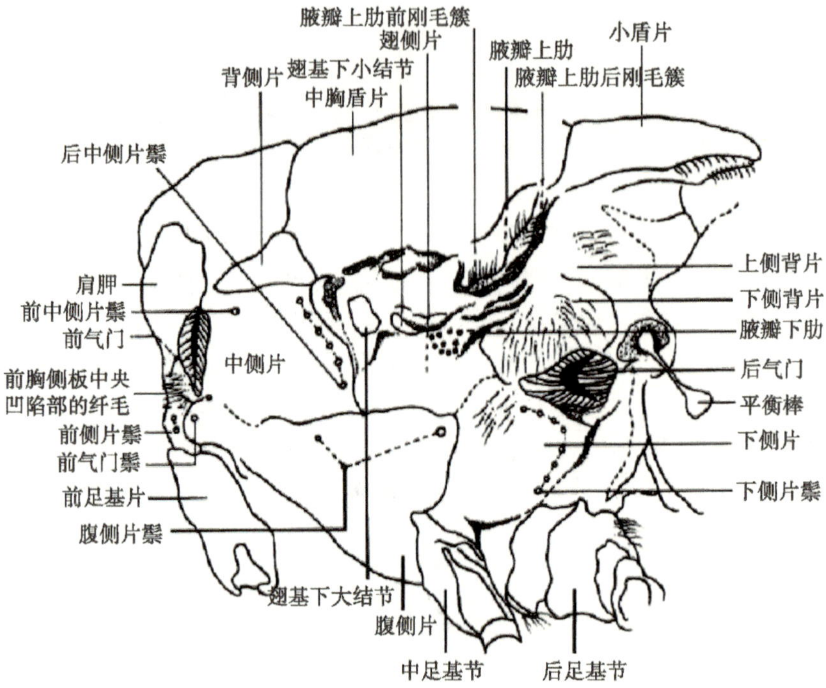

图 3-1-8　家蝇胸部侧面绘图（引自陆宝麟、吴厚永《中国重要医学昆虫分类与鉴别》，河南科学技术出版社，2003）

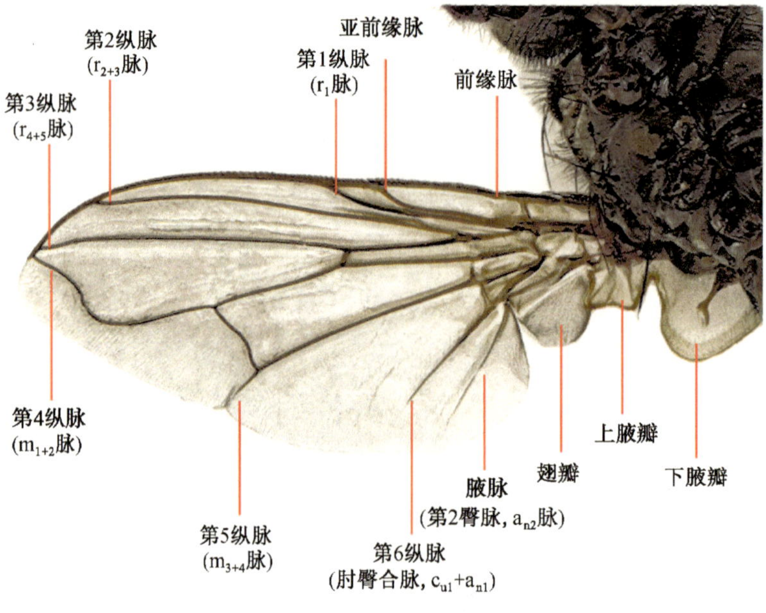

图 3-1-9　家蝇翅部

每个胸节各有一对足，足自基部至端部可分为基节、转节、股节、胫节、跗节。其中前跗节包括一对爪和一对爪垫。足的各节均着生有一定的鬃和毛（图 3-1-10）。

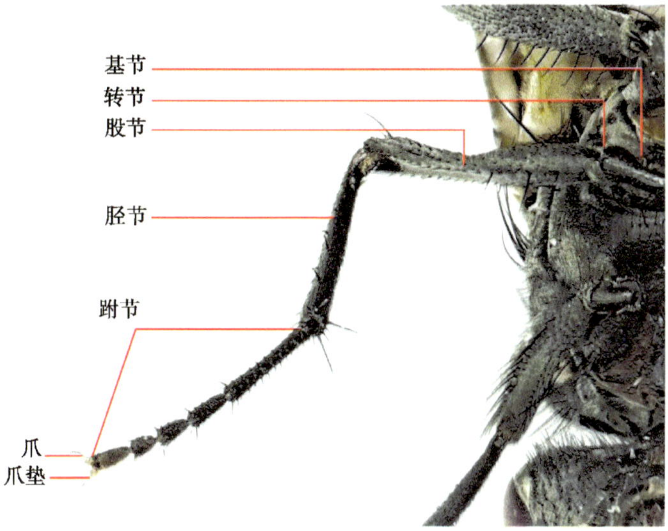

图 3-1-10　家蝇足部

三、腹部

蝇类腹部分为前腹部和后腹部。其中从第 1 节到第 5 节称为前腹部，每节均由背板和腹板构成，在背板和腹板之间有侧膜相连。肉眼可见的背板有四个，即第 1 ～ 2 合背板、第 3 背板、第 4 背板和第 5 背板（图 3-1-11）；第 1 ～ 2 合背板在近腹缘处有两对气门，第 3 ～ 5 背板在近腹缘各有一对气门。腹板有 5 个，即第 1 ～ 5 腹板；其中第 5 腹板分为基部和侧叶（图 3-1-12）。

腹部第 6 节以后称为后腹部，主要形成尾器。

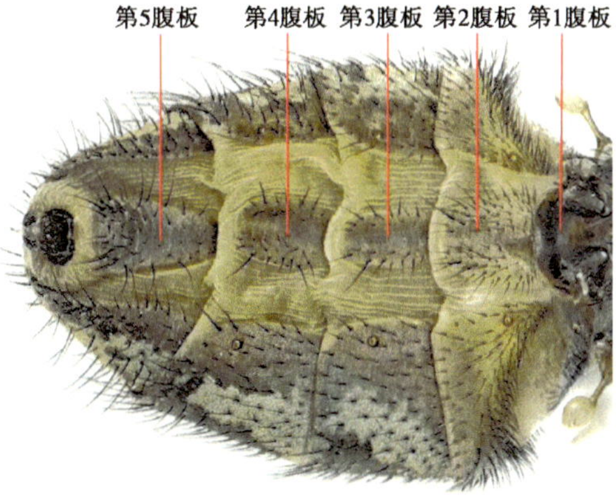

图 3-1-11　家蝇腹部（腹面观）

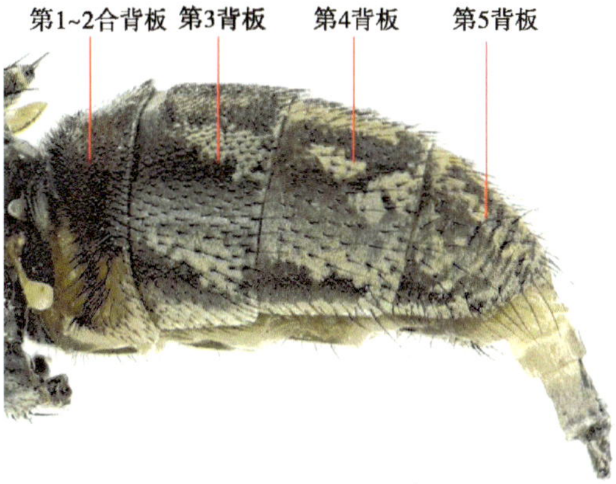

图 3-1-12　家蝇腹部（侧面观）

第二节　常见蝇类分类鉴定

一、横带花蝇　*Anthomyia illocata* Walker，1856

1. 鉴定要点

（1）体型、体色：体长 4 ～ 6 mm，体色为暗灰色（图 3-2-1a）。

（2）头部：雄蝇两侧额密接（图 3-2-1c）；雌蝇额宽约等于一眼宽或稍狭，间额前半部黑色（图 3-2-1b）。

（3）胸部：中胸盾沟后具一暗色基横带；小盾片基部具狭的暗色带（图 3-2-1a）。

（4）腹部：腹部第 3 ～ 5 背板具倒“山”字形暗斑（图 3-2-1a）。

2. 分布

除青藏区外，广布全国。

3. 孳生、活动场所

幼虫孳生于人、畜粪便中，粪食性；成蝇喜湿性、嗜花性、常在植物花上活动，喜食人粪或腐败物质，为半住区或真住区种类。

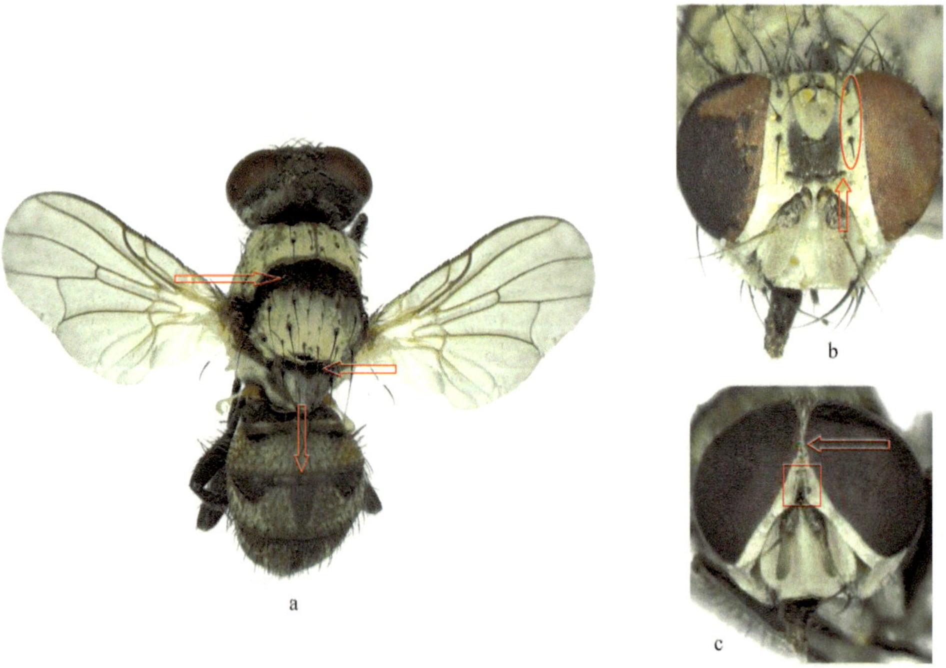

a. 雌蝇背面观（右向箭头示中胸盾沟后基横带，左向箭头示中胸小盾片基部暗色带，下向箭头示腹部背板具倒“山”字形暗斑）；b. 雌蝇头部前面观（椭圆形区域示侧额鬃 3 根，上向箭头示额鬃 1 根）；c. 雄蝇头部前面观（方形区域示额鬃 2 对，左向箭头示两侧额密接）

图 3-2-1　横带花蝇

二、灰地种蝇　*Delia platura* Meigen，1826

1. 鉴定要点

（1）体型、体色：体长 4 ～ 6 mm，体色为暗灰色（图 3-2-2a）。

（2）头部：触角芒具短毳毛（图 3-2-2b）。

（3）胸部：中胸具不明显的正中条；中鬃不整齐，末 2 对中鬃较长、大（图 3-2-2c）。后胫后腹面密生一行（基部 1/2 复行）约等长、尖端稍向下弯曲的刚毛（图 3-2-2e）。

（4）腹部：腹部具正中纵条，各背板前缘具暗色窄横带（图 3-2-2d）；肛尾叶黄色（图 3-2-2e）。

2. 分布

广布全国。

3. 孳生场所

幼虫植食性，取食初萌棉籽、陆稻、豆类、瓜秧、葱、韭菜及其他蔬菜。

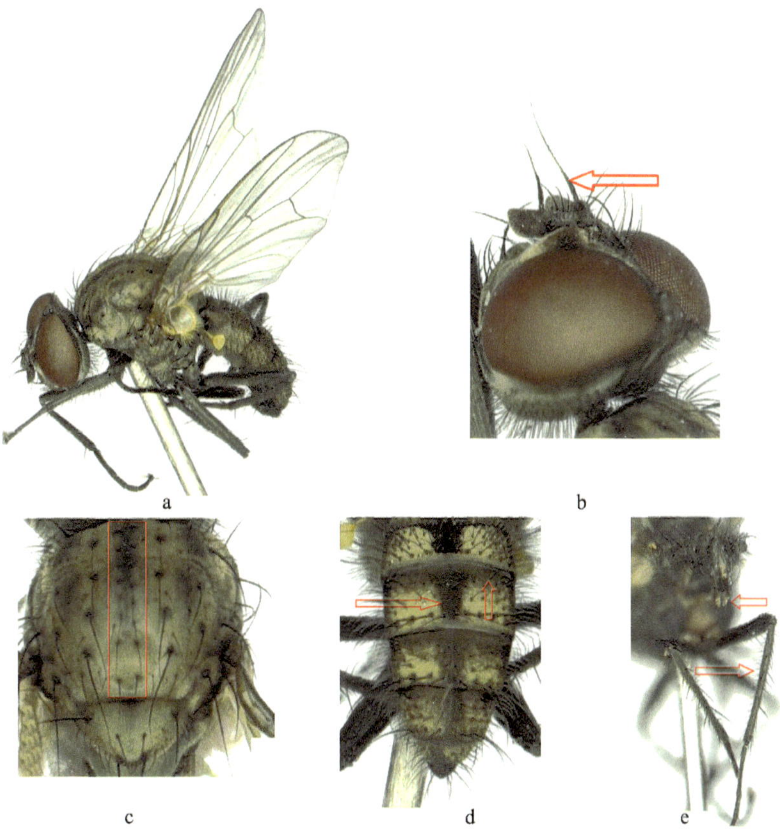

a. 雄蝇背侧面观（体色为暗灰色）；b. 雄蝇头部背侧面观（左向箭头示触角芒具短毳毛）；c. 胸部背面观（矩形区域示中胸正中条，中鬃不整齐）；d. 雄蝇腹部背面观（右向箭头示腹部正中纵条，上向箭头示背板前缘暗色窄横带）；e. 雄蝇腹末后面观（左向箭头示肛尾叶黄色，右向箭头示后胫后腹面长毛）

图 3-2-2　灰地种蝇

三、夏厕蝇 *Fannia canicularis* Linnaeus，1761

1. 鉴定要点

（1）体型、体色：体长 5 ～ 7 mm，体色为灰褐色（图 3-2-3a）。

（2）胸部：中胸盾板上具有明显的 3 条棕色纵纹（图 3-2-3a）；肘臀合脉很短，第 2 臀脉显著弯过肘臀合脉（图 3-2-3b）。

（3）腹部：雄蝇腹部第 1、2 合背板，第 3 和第 4 背板均有倒“T”字形暗斑，其两侧部分呈黄色，第 5 背板为暗色（图 3-2-3a）；雌蝇腹部呈暗灰色，仅基部两侧带为黄色。

2. 分布

江苏、上海、黑龙江、吉林、辽宁、内蒙古、甘肃、青海、新疆、河北、北京、天津、山西、山东、河南、西藏、广西等省市（自治区）。

3. 孳生、活动场所

幼虫孳生于人粪和厕所中，也可在发酵或腌制的食物中发现。成蝇主要在住区内活动，活动场所有厕所、糕点店、水果摊、菜市场、酿造厂、豆制品加工厂、居室、庭院等。

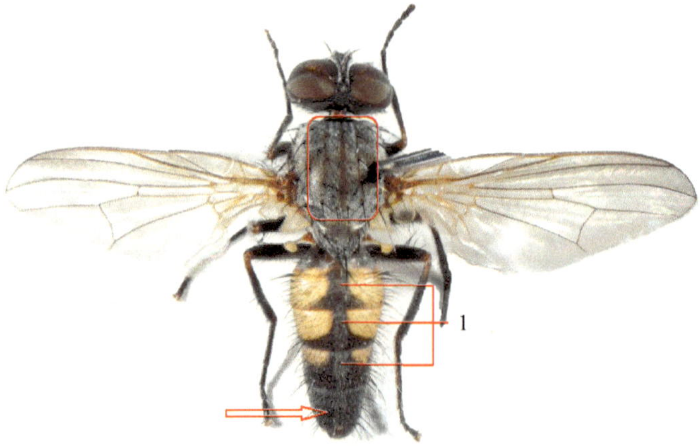

a

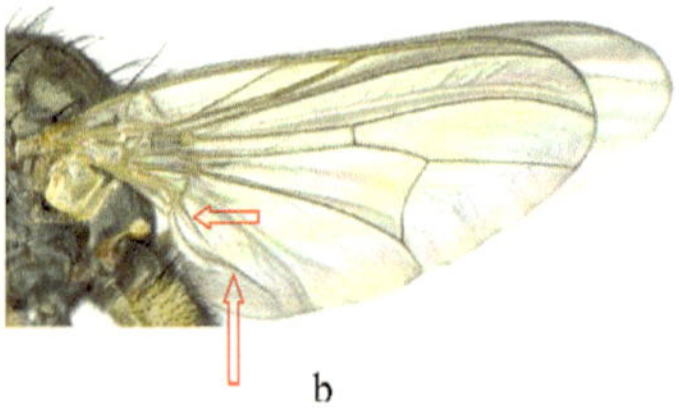

b

a. 雄蝇背面观（矩形区域示中胸盾板具 3 条棕色纵纹，1 示腹部第 1、2 合背板，第 3 和第 4 背板倒“T”字形暗斑，右向箭头示第 5 背板暗色）；b. 翅（左向箭头示肘臀合脉，上向箭头示第 2 臀脉）

图 3-2-3　夏厕蝇

四、元厕蝇 *Fannia prisca* Stein，1918

1. 鉴定要点

（1）体型、体色：体长 4 ～ 6. 5 mm，体色为暗灰色（图 3-2-4a）。

（2）头部：触角芒裸（图 3-2-4b）。

（3）胸部：中胸盾板上具明显的 3 条棕色纵纹（图 3-2-4a）；肘臀合脉很短，第 2 臀脉显著弯过肘臀合脉（同图 3-2-3b）；足一般为黑色或暗棕色（图 3-2-4a、图 3-2-4d）。

（4）腹部：雄蝇腹部灰色，背板具正中暗色纵条（图 3-2-4a、图 3-2-4c）；雌蝇腹部无斑纹（图 3-2-4d）。

2. 分布

江苏、黑龙江、吉林、辽宁、河北、北京、山西、陕西、山东、河南、甘肃、上海、浙江、四川、湖南、江西、广东、广西、台湾、云南、贵州。

3. 孳生场所

幼虫孳生于腐败植物和垃圾中，也可在人、畜粪便中孳生。

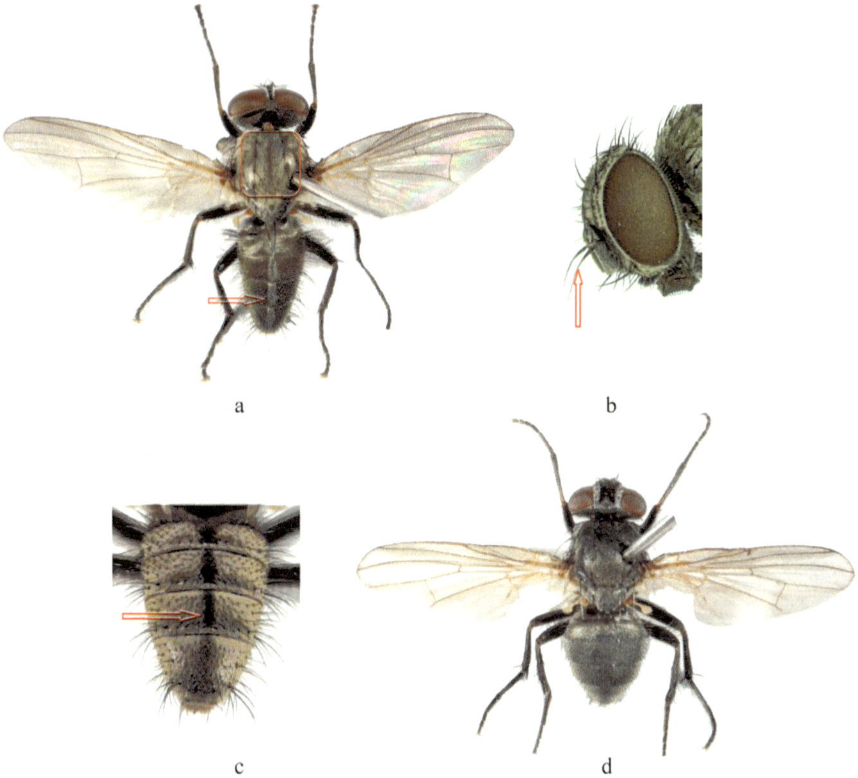

a. 雄蝇背面观（右向箭头示腹部背板正中暗色纵条，矩形区域示中胸盾板具 3 条棕色纵纹）；b. 雌蝇头部侧面观（上向箭头示触角芒裸）；c. 雄蝇腹部背面观（右向箭头示腹部背板正中暗色纵条）；d. 雌蝇背面观（示腹部无斑纹）

图 3-2-4　元厕蝇

五、厩腐蝇 *Muscina stabulans* Fallén，1817

1. 鉴定要点

（1）体型、体色：体长 6 ～ 9 mm，体色为黑褐色（图 3-2-5a、图 3-2-5b）。

（2）头部：下颚须橙色，雄间额宽于侧额（图 3-2-5c）。

（3）胸部：中胸小盾片末端黄色（图 3-2-5a）；翅肩鳞和前缘基鳞黄色，第 4 纵脉近端部近弧形弯曲（图 3-2-5a）；下腋瓣不具小叶（图 3-2-5b）；后足股节近端部黄棕色（图 3-2-5b）。

2. 分布

江苏、黑龙江、吉林、辽宁、内蒙古、河北、北京、天津、山西、陕西、甘肃、青海、新疆、山东、河南、四川、上海、浙江、云南、西藏等省市（自治区）。

3. 孳生场所

幼虫孳生于人畜粪、粪肥、兽骨（毛皮）、腌菜、酱渣、垃圾等 20 余种场所。

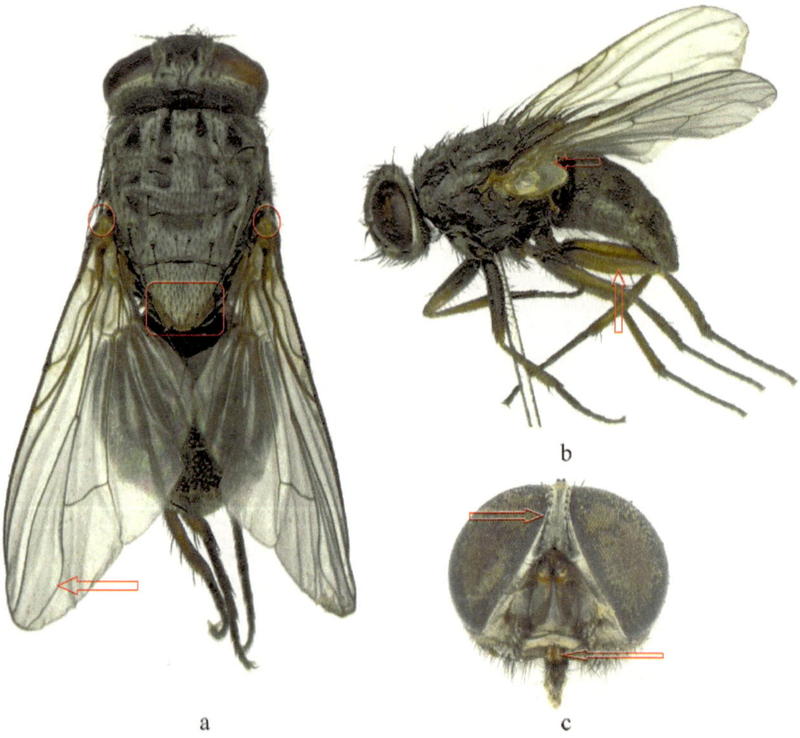

a. 雌蝇背面观（圆形区域示翅前缘基鳞黄色，矩形区域示小盾片端部黄色，左向箭头示第 4 纵脉近端部近弧形弯曲）；b. 雌蝇侧面观（左向箭头示下腋瓣不具小叶，上向箭头示后足股节近端部黄棕色）；c. 雄蝇头部前面观（右向箭头示雄间额宽于侧额，左向箭头示下颚须橙色）

图 3-2-5 厩腐蝇

六、狭额腐蝇 *Muscina angustifrons* Loew，1858

1. 鉴定要点

（1）体型、体色：体长 5 ～ 8. 5 mm，体色为黑褐色（图 3-2-6a、图 3-2-6b）。

（2）头部：下颚须呈棕色或暗棕色，雄蝇间额窄如线（图 3-2-6a、图 3-2-6c）。

（3）胸部：中胸小盾片末端黄色（图 3-2-6a）；翅肩鳞和前缘基鳞黑色，或者至少基部黑色；第 4 纵脉近端部近弧形弯曲（图 3-2-6a）；下腋瓣不具小叶（图 3-2-6b）；后足股节全黑色，胫节棕色（图 3-2-6b）；雄蝇额狭，间额窄如线（图 3-2-6a、图 3-2-6c）。

2. 分布

江苏、上海、黑龙江、吉林、辽宁、河北、山西、陕西、甘肃、新疆、山东、河南、安徽、四川、江西、广西等省市（自治区）。

3. 孳生场所

幼虫孳生于人畜粪便和腐败动、植物中。

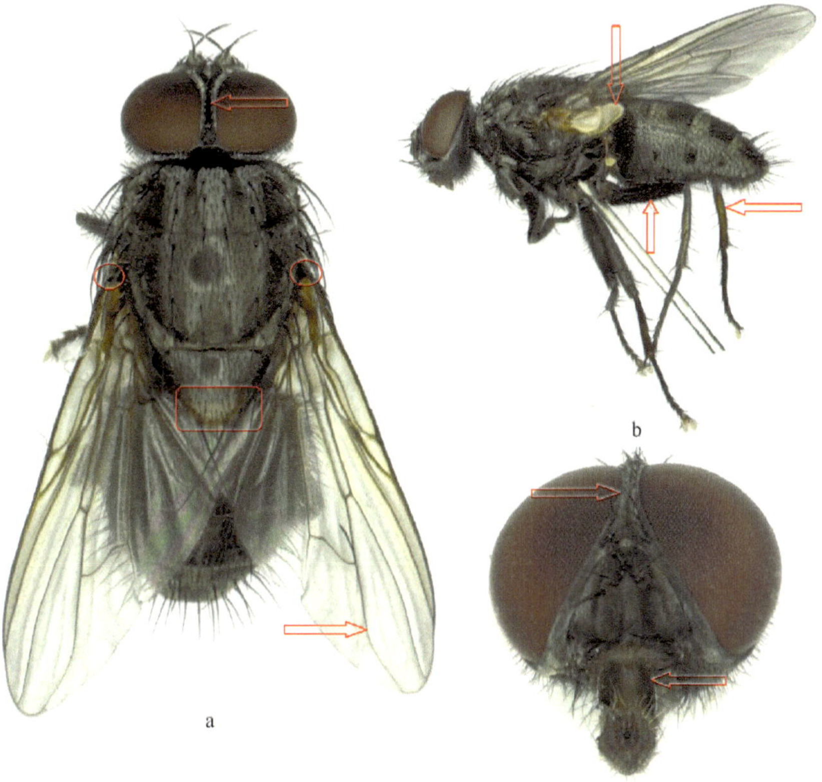

a. 雄蝇背面观（圆形区域示翅肩鳞和前缘基鳞黑色，矩形区域示小盾片端部黄色，右向箭头示第 4 纵脉近端部近弧形弯曲，左向箭头示雄额狭且间额窄如线）；b. 雄蝇侧面观（下向箭头示下腋瓣不具小叶，上向箭头示后足股节全黑色，左向箭头示后足胫节棕色）；c. 雄蝇头部前面观（右向箭头示雄额狭且间额窄如线，左向箭头示下颚须暗棕色）

图 3-2-6　狭额腐蝇

七、斑蹠黑蝇 *Ophyra chalcogaster*（wiedemann，1824）

1. 鉴定要点

（1）体型、体色：体长 5 ~ 6.5 mm，体色为亮黑色（图 3-2-7a）。

（2）头部：眼后缘直（图 3-2-7a）；雌蝇额三角黑亮，不达新月片（图 3-2-7b）；雌蝇间额宽约为一侧额宽的 1.5 倍（图 3-2-7b）。

（3）胸部：下腋瓣呈黄白色或黄色（图 3-2-7a）；雄蝇前足各跗节末端呈黄白色。

2. 分布

江苏、吉林、辽宁、河北、北京、山西、山东、河南、安徽、四川、湖北、湖南、江西、上海、浙江、福建、台湾、广西、广东、海南、云南等省市（自治区）。

3. 孳生、活动场所

幼虫孳生于禽、畜粪便和垃圾中，具粪食性和捕食性，有时寄生；成蝇出入禽畜舍、厕所、垃圾场等处。

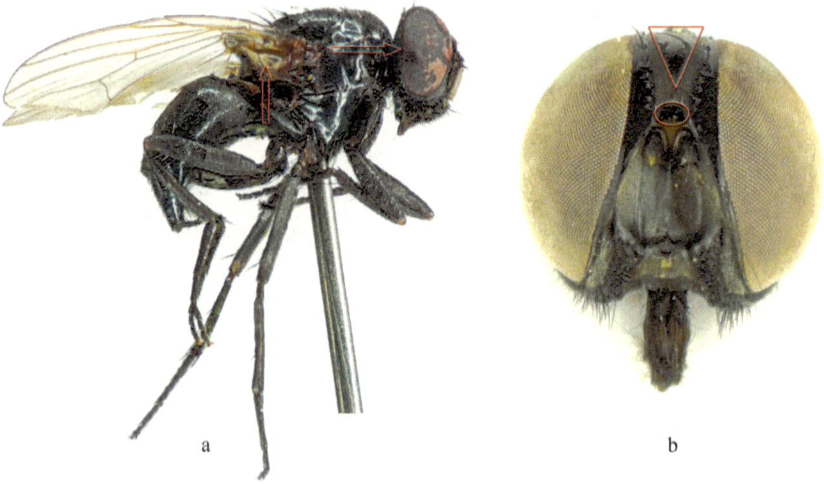

a　　　　　　　　　　b

a. 雌蝇侧面观（右向箭头示复眼后缘直，上向箭头示腋瓣黄色）；b. 雌蝇头部前面观（三角形区域示额三角黑亮色，椭圆形区域示新月片）

图 3-2-7　斑蹠黑蝇

八、古铜黑蝇　*Ophyra aenescens*（Wiedemann，1830）

1. 鉴定要点

（1）体型、体色：体长 5 ～ 6 mm，体亮黑（图 3-2-8a）。

（2）头部：眼裸，眼后缘明显凹入（图 3-2-8a）；侧额及侧颜上部亮黑，雌蝇两眼远离，额三角向前达于新月片，亮黑，无粉被（图 3-2- 8b）；雄蝇两眼不相密接（图 3-2-8d）。

（3）胸部：雄蝇前足跗节全黑，后足转节后腹面具较长末端弯曲的长毛簇（图 3-2-8a、图 3-2-8c）。

2. 分布

江苏、上海、天津、宁波、大连。

3. 孳生、活动场所

幼虫在动物尸体、家畜粪肥和人粪中孳生；成蝇常于前述孳生物及周围植物叶面上停息。

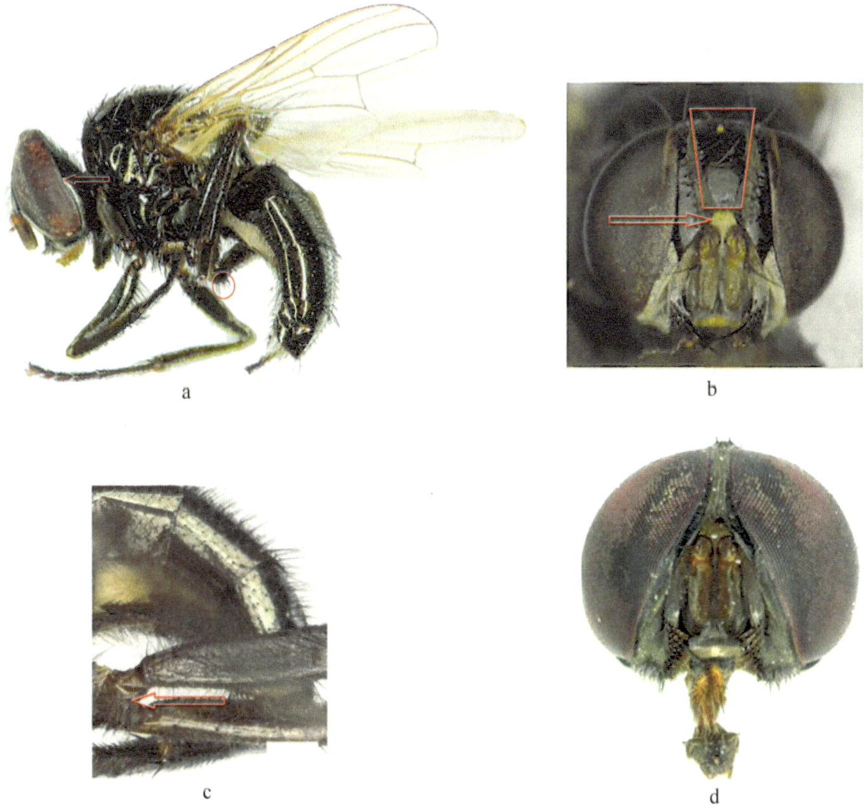

a. 雄蝇侧面观（左向箭头示复眼后缘凹入，圆形区域示后足转节具长毛簇）；b. 雌蝇头部前面观（梯形区域示额三角黑亮色，且达于新月片；右向箭头示新月片）；c. 雄蝇腹部侧面观（左向箭头示后足转节具长毛簇）；d. 雄蝇头部前面观（示雄蝇两眼不相密接）

图 3-2-8　古铜黑蝇

九、家蝇 *Musca domestica* Linnaeus，1758

1. 鉴定要点

（1）体型、体色：体长 5 ～ 8 mm，体色为灰褐色（图 3-2-9a）。

（2）头部：复眼无毛（图 3-2-9b）。

（3）胸部：前胸侧板中央凹陷处具纤毛（图 3-2-9d）；中胸背板有 4 条黑色纵纹（图 3-2-9a、图 3-2-9c）；下侧片具纤毛（图 3-2-9d）；第四纵脉近端部近直角形弯曲（图 3-2-9a）。

（4）腹部：腹部橙黄色，在基部两侧尤明显，并具黑色纵条（图 3-2-9e、图 3-2-9f），第 1 腹板有纤毛（图 3-2-9d）。

2. 分布

全国分布，青藏高原海拔较高地区未发现。

3. 孳生、活动场所

室内真住区蝇类。幼虫杂食性，极嗜畜粪，广布于 20 余种孳生场所，在酒槽等发酵饲料中密度最高，于垃圾中常见；成蝇常出入住室，为室内优势蝇种。

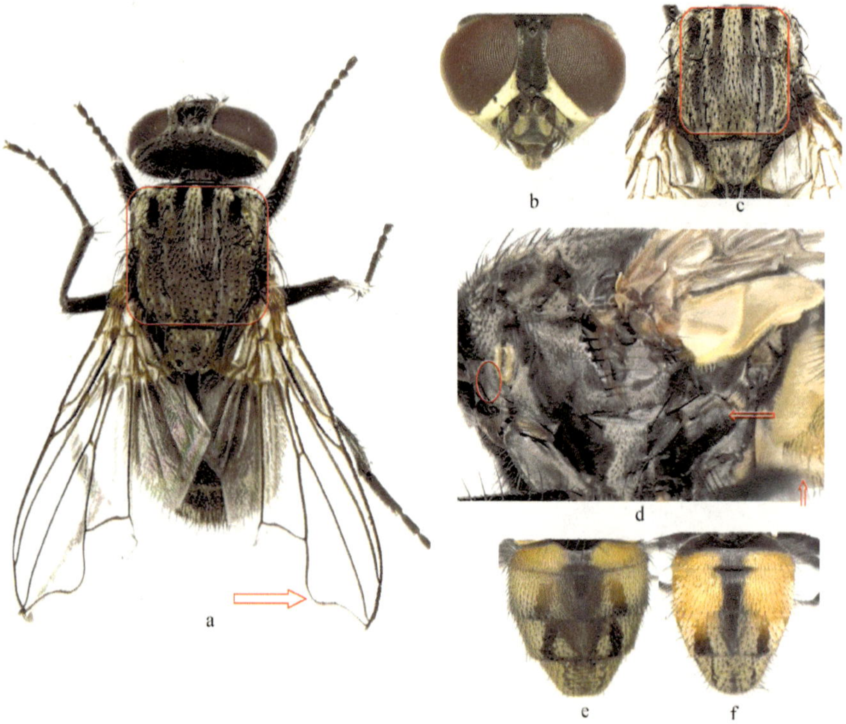

a. 雌蝇背面观（右向箭头示翅第 4 纵脉端部近直角形弯曲，矩形区域示中胸背板具 4 条黑色纵放）；b. 雄蝇头部前面观（示复眼无毛）；c. 胸部背面观（矩形区域示中胸背板具 4 条黑色纵放）；d. 胸部、腹部部分侧面观（椭圆形区域示前胸侧板中央凹陷处具纤毛，左向箭头示下侧片具纤毛，上向箭头示腹部第 1 腹板具纤毛）；e. 雌蝇腹部背面观（腹部橙黄色，在基部两侧尤明显，并具黑色纵条）；f. 雄蝇腹部背面观（腹部橙黄色，在基部两侧尤明显，并具黑色纵条）

图 3-2-9　家蝇

十、市蝇 *Musca sorbens* Wiedemann，1830

1. 鉴定要点

（1）体型、体色：体长 4 ～ 7 mm，体色为淡灰褐色（图 3-2-10a、图 3-2-10b）。

（2）头部：复眼无毛（图 3-2-10a、图 3-2-10b）。

（3）胸部：中胸背板有 2 条黑色“Y”形纵条，且盾沟前“Y”形前部分离程度雌较雄明显（图 3-2-10a、图 3-2-10b）。

（4）腹部：腹部第 1、2 合背板呈黑色（图 3-2-10b、图 3-2-10c）；雌蝇底色为灰褐色（图 3-2-10c）；雄蝇第 3、4 背板具黑色正中条，且两侧呈橙黄色（图 3-2-10b）。

2. 分布

除青藏区外，广布全国。

3. 孳生、活动场所

幼虫主要孳生于地表人粪块中，畜粪和垃圾中也可孳生；粪食性，繁殖盛期在夏秋季。成蝇喜室外，也可入室，夏秋季在集市和水果摊上常见，喜舔食人类分泌物。

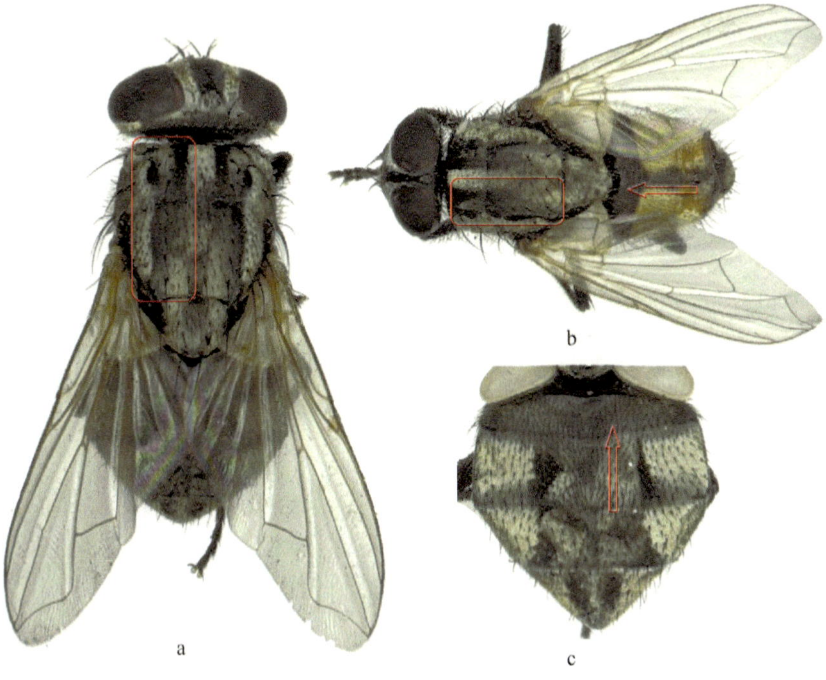

a. 雌蝇背面观（矩形区域示中胸背板“Y”形黑色纵条，盾沟前“Y”形前部分离宽）；b. 雄蝇背面观（矩形区域示中胸背板“Y”形黑色纵条，盾沟前“Y”形前部分离窄；左向箭头示腹部第 1、2 合背板呈黑色）；c. 雌蝇腹部背面观（上向箭头示腹部第 1、2 合背板呈黑色）

图 3-2-10 市蝇

十一、厩螫蝇 *Stomoxys calcitrans* Linnaeus，1758

1. 鉴定要点

（1）体型、体色：体色为体长 5 ～ 8 mm，体色为暗灰色，形似厩腐蝇（图 3-2-11a、图 3-2-11b）。

（2）头部：刺吸式口器，下颚须橙黄色、短细（图 3-2-11a）；间额具正中淡棕色粉被纵条（图 3-2-11b）；雄蝇间额宽约为一侧额宽的 3 倍多（图 3-2-11b），雌蝇侧额鬃在两行以上。

（3）胸部：中胸盾片具 4 条暗棕色纵纹（图 3-2-11b）；第 4 纵脉末端呈弧形弯曲，腋瓣浅棕色（图 3-2-11a）；第 2 纵脉与第 3 纵脉合脉处下方具小鬃列（图 3-2-11c）；胫节基部 1/3 呈淡黄色（图 3-2-11a）。

（4）腹部：腹部第 3、4 背板具一纵纹（有时不清），两侧各有一圆形斑。

2. 分布

广布全国。

3. 孳生、活动场所

农村和牧区常见，幼虫主要孳生在禽、畜粪或腐败的植物质中；成虫在室外活动，刺吸人畜血液。

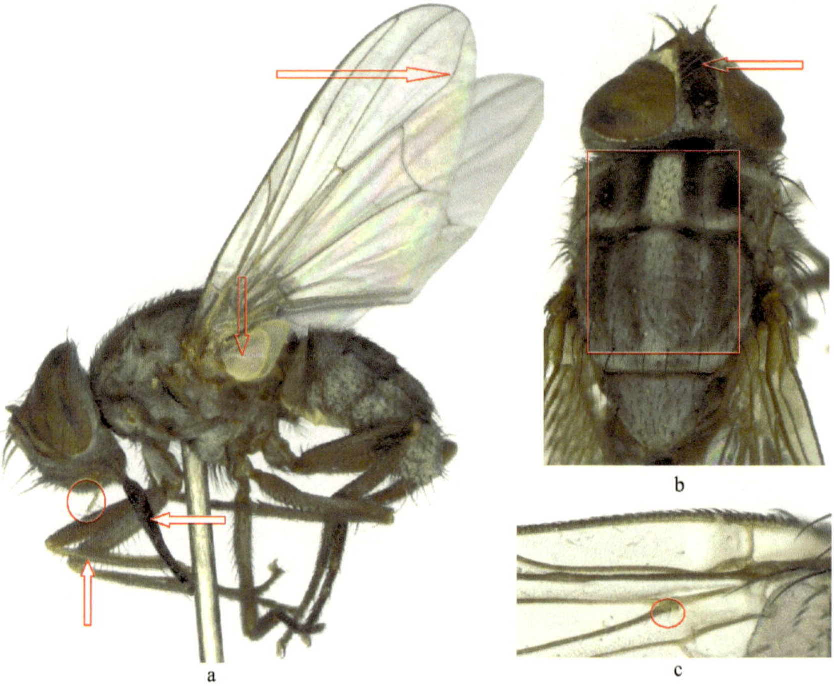

a. 雄蝇侧面观（左向箭头示刺吸式口器，圆形区域示下颚须黄色、短细，上向箭头示胫节基部 1/3 淡黄色，下向箭头示腋瓣浅棕色，右向箭头示翅第 4 纵脉近端部呈弧形弯曲）；b. 雄蝇头、胸部背面观（矩形区域示中胸背板具 4 条暗棕色纵条，左向箭头示间额具正中淡棕色粉被纵条）；c. 翅部分背面观（椭圆形区域示翅第 2 纵脉与第 3 纵脉合脉处下方具小鬃列）

图 3-2-11　厩螫蝇

十二、亮绿蝇 *Lucilia illustris* Meigen，1826

1. 鉴定要点

（1）体型、体色：体长 5 ～ 9 mm，体色呈金属青绿色（图 3-2-12a）。

（2）胸部：翅前缘基鳞黑色（图 3-2-12a）；后中鬃 2 对，第 1 对后中鬃着生处连线在第 2 对后背中鬃着生处连线之前（图 3-2-12c）。

（3）腹部：腹部背板无暗色带（图 3-2-12b）。

2. 分布

江苏、上海、黑龙江、吉林、辽宁、内蒙古、新疆、河北、山西、陕西、山东、河南、浙江、湖北、湖南、四川、贵州等省市。

3. 孳生场所

幼虫孳生于动物尸体中，偶尔见于粪缸和垃圾中。

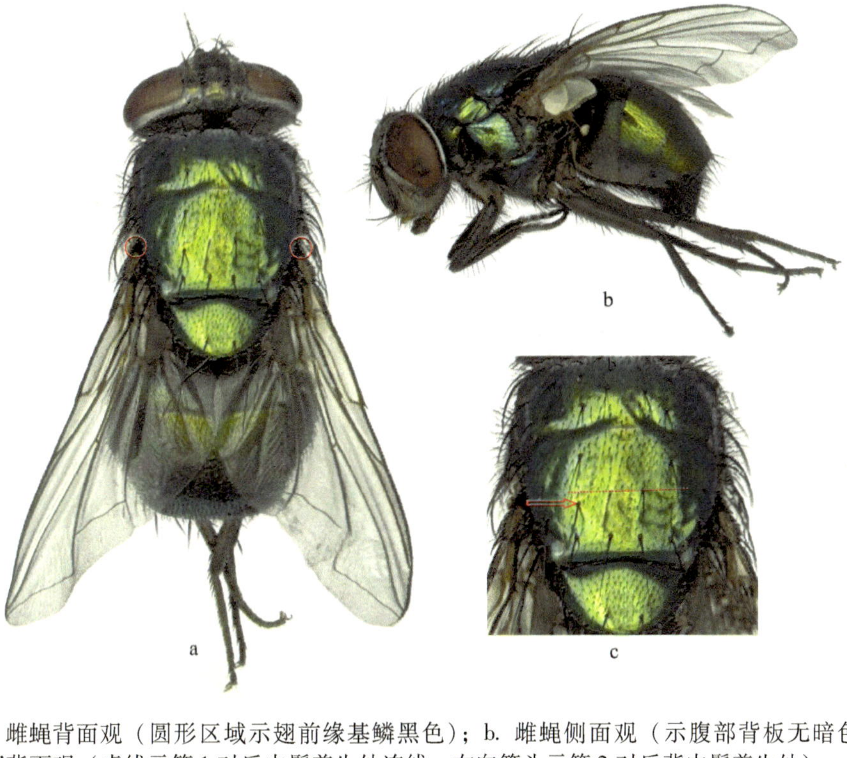

a. 雌蝇背面观（圆形区域示翅前缘基鳞黑色）；b. 雌蝇侧面观（示腹部背板无暗色带）；c. 胸部背面观（虚线示第 1 对后中鬃着生处连线，右向箭头示第 2 对后背中鬃着生处）

图 3-2-12　亮绿蝇

十三、紫绿蝇 *Lucilia porphyrina*（Walker，1857）

1. 鉴定要点

（1）体型、体色：体长 5 ～ 10 mm，体色为紫绿色（图 3-2-13a）。

（2）头部：触角第 3 节特长，雌蝇侧额与侧颜等宽（图 3-2-13b）；雄蝇额窄成一线（图 3-2-13c）。

（3）胸部：翅前缘基鳞黑色（图 3-2-13a、图 3-2-13c），腋瓣棕色（图 3-2-13a）；后中鬃 2 对，第 1 对后中鬃着生处连线在第 2 对后背中鬃着生处连线之前（图 3-2-13c）。

（4）腹部：前腹部各背板无暗色后缘带（图 3-2-13a、图 3-2-13c）。

2. 分布

山西、山东、河南、陕西、宁夏、甘肃、江苏、上海、浙江、江西、湖北、湖南、四川、贵州、福建、台湾、广西、广东、云南、西藏等省市（自治区）。

3. 孳生场所

幼虫动物尸食性。

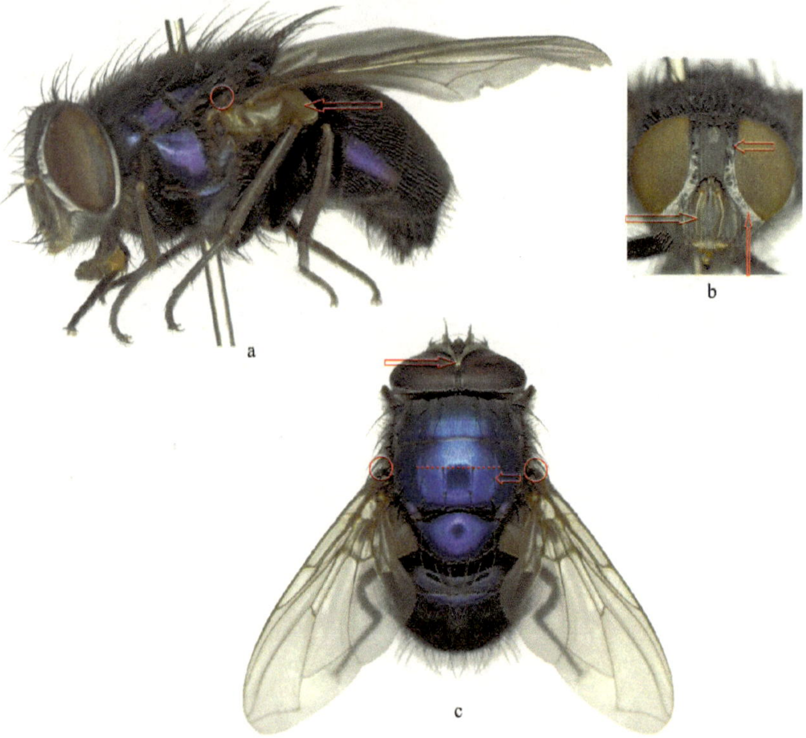

a. 雌蝇侧面观（圆形区域示翅前缘基鳞黑色，左向箭头示腋瓣棕色）；
b. 雌蝇头部前面观（右向箭头示触角第 3 节特长，左向箭头示侧额，上向箭头示侧颜）；
c. 雄蝇背面观（右向箭头示雄蝇额窄成一线，虚线示第 1 对后中鬃着生处连线，左向箭头示第 2 对后背中鬃着生处，圆形区域示翅前缘基鳞黑色）

图 3-2-13 紫绿蝇

十四、丝光绿蝇 *Lucilia sericata* Meigen，1826

1. 鉴定要点

（1）体型、体色：体长 5 ～ 10 mm，呈绿色金属光泽（图 3-2-14a）。

（2）头部：颊部银白色（图 3-2-14c）；雄、雌侧额宽均为间额宽的 1/2（图 3-2-14a、图 3-2-14c）。

（3）胸部：翅前缘基鳞黄色，第 2 前中鬃可达第 1 后中鬃着生处（图 3-2-14a）；肩胛肩鬃后区小毛一般在 4 根以上（图 3-2-14b）；后胸基腹片上具毛（图 3-2-14d）。

（4）腹部：腹部各背板无横带（图 3-2-14a），侧面观腹部不拱起。

2. 分布

广布全国。

3. 孳生、活动场所

幼虫主要孳生于动物尸体或腐败的动物质中；成蝇活动在腥臭腐烂的动物质及垃圾等处，也常飞入住室或食品店。

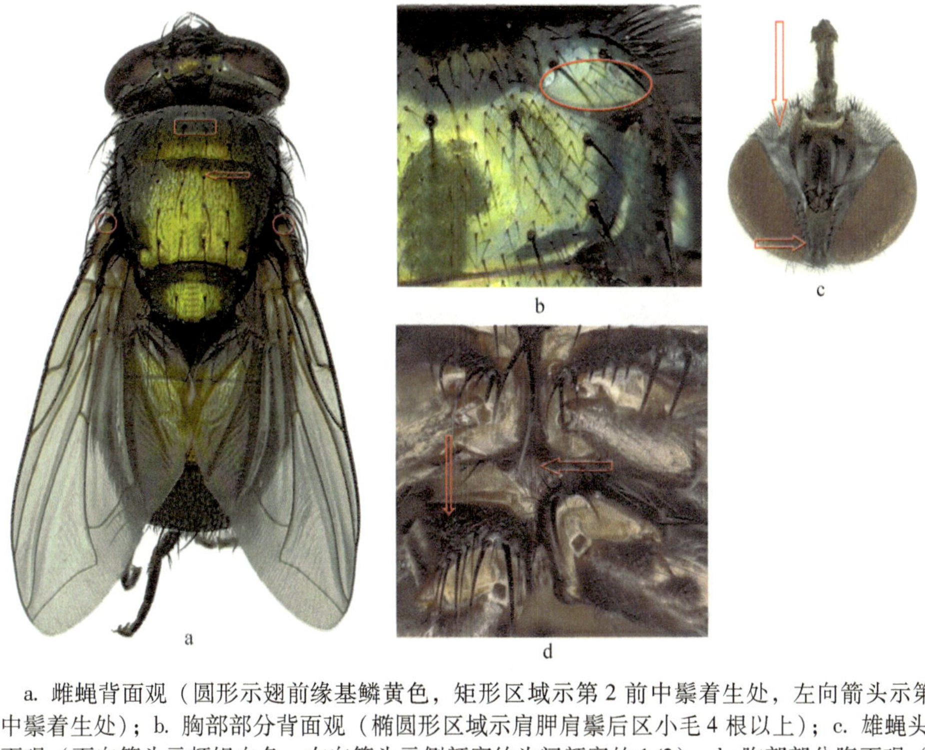

a. 雌蝇背面观（圆形示翅前缘基鳞黄色，矩形区域示第 2 前中鬃着生处，左向箭头示第 1 后中鬃着生处）；b. 胸部部分背面观（椭圆形区域示肩胛肩鬃后区小毛 4 根以上）；c. 雄蝇头部前面观（下向箭头示颊银白色，右向箭头示侧额宽约为间额宽的 1/2）；d. 胸部部分腹面观（下向箭头示后足基节，左向箭头示后胸基腹片上具毛）

图 3-2-14　丝光绿蝇

十五、铜绿蝇 *Lucilia cuprina* Wiedemann，1830

1. 鉴定要点

（1）体型、体色：体长 5 ~ 8 mm，体色呈金属橄榄绿至青铜色（图 3-2-15a）。

（2）头部：雌蝇侧额宽约为间额的 2/3（图 3-2-15b），雄蝇侧额与间额等宽（图 3-2-15c）。

（3）胸部：翅前缘基鳞黄色（图 3-2-15a）；肩胛肩鬃后区小毛一般在少于 4 根（图 3-2-15d、图 3-2-15e）；第 2 前中鬃不达第 1 后中鬃着生处（图 3-2-15d）；后胸基腹片无毛（图 3-2-15f）。

（4）腹部：腹部各背板无横带，侧面观向后上方拱起（图 3-2-15g）。

2. 分布

江苏、上海、吉林、辽宁、内蒙古、河北、宁夏、山东、河南、安徽、浙江、湖北、江西、湖南、福建、台湾、广东、海南、广西、四川、云南、西藏等省市（自治区）。

3. 孳生场所

幼虫尸食性，主要孳生在腐败动物质和垃圾中。

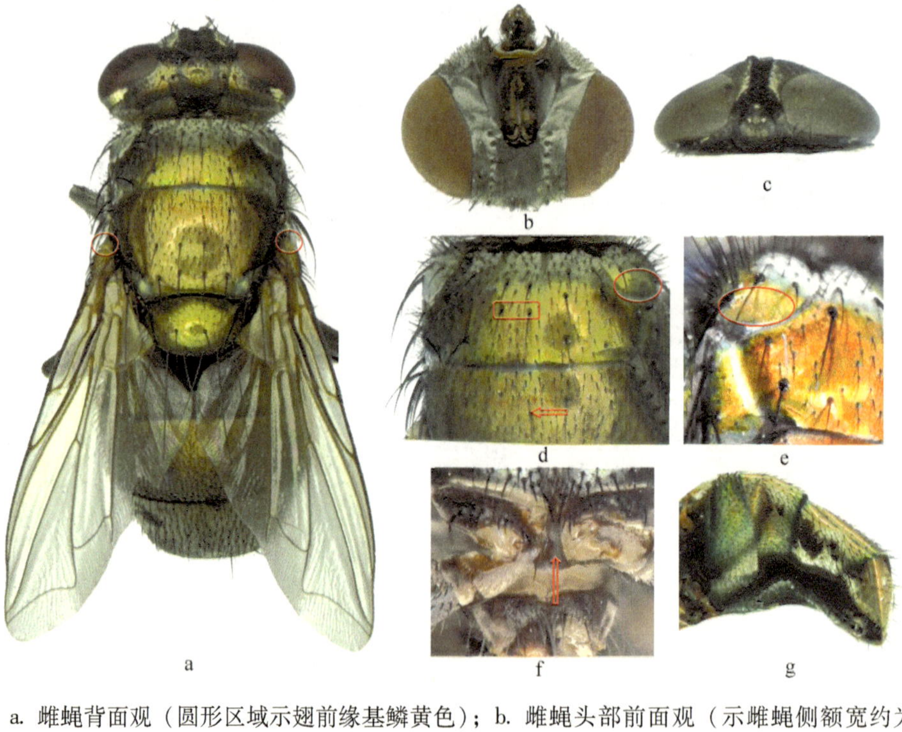

a. 雌蝇背面观（圆形区域示翅前缘基鳞黄色）；b. 雌蝇头部前面观（示雌蝇侧额宽约为间额的 2/3）；c. 雄蝇头部背面观（示雄蝇侧额与间额等宽）；d. 中胸部分背面观（椭圆形区域示肩胛肩鬃后区小毛少于 4 根，矩形区域示第 2 前中鬃着生处，左向箭头示第 1 后中鬃着生处）；e. 中胸部分背面观（椭圆形区域示肩胛肩鬃后区小毛少于 4 根）；f. 中胸部分腹面观（上向箭头示后胸基腹片无毛）；g. 腹部侧面观（示腹部向后上方拱起）

图 3-2-15　铜绿蝇

十六、巴浦绿蝇 *Lucilia papuensis* Macquart，1842

1. 鉴定要点

（1）体型、体色：体长 8 ～ 10 mm，体色呈金属深绿色（图 3-2-16a）。

（2）胸部：前缘基鳞黑（图 3-2-16a）；干径脉裸（图 3-2-16c）；上、下腋瓣黄白色，下腋瓣裸（图 3-2-16b）；下侧背片裸；后中鬃 2 对，第 1 对后中鬃着生处连线略在第 2 对后背中鬃着生处连线之后（图 3-2-16a）。

（3）腹部：腹部背板具较宽的深色缘带（图 3-2-16b）。

2. 分布

江苏、上海、河北、安徽、浙江、江西、福建、台湾、河南、湖北、广西、陕西、甘肃、四川、贵州、云南等省市（自治区）。

3. 孳生场所

幼虫尸食性，主要孳生在腐败动物质中。

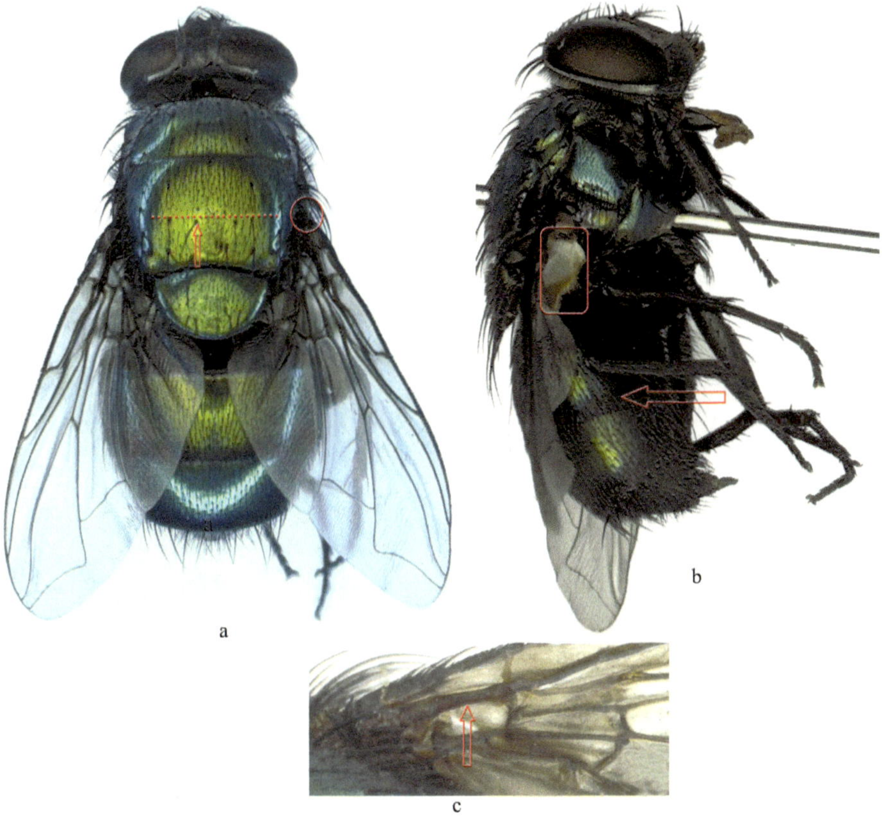

a. 雌蝇背面观（圆形示翅前缘基鳞黑色；虚线示第 2 对后背中鬃连线，上向箭头示第 1 对后中鬃着生处）；b. 雌蝇侧面观（左向箭头示腹部背板具深色缘带，矩形区域示翅上、下腋瓣黄白色）；c. 翅部分背面观（上向箭头示干径脉裸）

图 3-2-16　巴浦绿蝇

十七、瘦叶带绿蝇 *Hemipyrellia ligurriens* Wiedemann，1830

1. 鉴定要点

（1）体型、体色：中小型种，体长 5 ～ 9 mm，体呈色金属绿色（图 3-2-17a）。

（2）头部：触角几达髭的水平（图 3-2-17c）；下颚须棕黄色（图 3-2-17b）。

（3）胸部：前缘翅基鳞黑色（图 3-2-17b）；下侧背片具黑色直立纤毛（图 3-2-17b、图 3-2-17d）；后背中鬃 3 对，第 1 对与第 2 对后背中鬃的间距大于第 2 对与第 3 对后背中鬃的间距（图 3-2-17a）。

（4）腹部：第 1、2 合背板呈暗色（图 3-2-17b），第 3、4 两背板具暗色缘带（图 3-2-17a）。

2. 分布

江苏、上海、陕西、河南、浙江、湖北、江西、湖南、福建、台湾、海南、广东、广西、四川、云南、西藏等省市（自治区）。

3. 孳生场所

幼虫主要孳生于动物尸体中。

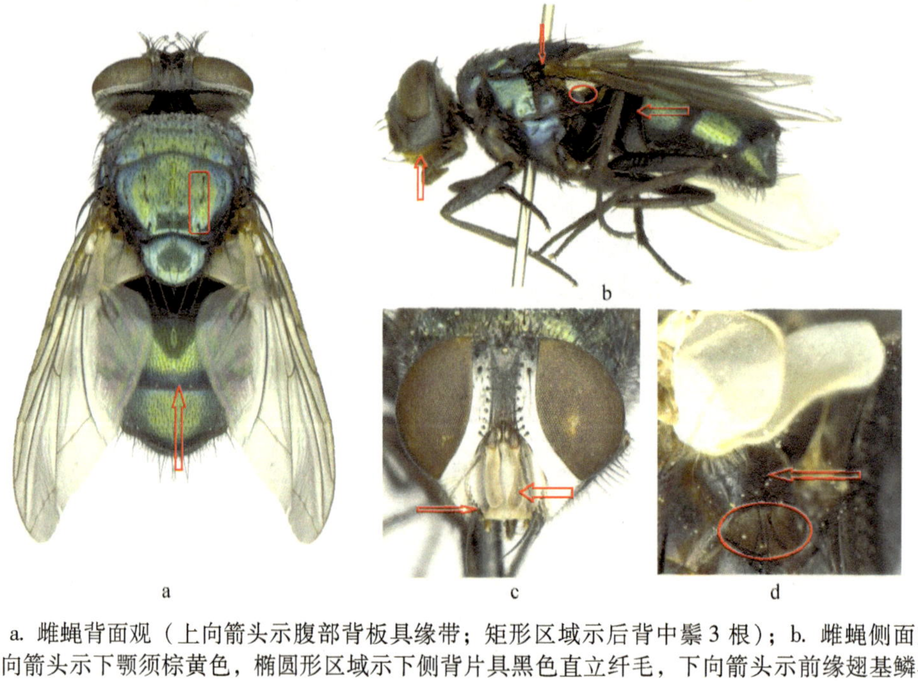

a. 雌蝇背面观（上向箭头示腹部背板具缘带；矩形区域示后背中鬃 3 根）；b. 雌蝇侧面观（上向箭头示下颚须棕黄色，椭圆形区域示下侧背片具黑色直立纤毛，下向箭头示前缘翅基鳞黑色，左向箭头示腹部第 1、2 合背板暗色）；c. 头部前面观（右向箭头示髭着生处；左向箭头示触角，其长度几达髭的水平）；d. 胸部部分侧面观（椭圆形区域示后气门，左向箭头示下侧背片具黑色直立纤毛）

图 3-2-17　瘦叶带绿蝇

十八、叉丽蝇 *Triceratopyga calliphoroides* Rohdendorf，1931

1. 鉴定要点

（1）体型、体色：体长 6 ～ 11. 5 mm，色体呈青黑色，腹部青蓝色（图 3-2-18a）。

（2）头部：下侧颜、髭角黄棕色；颊灰黑色，颊毛亦黑；下颚须黄棕色（图 3-2-18c）。

（3）胸部：中胸前盾板前缘中央有 2 条较明显的狭黑色纵纹（图 3-2-18a）；下腋瓣污白色，上具分布面广的直立纤毛（图 3-2-18a）。

（4）腹部：雄肛尾叶分叉（图 3-2-18b）。

2. 分布

江苏、上海、黑龙江、吉林、辽宁、内蒙古、河北、陕西、青海、山东、河南、江苏、安徽、浙江、福建、四川、云南等省市（自治区）。

3. 孳生、活动场所

春秋型蝇种，成蝇室外活动，很少入室。幼虫孳生于动物尸体和腐败动物质中，垃圾和猪粪中也可发现。

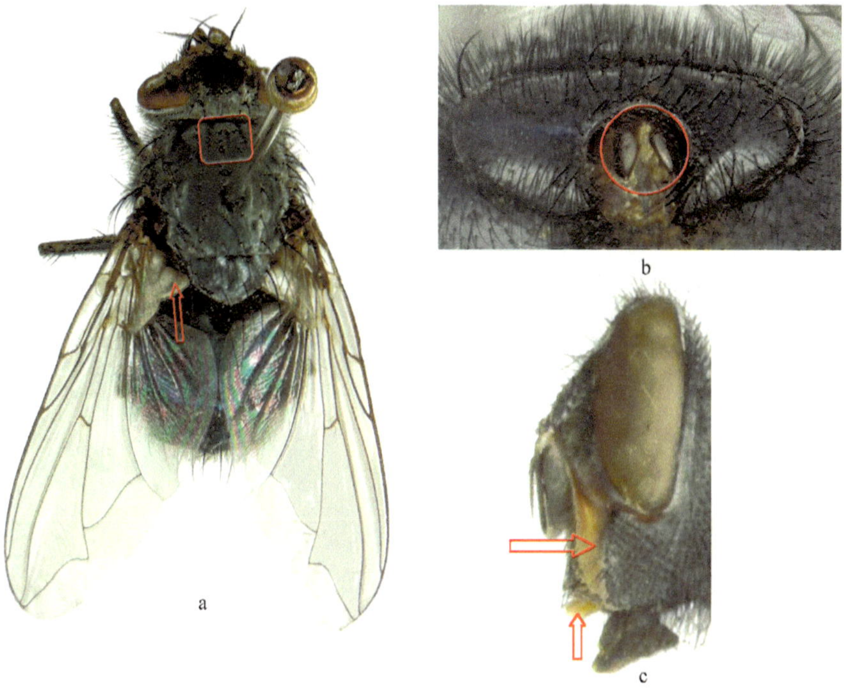

a. 雌蝇背面观（矩形区域示中胸前盾板前缘中央具 2 条狭黑纵纹；上向箭头示下腋瓣污白色，且具直立纤毛）；b. 雄蝇生殖节后面观（圆形区域示肛尾叶分叉）；c. 头部侧面观（右向箭头示下侧颜、髭角黄棕色；上向箭头示下颚须黄棕色）

图 3-2-18　叉丽蝇

十九、巨尾阿丽蝇 *Aldrichina grahami*（Aldrich，1930）

1. 鉴定要点

（1）体型、体色：体长 4.8 ～ 12 mm，体色呈藏青或暗蓝色（图 3-2-19a）。

（2）头部：颊灰黑色，有粉被；颊毛色黑（图 3-2-19b）。

（3）胸部：中胸背板前部中央有 3 条黑色纵纹，两侧的较窄，中央的 1 条较宽，近菱形，并错后（图 3-2-19a）。

（4）腹部：露尾节巨大，呈黑色球形，折曲在腹部后端下方（图 3-2-19c）。

2. 分布

广布全国。

3. 孳生、活动场所

幼虫主要孳生于人的稀粪及尿中；成蝇主要在室外活动，春秋发生密度高。

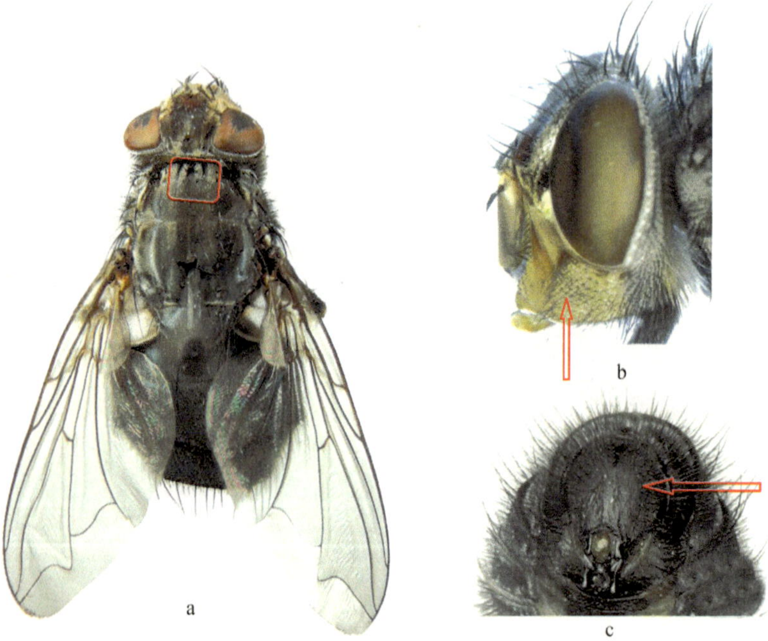

a. 雌蝇背面观（矩形区域示中胸前盾板前缘中央具 3 条黑纵纹，中间的宽而错后）；b. 头部侧面观（上向箭头示颊色黑及颊毛黑）；c. 雄蝇生殖节后面观（左向箭头示露尾节巨大，呈黑色球形，折曲在腹部后端下方）

图 3-2-19　巨尾阿丽蝇

二十、红头丽蝇 *Calliphora vicina* Robineau-Desvoidy，1830

1. 鉴定要点

（1）体型、体色：体长 6.5 ~ 13 mm，体色呈藏青或青黑色（图 3-2-20a）。

（2）头部：颜、颊橙色或红棕色（图 3-2-20c）；触角长，第 3 节长度约为第 2 节的 4 倍（图 3-2-20c）。

（3）胸部：中胸背板前部中央有 2 条狭长的黑色纵纹（图 3-2-20a）；前气门黄橙色，后气门橙褐色（图 3-2-20b）；翅上、下腋瓣浅褐色至深褐色，下腋瓣上具黑色立纤毛（图 3-2-20a）。

2. 分布

除华南外，全国其他地区均有分布。

3. 孳生、活动场所

成蝇春季及晚秋常见；幼虫主要尸食性，喜孳生于屠宰场废料、腐败的鱼肉弃物或动物尸体等处。

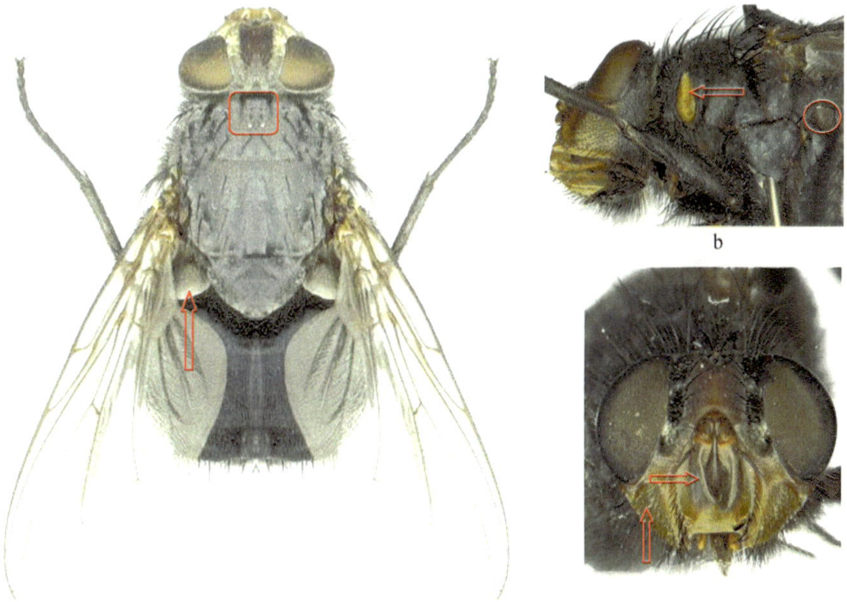

a. 雌蝇背面观（矩形区域示中胸背板前部中央有 2 条狭长的黑色纵纹，上向箭头示翅下腋瓣浅褐色至深褐色，且具黑色立纤毛）；b. 头、胸部侧面观（左向箭头示前气门黄橙色，椭圆形区域示后气门橙褐色）；c. 雌蝇头部前面观（右向箭头示触角第 3 节，其长度约为第 2 节长度的 4 倍；上向箭头示颊橙色或红棕色）

图 3-2-20　红头丽蝇

二十一、宽丽蝇 *Calliphora nigribarbis* Vollenhoven，1863

1. 鉴定要点

（1）体型、体色：体长 7.5 ～ 14 mm，体色为蓝黑色（图 3-2-21a）。

（2）头部：触角第 3 节暗褐色，仅基部带橙红色，其长约为宽的 3 倍左右；下颚须黄色；侧颜下部和颊基部红棕色，颊大部分黑色（图 3-2-21b）。

（3）胸部：中胸前盾板前缘中央具 2 条黑色纵纹，具沟前翅内鬃；干径脉裸，下腋瓣上具分布面广的直立纤毛（图 3-2-21a）；前气门橙色（图 3-2-21b）。

2. 分布

黑龙江、吉林、辽宁、内蒙古、河北、陕西、台湾、广东、四川、云南等省市（自治区）。

3. 孳生、活动场所

室外住区性或半住区性蝇种，成蝇春、秋季出现。幼虫在人粪、动物尸体中孳生，尤易孳生于旧式旱厕。

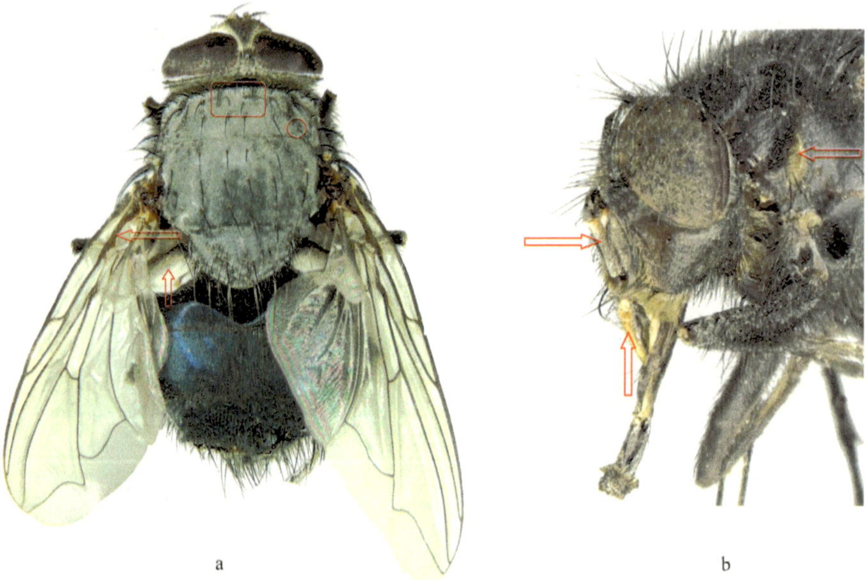

a　　　　b

a. 雄蝇背面观（矩形区域示中胸前盾板前缘中央具 2 条黑纵纹，圆形区域示沟前翅内鬃，左向箭头示干径脉裸，上向箭头示下腋瓣上具分布面广的直立纤毛）；b. 雄蝇头部及胸部部分侧面观（右向箭头示触角第 3 节暗褐色，仅基部带橙红色；上向箭头示下颚须黄色；左向箭头示前气门橙色）

图 3-2-21　宽丽蝇

二十二、绯颜裸金蝇 *Achaetandrus rufifacies*（Macquart，1843）

1. 鉴定要点

（1）体型、体色：中型种，体长 6.5 ～ 10 mm，体呈绿色或紫色的金属光泽（图 3-2-22a）。

（2）头部：颊深灰黑色，侧颜暗红色（图 3-2-22d）；侧额下部具淡色粉被，侧颜具淡色毛；中颜板很狭，且很深凹入（图 3-2-22a）。

（3）胸部：翅下大结节上具立纤毛；前气门白色，后气门暗棕色（图 3-2-22d）；翅干径脉后方具 1 列刚毛（图 3-2-22b）；腋瓣污白色，下腋瓣上被细纤毛（图 3-2-22a）。

（4）腹部：腹部各背板具宽而明显的暗蓝色缘带（图 3-2-22a）；雌蝇第 5 背板后方正中有纵裂缝（图 3-2-22c）。

2. 分布

江苏、上海、山东、河南、安徽、浙江、江西、湖南、福建、广东、海南、广西、四川、云南等省市（自治区）。

3. 孳生场所

幼虫常孳生于腐败动物质，残食性，可捕食其他蝇类幼虫。

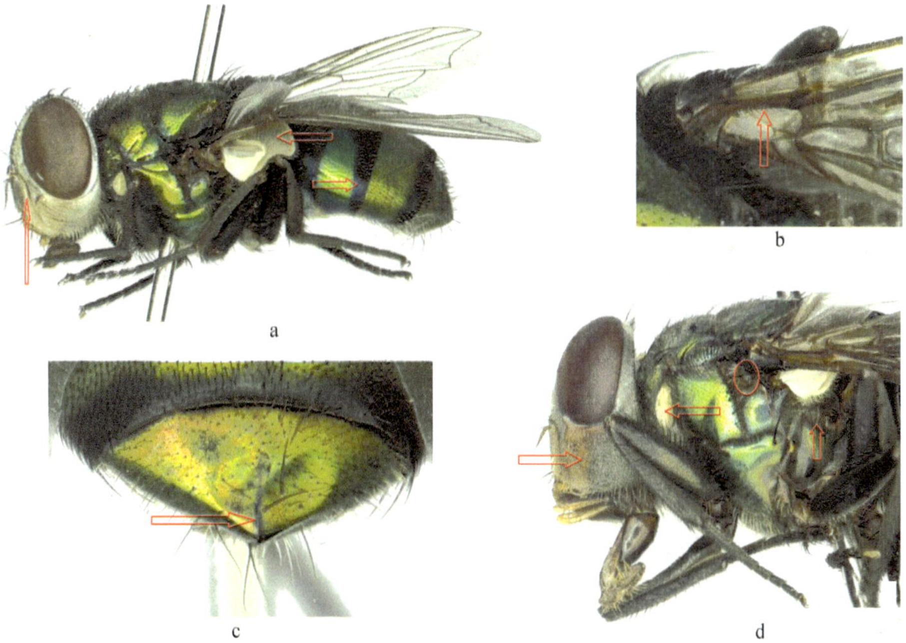

a. 雌蝇侧面观（上向箭头示中颜板狭而深凹入，右向箭头示腹部背板具暗蓝色缘带，左向箭头示下腋瓣污白色且具细纤毛）；b. 翅部分背面观（上向箭头示干径脉后方具 1 列刚毛）；c. 雌蝇第 4 背板部分和第 5 背板背面观（右向箭头示第 5 背板后方正中有纵裂缝）；d. 头、胸部侧面观（右向箭头示侧颜暗红色；左向箭头示前气门白色；椭圆形区域示翅下大结节上具立纤毛；上向箭头示后气门暗棕色）

图 3-2-22　绯颜裸金蝇

二十三、肥躯金蝇 *Chrysomya* pinguis（Walker，1958）

1. 鉴定要点

（1）体型、体色：中型种，体长 6.5 ～ 11 mm，体色呈蓝绿色（图 3-2-23a）。

（2）头部：颊灰、颜暗红色；侧颜毛及颜堤毛黑色；颊至少后半暗色，颊毛至少前半黑色（图 3-2-23a）。

（3）胸部：腹侧片鬃 1∶1；干径脉沿上侧后方具一列清晰的小刚毛（图 3-2-23b），翅下大结节上有立纤毛（图 3-2-23a、图 3-2-23b）；前、后气门暗棕色；腋瓣暗棕色，当翅收合时上腋瓣外方褐色，上具黑色毛（图 3-2-23a）。

（4）腹部：背板具端横带（图 3-2-23a）；雌蝇第 5 背板后方正中无纵裂缝（图 3-2-23c）。

2. 分布

江苏、上海、河北、辽宁、山东、安徽、浙江、江西、福建、台湾、河南、广东、广西、陕西、四川、贵州、云南、西藏等省市（自治区）。

3. 孳生场所

幼蝇主要孳生于尸体，人粪、畜粪中也有；成蝇可用腐鱼肉诱得。

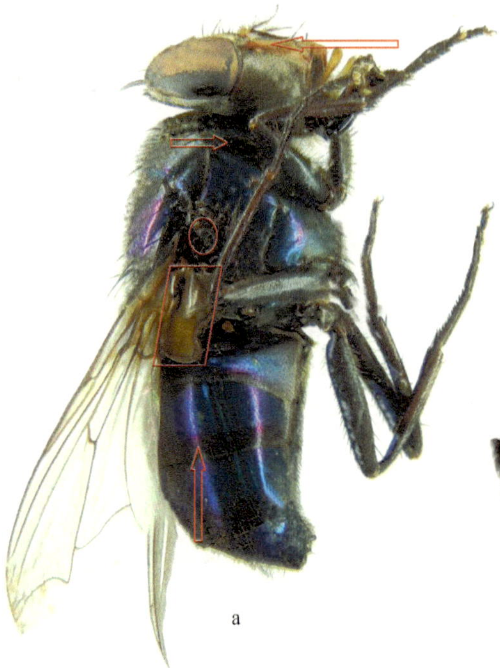

a

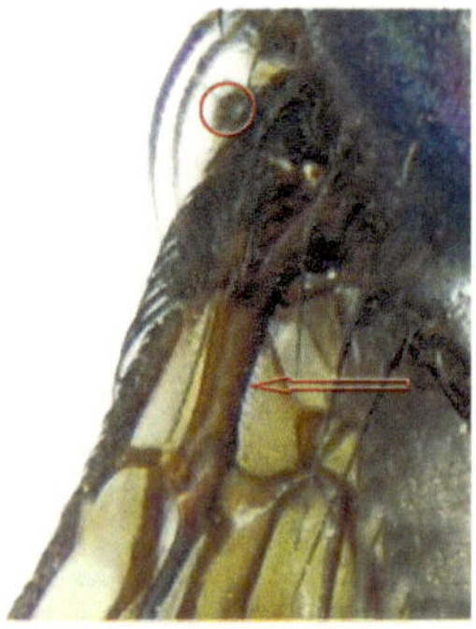

b

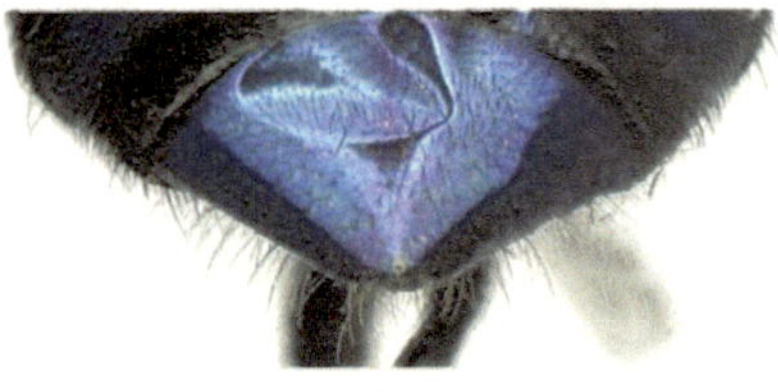

c

a. 侧面观（左向箭头示颜暗红色；右向箭头示前气门暗棕色；椭圆形示翅下大结节上具立纤毛；平行四边形示上、下腋瓣褐色，下腋瓣上具黑色毛；上向箭头示腹部背板端横带）；b. 翅部分背面观（椭圆形区域示翅下大结节上具立纤毛，左向箭头示翅干径脉上具一列小刚毛）；c. 雌蝇腹部第 5 背板背面观（示后方正中无纵裂缝）

图 3-2-23　肥躯金蝇

二十四、大头金蝇　*Chrysomyia megacephala* Fabricius，1794

1. 鉴定要点

（1）体型、体色：体长 8 ～ 11 mm，躯体肥胖，体色呈金属青绿色（图 3-2-24a）。

（2）头部：复眼亮红色；头宽于胸；颜、侧颜、颜堤、触角、颊均为杏黄色，毛亦黄（图 3-2-24c）；雄蝇眼合生、额如线（间额消失），复眼上 2/3 为大型小眼面，下 1/3 为小型小眼面（图 3-2-23b）；雌蝇复眼均为小眼面（图 3-2-24c）。

（3）胸部：干径脉后侧具一列小刚毛（图 3-2-24e）；腋瓣带棕色，上、下腋瓣交接处色白，下腋瓣上面有毛；翅下大结节具密刚毛（图 3-2-24d）。

（4）腹部：背板具端横带及金黄色毛（图 3-2-24a）。

2. 分布

广布全国。

3. 孳生、活动场所

幼虫主要孳生在人、畜粪便中；成虫活动于腐烂的瓜果、蔬菜及粪便周围，厨房内常可见。

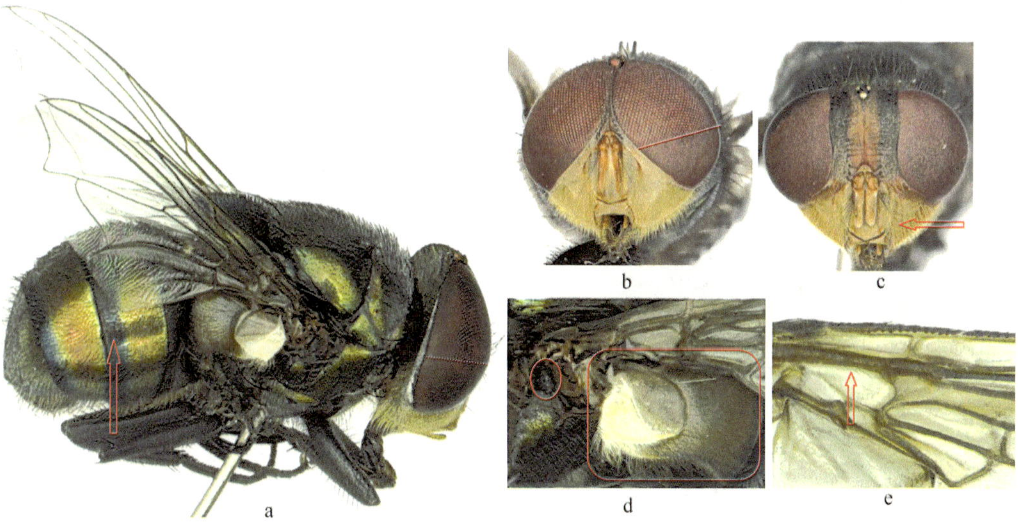

a. 雄蝇侧面观（上向箭头示腹部背板端横带）；b. 雄蝇头部前面观（直线上为复眼的大型小眼面，直线下为复眼的小型小眼面）；c. 雌头部前面观（示复眼为小型小眼面，左向箭头示颜、侧颜、颜堤、触角、颊均为杏黄色）；d. 胸部部分侧面观（椭圆形区域示翅下大结节具密刚毛；矩形区域示上、下腋瓣交接处色白，下腋瓣上有毛）；e. 翅部分背面观（上向箭头示翅干径脉上具一列小刚毛）

图 3-2-24　大头金蝇

二十五、新陆原伏蝇　*Protophormia terraenovae* Robineau-Desvoidy，1830

1. 鉴定要点

（1）体型、体色：体长可达 13 mm，体色为暗青蓝带紫色；胸、腹部均扁平（图 3-2-25a、图 3-2-25b）。

（2）头部：颜黑色，下颚须橙色（图 3-2-25a）。

（3）胸部：中胸盾板中央具一很浅的圆形凹陷（图 3-2-25b）；干径脉后侧有小刚毛列（图 3-2-25c），腋瓣棕色，上腋瓣具黑色纤毛（图 3-2-25a）；翅下大结节无立纤毛。

2. 分布

江苏、上海、黑龙江、吉林、辽宁、内蒙古、宁夏、甘肃、青海、新疆、河北、山西、陕西、山东、河南、四川、西藏等省市（自治区）。

3. 孳生场所

幼虫主要孳生于腐败动物质及血料中，在兽尸毛、皮、骨和猪粪中也可孳生，为尸食性兼粪食性。

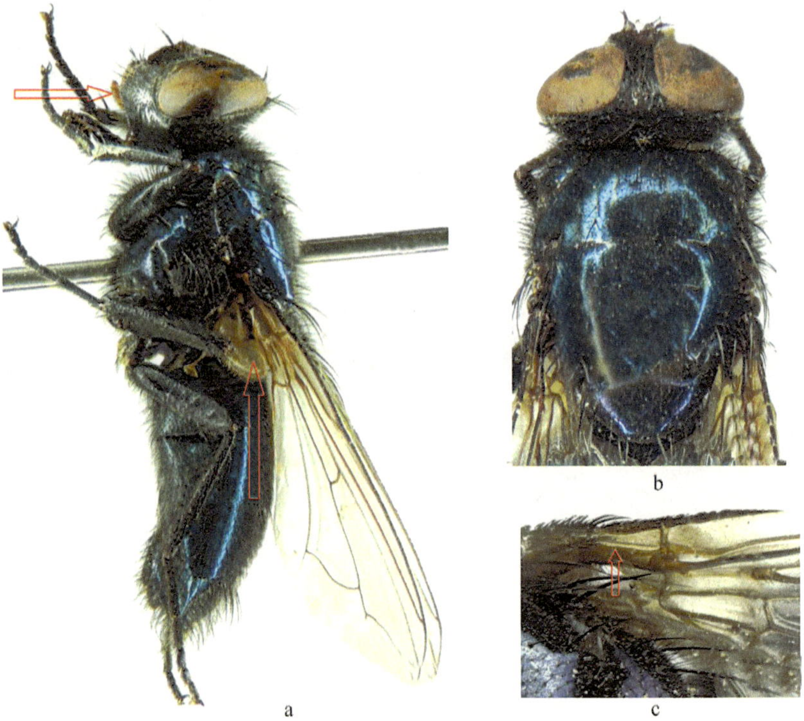

a. 雄蝇侧面观（右向箭头示下颚须橙色，上向箭头示腋瓣棕色）；b. 雄背面观（示盾板中央凹陷）；c. 翅部分背面观（上向箭头示干径脉后侧小刚毛列）

图 3-2-25　新陆原伏蝇

二十六、黑尾黑麻蝇 *Helicophagella melanura* Meigen，1826

1. 鉴定要点

（1）体型、体色：体长 6 ～ 14 mm，体色深灰褐（图 3-2-26a）。

（2）头部：颊毛全黑（图 3-2-26b）。

（3）胸部：前胸侧板中央凹陷处无毛（图 3-2-26b）；中胸盾片具 3 条黑色纵纹，腹部棋盘状斑明显；后背中鬃 3 对，等距排列，均发达（图 3-2-26a）。

（4）腹部：尾节亮黑色（图 3-2-26a）；雄蝇第 5 腹板侧叶基部内缘腹面刺斑大，近椭圆形（图 3-2-26c）；雌蝇第 6 背板为左右两片，每片上半缘鬃疏，两片之间的节间膜呈穹隆状凹陷（图 3-2-26d）。

2. 分布

广布全国。

3. 孳生场所

幼虫孳生在地表人粪、猪粪块、土厕、腐败动物质中，以人粪中为主。

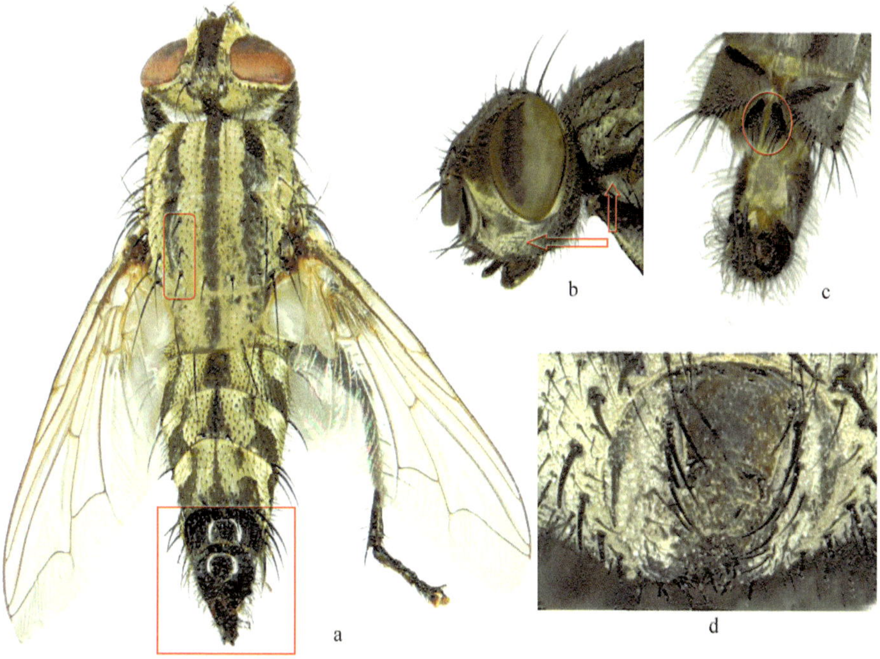

a. 雄蝇背面观（矩形区域示后背中鬃 3 根，发达，等距；正方形区域示尾节亮黑色）；b. 雌蝇头、胸部分侧面观（左向箭头示颊毛全黑；上向箭头示前胸侧板凹陷处无毛）；c. 雄蝇生殖节腹面观（椭圆形区域示雄第五腹板侧叶基部内缘腹面刺斑大，近椭圆形）；d. 雌蝇第 6 背板后面观（示第 6 背板为左右两片，每片上半缘鬃疏，两片之间的节间膜呈穹隆状凹陷）

图 3-2-26　黑尾黑麻蝇

二十七、棕尾别麻蝇 *Boettcherisca peregrina* Robineau-Desvoidy，1830

1. 鉴定要点

（1）体型、体色：体长 6 ～ 12 mm，暗灰色（图 3-2-27a）。

（2）头部：颊部后方 1/2 ～ 1/3 长度内为白色毛（图 3-2-27a）。

（3）胸部：胸背有 3 条黑色纵纹（图 3-2-27b）；前胸侧板中央凹陷处有稀疏密的黑色纤毛，有时仅有 1 ～ 2 根（图 3-2-27a）；后背中鬃具 5 个鬃位，仅后方 2 个鬃位发达（图 3-2-27b）。

（4）腹部：腹部背面有黑白相间的棋盘状斑；尾器棕褐色（图 3-2-27a）；雌蝇第 6 背板完整，后面观呈马蹄形（图 3-2-27c）。

2. 分布

广布全国。

3. 孳生场所

幼虫主要孳生在人粪缸和厕所中，有的孳生于酱缸或腌菜缸中，以稀人粪为主。

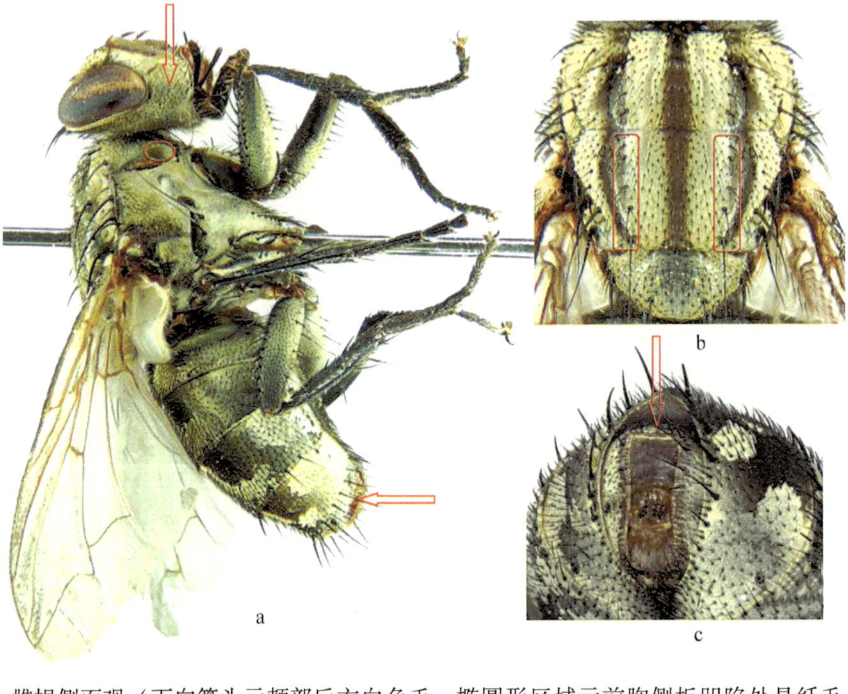

a. 雌蝇侧面观（下向箭头示颊部后方白色毛；椭圆形区域示前胸侧板凹陷处具纤毛；左向箭头示尾节棕褐色）；b. 胸部背面观（矩形区域示后背中鬃 5 对，后 2 对发达）；c. 雌蝇生殖节后面观（下向箭头示第 6 背板完整，后面观呈马蹄形）

图 3-2-27　棕尾别麻蝇

二十八、红尾粪麻蝇 *Bercaea* cruentata（Meigen，1926）

1. 鉴定要点

（1）体型、体色：体长 7 ~ 14 mm，体色呈暗灰色（图 3-2-28a）。

（2）头部：眼后鬃 2 行，第 3 行不完整；颊部前方 1/3 长度内为黑色毛，后方的毛为淡色（图 3-2-28e）。

（3）胸部：中胸盾片具 3 条黑色纵纹；后背中鬃 5 ~ 6 对，从后往前鬃依次变小，后方 2 对发达；无中鬃（图 3-2-28a）。

（4）腹部：腹部棋盘状斑明显（图 3-2-28a）；尾节亮红色（图 3-2-28d）；雄蝇第 9 背板背面正中有一微凹，第 5 腹板侧叶后方有一对密生长刺的突出物（图 3-2-28c）；雌蝇第 6 背板红色，背面观呈分离的两个对角，呈“W”形（图 3-2-28b）。

2. 分布

江苏、黑龙江、吉林、辽宁、内蒙古、河北、北京、山西、河南、山东、浙江、陕西、宁夏、甘肃、青海、新疆、湖南、四川、云南。

3. 孳生场所

幼虫孳生于人、畜粪中，也可孳生在垃圾和腐败动物质中。

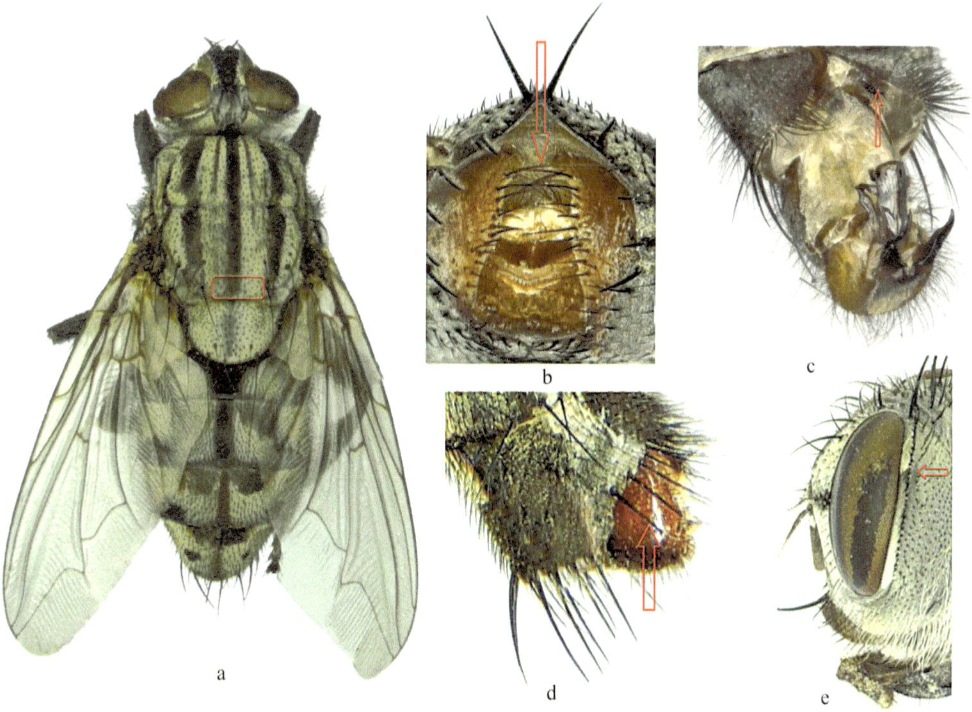

a. 雄蝇背面观（矩形区域示无中鬃）；b. 雌蝇生殖节后面观（下向箭头示第 6 背板分离）；c. 雄蝇生殖节腹面观（上向箭头示第 5 腹板侧叶后方有一对密生长刺的突出物）；d. 雄蝇腹部末端侧面观（上向箭头示尾节亮红色）；e. 头部后侧面观（左向箭头示眼后鬃 2 行，第 3 行不完整）

图 3-2-28　红尾粪麻蝇

第三节　常见蝇类分类检索表

1　下侧片裸，至多在后气门前下方有几根小毛 ………………………………………… 2
　下侧片在后气门前下方有一列弧形排列的鬃 ………………………………………… 15
2　下腋瓣内方不具小叶，其内缘和小盾片侧缘不相接 ………………………………… 3
　下腋瓣具小叶，其内缘和小盾片侧缘相接，第4纵脉近端部呈角形弯曲 …… 13
3　口器柔软，唇瓣发达 ……………………………………………………………………… 4
　口器竖直，适于刺吸，下颚须橙黄色、短细；间额具正中淡棕色粉被纵条
　……………………………………………………………………………………… 厩螫蝇
4　肘臀合脉达于翅缘 ………………………………………………………………………… 5
　肘臀合脉不达于翅缘 ……………………………………………………………………… 6
5　盾沟后有一黑色横带，腹部第3～5节背板具倒“山”字形暗斑…… 横带花蝇
　盾片有不太明显的正中条，腹部正中有一狭的暗色条，♂后胫后腹面整个长度内密生一行约等长且尖端稍向下弯曲的刚毛 …………………………… 灰地种蝇
6　肘臀合脉很短，第2臀脉显著弯过肘臀合脉末端 ………………………………… 7
　第2臀脉绝不弯过肘臀合脉 ……………………………………………………………… 8
7　体灰，♂腹部具暗色正中条 ……………………………………………………… 元厕蝇
　♂腹部第1、2合背板，第3和第4背板具倒“T”形暗斑，其两侧部分呈黄色
　……………………………………………………………………………………… 夏厕蝇
8　体黑亮，第4纵脉直 ……………………………………………………………………… 9
　体具灰白粉被，中胸盾片具4条暗色纵纹，小盾末端黄棕色，第4纵脉近端部呈弧形弯曲 ………………………………………………………………………………… 12
9　眼后缘凹入，腋瓣黄 ……………………………………………………………………… 10
　眼后缘不凹入 ……………………………………………………………………………… 11
10　♂两眼分离，其距离显著大于单眼三角宽，后足转节后腹面具长缨毛，♀额三角亮黑达新月片 ……………………………………………………………… 古铜黑蝇
　♂两眼相接，后足转节后腹面无长缨毛，♀额三角不达额前缘 …… 厚环黑蝇
11　下腋瓣黄白色，♂前足各跗节末端黄白色，♀间额约为一侧额宽的1.5倍
　……………………………………………………………………………………… 斑蹠黑蝇
　下腋瓣白色，♂后胫弯曲，腹面密生长缨毛，♀间额约为一侧额宽的2倍以上
　……………………………………………………………………………………… 银眉黑蝇
12　前缘基鳞黄，后足股节近端部黄棕色，♂间额宽于侧额 ……………… 厩腐蝇
　前缘基鳞黑，后足股节全黑，♂间额窄如一线 …………………………… 狭额腐蝇
13　体灰，具淡色粉被，胸背上具暗色纵条 ………………………………………… 14
　体呈金属墨绿色，腹侧片鬃1∶3，前缘翅基鳞黑，触角、颜及颊黑色，♂额最狭处间额消失，♀间额宽约为一侧额宽的4倍 …………………………… 兰翠蝇

14　胸背上具4条黑色纵纹，下侧片具小毛，有时仅具2～3根；第1腹板具毛，前胸侧板中央凹陷处具毛 ………………………………………………… 家蝇
中胸背板具2条黑色“Y”形纵条，且♀较♂“Y”形前部分离宽；腹部第1、2合背板全黑 …………………………………………………………… 市蝇
15　背侧片鬃2；侧面观胸部外方的一个肩后鬃位置比沟前鬃低，体色青、黑、蓝、绿、紫、铜等色，带金属光泽 ………………………………………… 16
背侧片鬃4；侧面观胸部外方的一个肩后鬃位置比沟前鬃高，或在同一水平上；体灰，胸背上具3条暗色纵纹，腹部具可变色的棋盘状粉被斑 ……… 31
16　干径脉裸 ……………………………………………………………………… 17
干径脉沿后方具一列清晰的小刚毛，翅下大结节有或无直立纤毛 ……… 26
17　体呈青蓝带金属光泽，下腋瓣上有直立纤毛 ………………………… 18
体呈金属绿色、铜色或紫色，下腋瓣裸 …………………………………… 21
18　沟前翅无内鬃 ………………………………………………………………… 19
沟前翅内鬃存在 ……………………………………………………………… 20
19　中胸前盾片前部中央有3条黑色纵纹，两侧窄，正中较宽，♂露尾节巨大 …………………………………………………………………… 巨尾阿丽蝇
中胸前盾片前部中央有2条狭黑色纵纹，♂肛尾叶分叉 ………… 叉丽蝇
20　颜、颊红棕色，中胸前盾片前部中央具2条狭长的黑色纵纹 ……… 红头丽蝇
侧颜下部和颊基部红棕色，颊大部分黑色，中胸前盾片前部中央具2条细的黑色纵纹 ………………………………………………………………… 宽丽蝇
21　下侧背片裸 …………………………………………………………………… 22
下侧背片具黑色纤毛，腹部具暗色缘带 ………………………… 瘦叶带绿蝇
22　前缘基鳞黄，沟后中鬃3 ………………………………………………… 23
前缘基鳞黑，沟后中鬃2 …………………………………………………… 24
23　第2前中鬃的长度达到第1后中鬃，♂、♀侧额宽均约为间额的1/2 ……………………………………………………………………… 丝光绿蝇
第2前中鬃的长度不达第1后中鬃，♂侧额和间额等宽，♀侧额宽约为间额的2/3 ………………………………………………………………… 铜绿蝇
24　第1对后中鬃略在第2对后背中鬃水平之前，腹部无暗色带 …………… 25
第1对后中鬃略在第2对后背中鬃水平之后，腹部具暗色缘带 …… 巴浦绿蝇
25　体紫色，触角第3节特长，腋瓣棕 ………………………………… 紫绿蝇
体亮绿 …………………………………………………………………… 亮绿蝇
26　翅下大结节有立纤毛 ………………………………………………………… 27
翅下大结节无立纤毛 ………………………………………………………… 30
27　颊灰、颜暗红色 ……………………………………………………………… 28
颊、颜杏黄色 ………………………………………………………………… 29
28　前气门白色，后气门暗棕色；腋瓣污白色；♀第5背板后方正中有纵裂缝 ………………………………………………………………… 绯颜裸金蝇

前、后气门暗棕色；腋瓣暗棕色；♀第5背板后方正中无纵裂缝
…………………………………………………………………………………… 肥躯金蝇

29 ♂复眼小眼面明显地分为两区，上方的一区小眼面较大；♀额部前缘稍向内凹入，腋瓣带棕色 ……………………………………………………………………… 大头金蝇

♂复眼小眼面均一，♀额部前缘略直，腋瓣白 ……………………………… 蛆症金蝇

30 中胸盾片中央处扁平且常有一很浅的圆形凹陷，腋瓣棕色，腹侧片鬃2∶1
………………………………………………………………………………… 新陆原伏蝇

中胸盾片中央处无圆形凹陷，腋瓣淡黄色，腹侧片鬃1∶1 ……………… 伏蝇

31 尾节通常亮红色 ………………………………………………………………… 32

尾节黑或棕色，常具粉被 ………………………………………………………… 33

32 中鬃缺如，下颚须红棕，颊前方1/2的毛黑色，后方毛白色，♂第9背板上方正中略凹陷，肛尾叶瘦，端部后缘直，末端向前尖削，基阳体很短，膜状突为一大形角状突出物；♀第6背板呈两个分离的对角 ……………… 红尾粪麻蝇

后中鬃1，下颚须黑，颊部几乎全被白毛，腹部第5背板后方两侧各有一点状暗色斑；♂第9背板球形，上方圆浑，阳茎膜状突为一对半球形，侧阳体端部侧突长而稍呈"S"形弯曲，末端略呈匙形扩大；♀第6背板完整
………………………………………………………………………………… 肥须厩麻蝇

33 后背中鬃3个鬃位，♂第5腹板侧叶基部内缘腹面刺斑大，近椭圆形；♀第6背板分为左右两片，每片为半圆形，上半缘鬃疏，两片之间的节间膜呈穹隆状凹陷 ………………………………………………………………………… 黑尾黑麻蝇

后背中鬃5～6个鬃位 ……………………………………………………………… 34

34 前胸侧板中央凹陷处裸 ………………………………………………………… 35

前胸侧板中央凹陷处具毛，颊后方具白毛；♂前阳基侧突瘦长，末端扁薄且长于后阳基侧突，膜状突前缘弧形，侧阳体基部腹突略呈半月形，末端有两尖端指向上前方，端部侧突叶状末端有一缺刻；♀第6背板完整，第7背板为一前缘略卷边的铲形骨片，第7腹板后缘呈"V"形 ……………… 棕尾别麻蝇

35 下颚须黄，有时仅端部黄，眼后鬃1行，♂肛尾叶端部中央后内面有钝角形突出 ………………………………………………………………………… 黄须亚麻蝇

下颚须黑，眼后鬃第3行有时不完整，颊部后方2/3为白色毛，♂肛尾叶后缘直 ………………………………………………………………………… 白头亚麻蝇

第四章

常见蜚蠊分类鉴定

蜚蠊俗称蟑螂，属于节肢动物门昆虫纲蜚蠊目，是世界最古老的昆虫之一，最早出现在石炭纪初期，距今约三亿五千万年，与恐龙同辈。目前，全世界已记录的蜚蠊估计有 5 000 种左右。根据《中国蟑螂种类及防治》（冯平章等著，1997 年），我国已记录的蟑螂有 253 种，以野栖种类为主，成为卫生害虫的室内家栖种类仅占少数，约 20 种，隶属 6 科（蜚蠊科、姬蠊科、光蠊科、尖翅蠊科、蔗蠊科和地鳖科）11 属。

第一节　蜚蠊基本形态结构

蜚蠊成虫背腹扁平，体长不一（2 ～ 90 mm），体色深浅因种而异，有黄褐色、红褐色至黑褐色，有的具华丽斑纹或油状光泽，有的具微毛。蜚蠊虫体分头、胸、腹 3 部分。美洲大蠊的外部形态如图 4-1-1 所示。

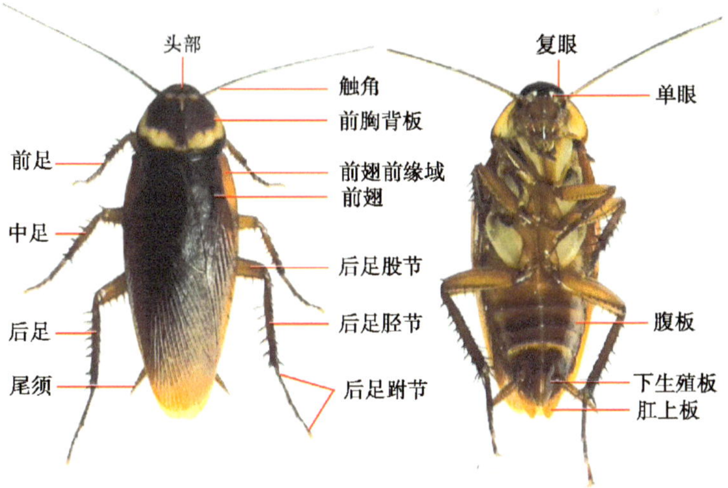

图 4-1-1　美洲大蠊的外部形态（背面观和腹面观）

一、头部

头部较小，大部分隐藏在前胸背板的下面，背面只能看到头顶端的一小部分。有复眼1对，肾形，极发达，位于头顶两侧；单眼1对，圆形，较小，位于触角内上方，多呈白色；有触角1对，长丝状，是蜚蠊的重要感觉器官。咀嚼式口器包括上唇、下唇、舌各1个，上颚、下颚各1对。上唇发达，上缘与唇基相连，下缘中央常有缺刻；上颚1对，位于上唇的下方，左右并列，内缘具强齿；下颚1对，位于上颚的下方，外侧着生1对下颚须，分5节；下唇位于口器最下方，下唇须分3节；舌位于两下颚和唇之间（图4-1-2）。

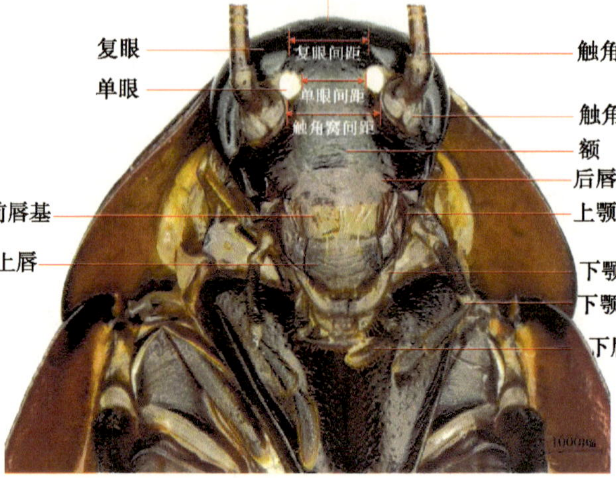

图4-1-2　黑胸大蠊头部腹面观

蜚蠊头部重要形态学分类特征主要有：

1. 头顶和面部的斑纹：部分种类蜚蠊头顶复眼、单眼或触角窝之间具有斑纹（横纹或纵纹）。如拟德国小蠊面部具"T"形斑。

2. 复眼间距：指两复眼内缘之间最短的距离。复眼间距常与单眼间距、触角窝间距比较，或直接作为种的鉴别特征。如中华真地鳖雄虫单眼间距明显宽于复眼间距。

3. 单眼间距：指两单眼内缘之间的最短距离。

4. 触角窝间距：指两触角窝内缘之间的最短距离。

二、胸部

胸部由前胸、中胸和后胸3部分构成，各部分均由背板、腹板和侧板构成。前胸背板发达，呈梯形、椭圆形、多边形等，表面平滑或具点刻，有的种类具斑纹、凹陷或突起等。中、后胸形状相似，分别连接有前、后翅各1对。蜚蠊前翅革质，色深，半透明；后翅膜质，色浅，呈扇状折叠于前翅下（图4-1-3）。部分蜚蠊种类的前、后翅短小，甚至缺如。

蜚蠊前、后翅的脉序为前缘脉（C脉）在翅的前缘，其后为亚前缘脉（Sc脉）、径脉（R脉）、中脉（M脉）、肘脉（Cu脉）、臀脉（A脉）。蜚蠊的翅脉常分为4个区域：① 前缘域：位于C脉和Sc脉之间的区域；② 缘径域：位于Sc脉和R脉之间的区域；③ 中肘域：位于R脉和A脉之间的区域；④ 臀域：余下的区域。

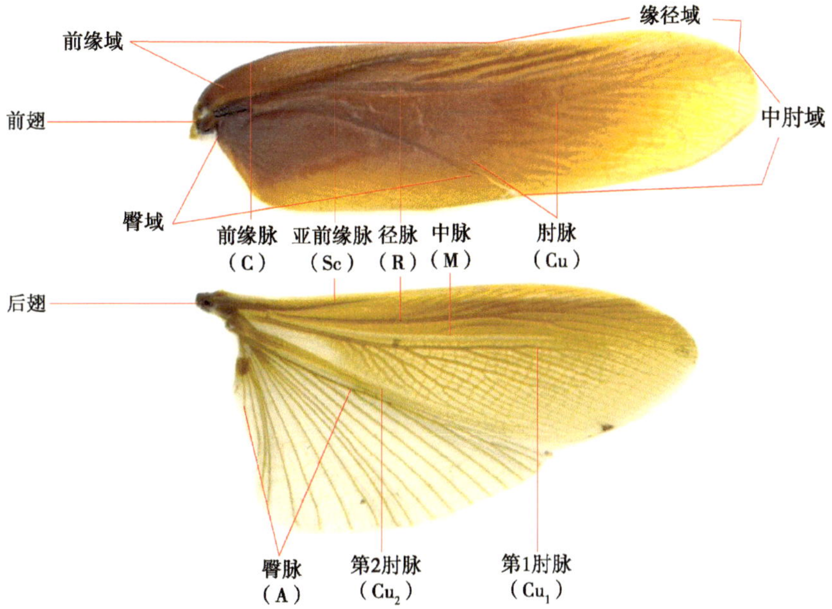

图 4-1-3　美洲大蠊的翅脉

蜚蠊前胸、中胸和后胸的腹面分别长有前、中、后 3 对足，呈疾走形，各足均由基节、转节、股节、胫节、跗节等构成。基节发达；股节粗大，下缘常具刺列；胫节细长，具 2 ～ 3 行纵刺；跗节由 5 节构成，即第 1 ～ 5 跗节，第 1 ～ 4 跗节腹缘端部具爪垫（又称“跗节盘”），其中第 1 跗节腹缘具一排或两排小刺，有的种类腹缘不具刺，被跗节盘占据整个跗节，第 5 跗节端部长有 1 对钩状爪，两爪之间长有 1 个中垫，个别种类不具中垫（图 4-1-4）。

蜚蠊胸部重要形态学分类特征主要有：

1. 前胸背板

前胸背板大小、形状、颜色和斑纹等，是蜚蠊分类最重要特征之一。如美洲大蠊最重要形态学特征之一是前胸背板近梯形，中央具一赤褐色蝶形斑，其后缘中部向后延伸出一个“小尾巴”（图 4-1-5）。

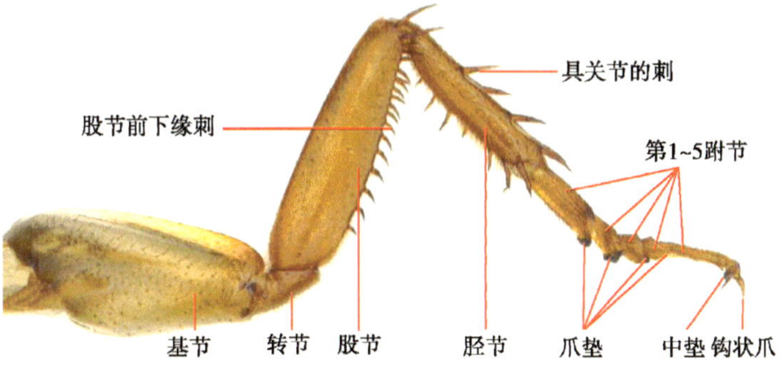

图 4-1-4　美洲大蠊的足

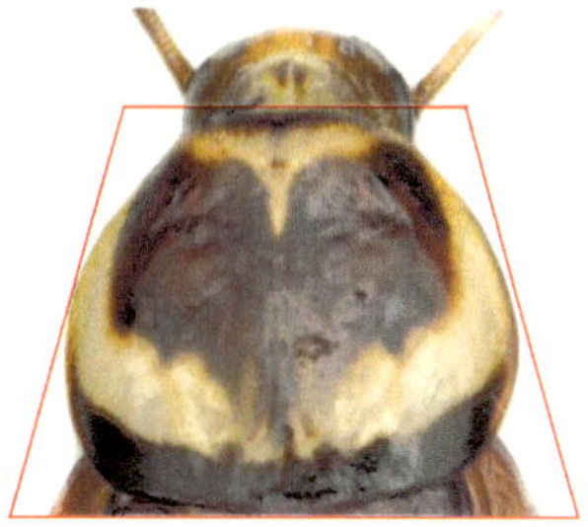

图 4-1-5　美洲大蠊前胸背板背面观

2. 前足股节前下缘刺

股节上面有刺，刺的大小、数量及排列顺序在分类上有一定意义。蜚蠊前足股节前下缘刺式分为 A、B、C 等类型。端刺的数目用数字表示，标记在类型的后面，如具 2 或 3 个大刺，可表示为 A2、A3 或 B2、B3 等（图 4-1-6）。

A 型：端部具 2 ～ 3 个大刺，前下缘具一排大刺。

B 型：端部具 2 ～ 3 个大刺，前下缘近端部及中部具一排列毛，近基部具几个大刺。

C 型：端部具 1 ～ 2 个大刺，前下缘具一排列毛，无大刺。

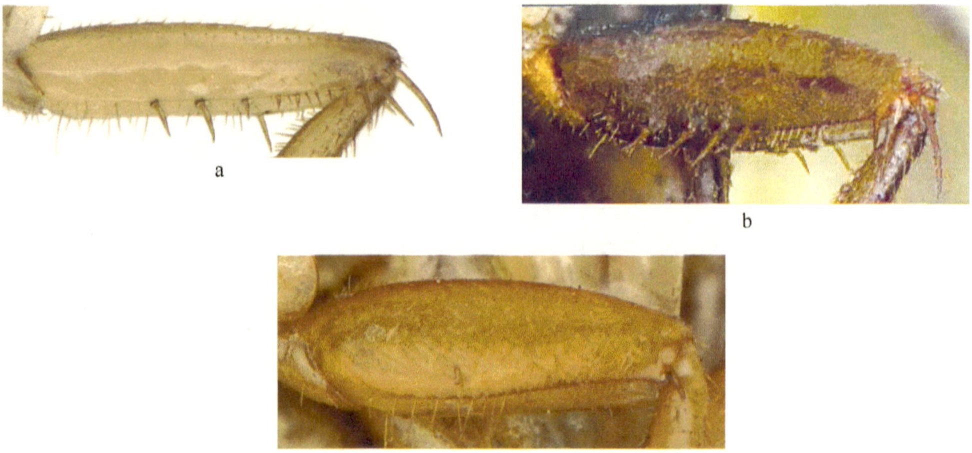

a

b

c

a. 德国小蠊（示前足股节前下缘刺为 A3 型）；b. 京都亚洲蠊（示前足股节前下缘刺为 B3 型）；c. 蔗蠊（示前足股节前下缘刺为 C1 型）

图 4-1-6　蜚蠊前足股节前下缘刺

3. 前足胫节

有些蜚蠊种类（如真地鳖属）前足胫节具有的端刺和中刺数目不同，上下缘位置不同。如中华真地鳖前足胫节具端刺 8 根，中刺 1 根（图 4-1-7）。

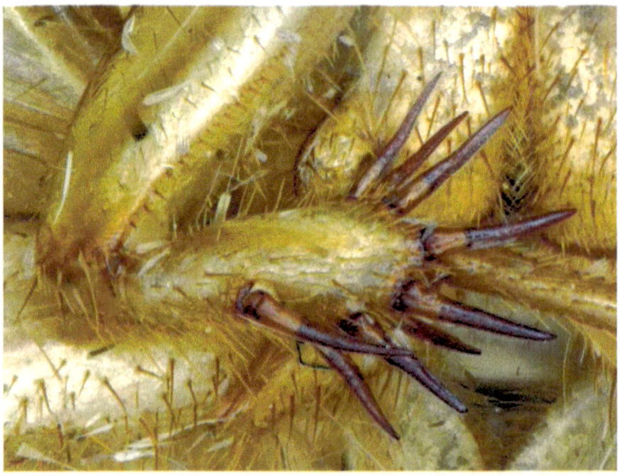

图 4-1-7　中华真地鳖前足胫节

4. 中、后足股节腹缘刺

蜚蠊科中大蠊属、小蠊属等的中、后足股节腹面前、后缘均具类似的刺，而地鳖属、真地鳖属、蔗蠊属等的中、后足股节腹面前、后缘无刺，如有或在前缘或在后缘，不同时存在（图 4-1-8）。

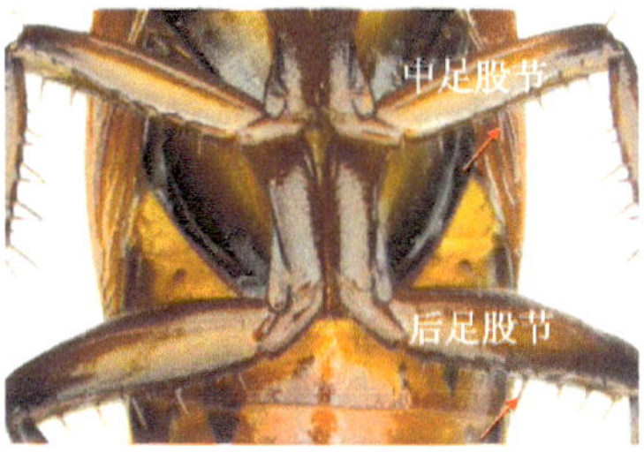

a.美洲大蠊

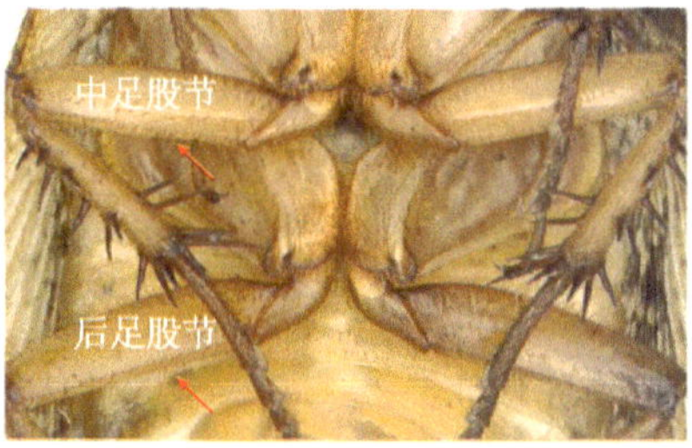

b.中华真地鳖

图 4-1-8　蜚蠊中、后足股节腹缘刺

5. 爪垫

跗节是否具爪垫，爪垫发育程度如何，是分属的重要特征。如大蠊属爪垫发育完全（图 4-1-9），而蜚蠊属爪垫极其退化，几乎不存在。

6. 翅

不同种类蜚蠊翅的长短、翅面斑纹及颜色、翅脉等方面存在差异（如真地鳖属前翅具褐色斑点），部分种类蜚蠊的翅明显呈现“雌雄异型”（如中华真地鳖雄虫前后翅发达，远超腹端，而雌虫无翅）。

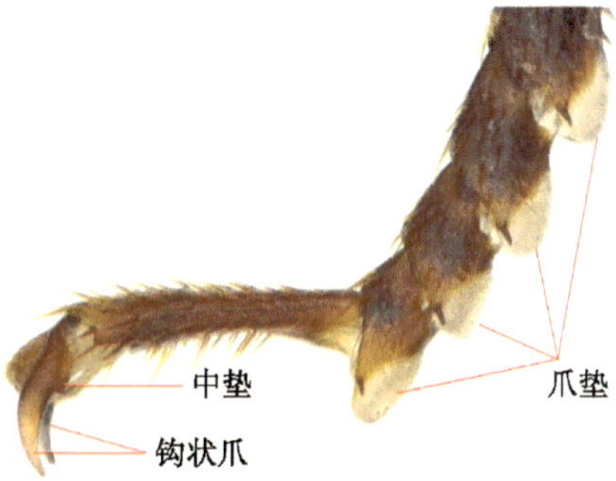

图 4-1-9　黑胸大蠊爪垫

三、腹部

腹部宽而扁平，腹部分节因种而异，一般有 11 节，通常背板可见 10 节，腹板可见 9 节。背板第 1 节较短，第 10 节发达，称为肛上板，其两侧着生尾须 1 对，分节颇多，第 11 节退化，仅有革质痕迹；腹板第 1 节退化，最末 1 节称下生殖板，雄虫为第 9 节，雌虫为第 7 节（第 8、9 两节被第 7 节所覆盖），雄虫下生殖板后缘着生尾刺 1 对，少数种类仅具 1 根尾刺（蔗蠊科）或不具尾刺（弯翅蠊科），雌虫无尾刺。

蜚蠊腹部的重要形态学分类特征主要有：

1. 背板腺体

很多蜚蠊雄虫具有背板腺体，背板腺体的位置、大小、形状在分类上有一定意义。部分蜚蠊雄虫腹部第 1 背板常特化（图 4-1-10），腹部第 7 ～ 8 背板中央常有诱惑腺体，分泌性诱激素，吸引雌虫（图 4-1-11）。

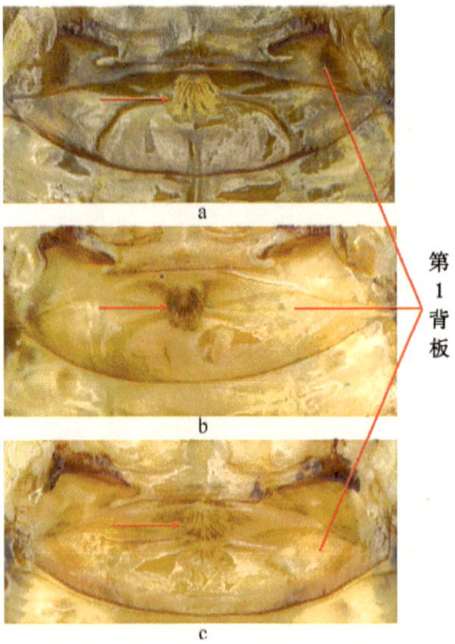

a. 黑胸大蠊♂；b. 澳洲大蠊♂；c. 褐斑大蠊♂

图 4-1-10　蜚蠊♂腹部第 1 背板

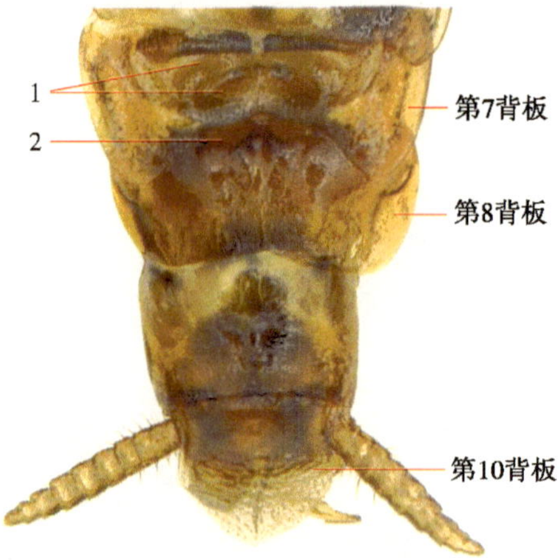

1 示腹部第 7 背板特化，后缘和靠前缘处均极度内陷；

2 示腹部第 8 背板腺体向背板内凹陷，呈近圆形，开口指向中间。

图 4-1-11　德国小蠊♂腹部第 7 ～ 10 背板（示诱惑腺）

2. 肛上板

肛上板形状、特化与否、是否对称是某些蜚蠊重要的分类依据（图 4-1-12）。

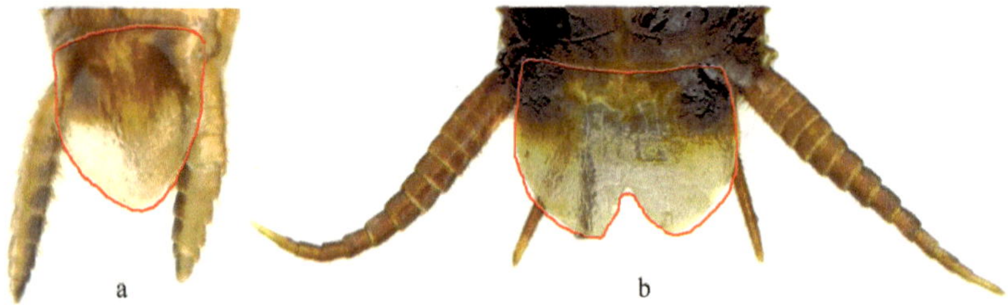

a. 德国小蠊♂（红色区域示肛上板基宽端窄，牛舌形，半透明）；b. 美洲大蠊♂（红色区域示肛上板宽大，无色透明，两侧缘弧形，后缘中央有一深三角形切口）

图 4-1-12　蜚蠊♂肛上板背面观

3. 雄虫下生殖板

雄虫下生殖板（图 4-1-13）和尾刺形状、大小、颜色等在分类上具有重要意义。

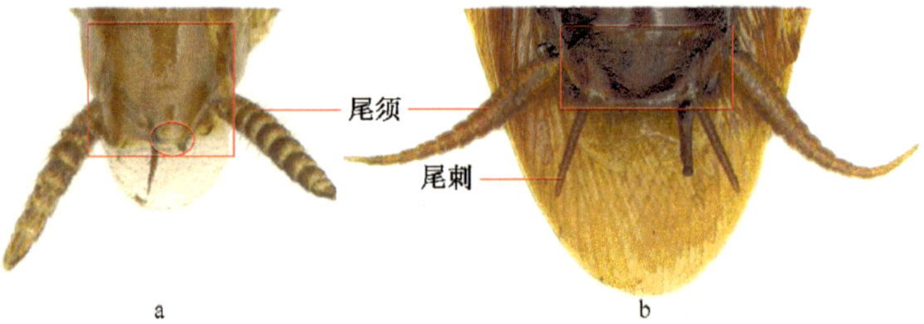

a. 德国小蠊♂（红色矩形区域示下生殖板不对称，左侧呈“L”形缺刻；圆圈示尾刺退化）；b. 美洲大蠊♂（红色矩形区域示下生殖板近横长方形，略对称；尾刺细长对称）

图 4-1-13　蜚蠊♂的下生殖板腹面观

4. 外生殖器

雄虫外生殖器位于肛上板和下生殖板之间，平时不露于体外，因此通常只有掀开肛上板才能看到雄虫外生殖器的全部。雄虫外生殖器构造复杂，阳体骨化程度较强，左右不对称，阳体数量、形状、大小等因种而异(图 4-1-14)。雄虫外生殖器构造特异性较强，而且特征较稳定，所以在蜚蠊种类鉴定中有重要意义；雌虫外生殖器结构简单，变化少，在种类鉴定中较少用到。

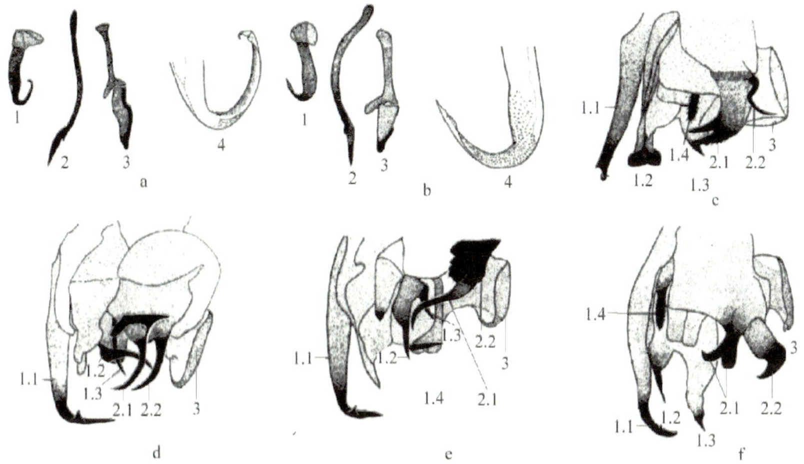

a. 德国小蠊♂（1. 左阳体；2. 中阳体；3. 右阳体；4. 左阳体端部放大）；b. 广纹小蠊♂（1. 左阳体；2. 中阳体；3. 右阳体；4. 左阳体端部放大）；c. 美洲大蠊♂（1.1 ～ 1.4. 左阳体第 1 ～ 4 分支；2.1 ～ 2.2. 后阳体第 1、2 分支；3. 腹阳体）；d. 黑胸大蠊♂（1.1 ～ 1.3. 左阳体第 1 ～ 3 分支；2.1 ～ 2.2. 右阳体第 1、2 分支；3. 腹阳体）；e. 澳洲大蠊♂（1.1 ～ 1.4. 左阳体第 1 ～ 4 分支；2.1 ～ 2.2. 右阳体第 1、2 分支；3. 腹阳体）；f. 褐斑大蠊♂（1.1 ～ 1.4. 左阳体第1 ～ 4分支；2.1 ～ 2.2. 右阳体第 1、2 分支；3. 腹阳体）

图 4-1-14 蜚蠊♂外生殖器背面观（引自陆宝麟、吴厚永《中国重要医学昆虫分类与鉴别》，河南科学技术出版社，2003）

四、蜚蠊成虫的雌雄鉴定

1. 雄虫具有 1 对尾刺。少数种类雄虫具 1 根尾刺（如蔗蠊）或缺失（如弯翅蠊科）。
2. 雄虫体型比较瘦小、细长，雌虫体型较肥大、宽厚（图 4-1-15）。
3. 雄虫翅发达，伸及尾端，少数种类的雌虫无翅或翅至多覆盖到腹部一半。

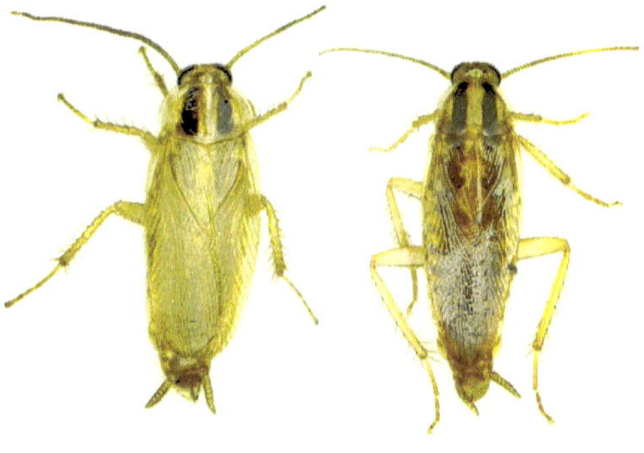

图 4-1-15 德国小蠊背面观♀（左）和♂（右）

五、蜚蠊卵鞘形态特征

蜚蠊卵鞘形状、大小、颜色等因种而异。卵鞘呈淡黄色、褐色至黑褐色等，其形状有钱包形、近长方形、肾形等，有的顶部隆起，具明显的脊，有的体壁硬，表面光滑，有的分节，有的具小齿，可作为分类依据。蜚蠊卵孔位于龙骨线两侧，卵孔数量与含卵数相同，每一卵鞘内有卵几粒至几十粒，卵在卵鞘中呈白色，半透明，垂直地呈两行排列。

德国小蠊卵鞘较小，长 6.5 ～ 9.0 mm，宽 2.5 ～ 3.0 mm，浅黄色至棕黄色，卵鞘较软且壁薄，脊结构稍退化，脊上不具缝，顶端具开口，卵之间具凹陷，在鞘壳上清晰可见，卵鞘含卵 37 ～ 44 个（图 4-1-16a）。

美洲大蠊、黑胸大蠊、澳洲大蠊和褐斑大蠊的卵鞘形态近似，近长方形或肾形，卵鞘较硬且壁厚，具明显的脊，波浪状，脊上具缝，鞘肋不明显。这几种蜚蠊卵鞘可从卵鞘颜色、体长、含卵数等方面加以区别（图 4-1-16）。颜色均较深，美洲大蠊卵鞘红褐色，其余大蠊卵鞘颜色稍深，为深褐色至黑褐色等；体长上，美洲大蠊卵鞘相对较短，长 8 ～ 10 mm，黑胸大蠊、澳洲大蠊和褐斑大蠊卵鞘的长度分别为 10 ～ 13 mm、9 ～ 13 mm、12 ～ 16 mm；卵鞘内含卵数不等，美洲大蠊、黑胸大蠊、澳洲大蠊和褐斑大蠊卵鞘分别含卵 14 ～ 16 粒、20 ～ 26 粒（最常见的是含卵 22 粒和 24 粒）、24 粒、18 ～ 31 粒（平均含卵约 24 粒）。

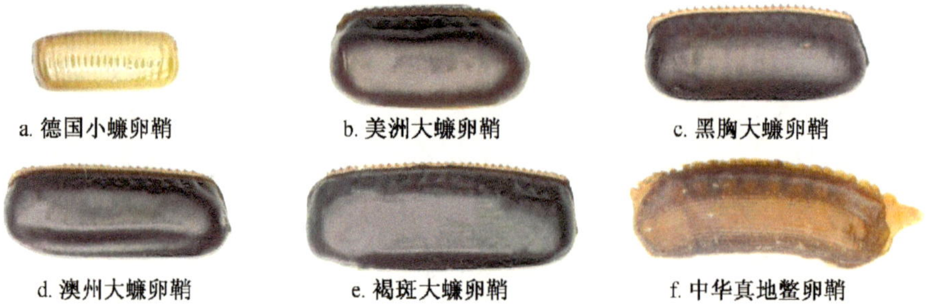

图 4-1-16　蜚蠊的卵鞘

中华真地鳖卵鞘较大，长 9 ～ 15 mm，宽约 5 mm，棕褐色，豆荚状，卵鞘表面鞘肋明显，卵鞘较内陷的一侧稍厚，另一侧较薄，有锯齿形钝刺，卵鞘内一般含卵 5 ～ 14 粒（图 4-1-16f）。

六、蜚蠊若虫形态特征

蜚蠊若虫形态与成虫类似，区别在于若虫一般体型较小，生殖器官、翅、触角、尾须等尚未发育完全，表现为触角、尾须节数较少等；若虫体色、斑纹与成虫也有不同程度的差异。同一种类蜚蠊不同龄期若虫的形态特征可能存在较大的差异，如澳洲大蠊若虫。不同种类蜚蠊的若虫形态特征也可能近似，如澳洲大蠊、黑胸大蠊和褐斑大蠊低龄若虫形态特征非常相似，可根据中胸背板和触角色泽等仔细鉴别。

德国小蠊若虫胸部背板上有两条黑色纵纹，腹部背板黑色（图 4-1-17a）。美洲大蠊若虫体表色泽一致，灰褐色至赤褐色，高龄若虫前胸背板出现斑纹（图 4-1-17b）。黑胸大蠊Ⅰ龄若虫体黑色至黑褐色，中胸背板几乎全部白色，略透明，腹部第2背板两侧白色，触角基部暗黑色，中间可有白环，末端5节白色（图4-1-17c），Ⅱ龄及以上若虫白色部分逐渐加深，虫体色泽相对一致，Ⅴ龄及以上若虫胸部背板两侧有“正三角”黑斑，虫体红褐色或暗红色（图4-1-17d）。澳洲大蠊若虫体色较鲜明，其Ⅰ龄若虫与黑胸大蠊Ⅰ龄若虫近似（图4-1-17e）；Ⅱ龄若虫触角颜色一致；Ⅳ龄若虫前胸背板两侧出现淡黄色斑；Ⅴ龄若虫后胸背板两侧出现淡黄色斑（图4-1-17f）；Ⅵ龄若虫前胸背板前缘出现淡黄色斑，中胸背板白色横带中部呈淡褐色；Ⅷ龄若虫腹部背板两侧出现淡黄色斑（图4-1-17g）。褐斑大蠊若虫中胸背板有一半透明横带，后缘部分黑褐色；其Ⅰ龄若虫腹部背板乳白色，触角基部和端部白色（图4-1-17h）；中、高龄若虫部分腹部背板两侧有乳白色斑（图4-1-17i），这与美洲大蠊腹部背板色泽一致、澳洲大蠊腹部背板两侧淡色斑以及黑胸大蠊若虫一致深暗色不同。蔗蠊若虫，黑褐色至黑色，胸部和腹部前半部分具紫色光泽（图4-1-17j）。中华真地鳖Ⅲ龄以下若虫，体白色或淡黄色，胸部、腹部，尤其是足和腹部后半部两侧具黄斑，取食后可见消化道呈黑褐色；Ⅲ龄以上若虫外形似成虫，椭圆形，黑褐色，并有紫色光泽，颜色随龄期增长逐渐加深（图4-1-17k）。

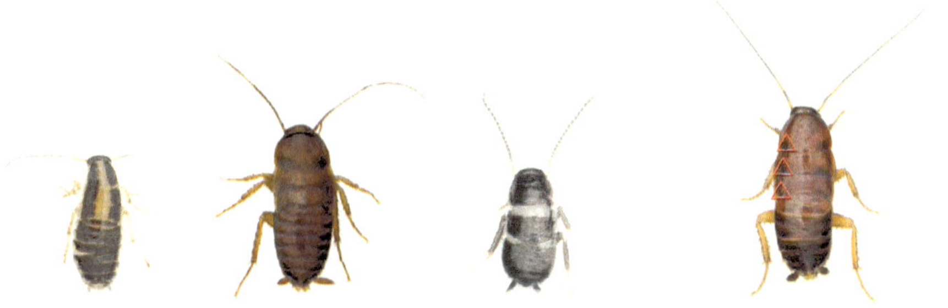

a. 德国小蠊若虫　　b. 美洲大蠊若虫　　c. 黑胸大蠊若虫（Ⅰ龄）　　d. 黑胸大蠊若虫（Ⅴ龄及以上）

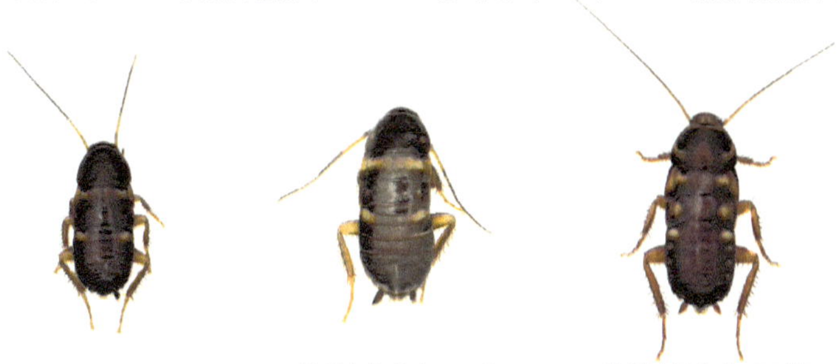

e. 澳洲大蠊若虫（Ⅰ龄）　　f. 澳洲大蠊若虫（Ⅴ龄）　　g. 澳洲大蠊若虫（Ⅷ龄）

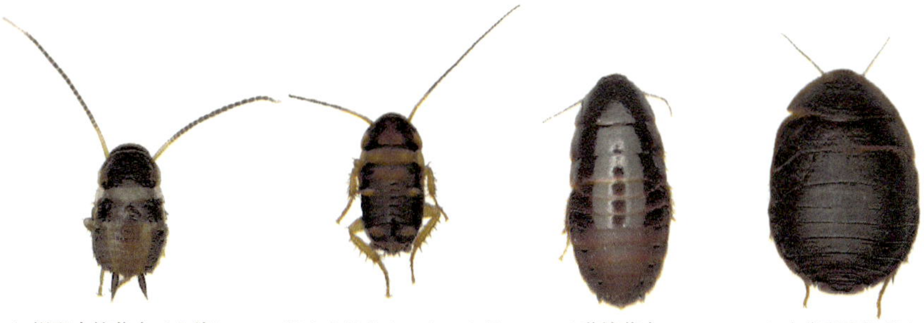

h. 褐斑大蠊若虫（Ⅰ龄）　　i. 褐斑大蠊若虫（中、高龄）　　j.蔗蠊若虫　　k.中华真地鳖若虫

图4-1-17　蜚蠊若虫

第二节　常见蜚蠊分类鉴定

一、德国小蠊　*Blattella germanica*（Linnaeus，1767）

1. 鉴定要点

（1）体型、体色：小型种，体型最小的室内蟑螂，体长 10 ～ 15 mm，淡褐色。

（2）胸部：前胸背板淡褐色，近梯形，中央有两条平行黑褐色纵纹，纵纹宽度小于纵纹间距（图 4-2-1a）。翅发达，超过腹部末端。前足股节前下缘刺式为 A3 型（图 4-1-6a）。

（3）腹部：雄虫肛上板基部宽端部窄，形如牛舌，半透明，常向腹面卷曲（图 4-2-1b）；下生殖板不对称，左侧具斜“L”形缺刻（图 4-2-1c），尾刺退化，呈两小颗粒，着生在下生殖板后缘靠近缺刻处，左侧尾刺较大，呈拇指状，端部着生小刺，右侧尾刺极小，圆球形（图 4-2-1d）。雌虫肛上板横阔，略呈三角形，后缘有一小切口（图 4-2-1e），下生殖板宽大，表面隆起，形似馒头（图 4-2-1f）。尾须深赤褐色，发达多毛。

2. 分布

全国大部分省份。

3. 孳生场所

喜欢阴暗、温暖、潮湿、食物和水分充足的室内多缝隙隐蔽场所，群居。

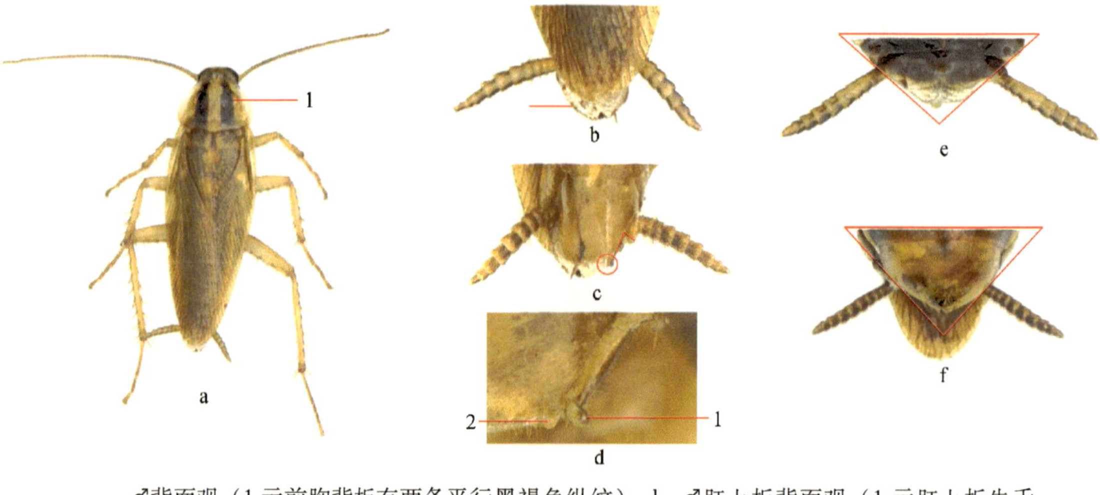

a. ♂背面观（1 示前胸背板有两条平行黑褐色纵纹）；b. ♂肛上板背面观（1 示肛上板牛舌形，半透明）；c. ♂下生殖板腹面观（示下生殖板不对称，L 线条示左侧呈“L”形缺刻，圆圈示尾刺退化呈小颗粒状）；d. ♂尾刺腹面观（1 示左侧尾刺较大；2 示右侧尾刺极小）；e. ♀肛上板背面观（示肛上板略呈三角形）；f. ♀下生殖板腹面观（三角形区域示下生殖板表面隆起，形似馒头）

图 4-2-1　德国小蠊

二、广纹小蠊 *Blattella latistriga*（Walker，1868）

1. 鉴定要点

（1）体型、体色：小型种，体长 9.5 ～ 15 mm，雄虫狭长，雌虫宽短，淡褐色。

（2）胸部：前胸背板中央有两条黑褐色纵纹，纵纹宽度大于纵纹间距，纵纹后端常向内弯曲，两条纵纹之间淡色区形成上部狭下部宽的细颈瓶状（图 4-2-2a）。翅发达，达腹端。前足股节前下缘刺式 A3 型。

（3）腹部：与德国小蠊相似，雄虫肛上板牛舌形，半透明（图 4-2-2b）；下生殖板左右不对称，右侧角钝圆，左侧角"L"形缺刻较小，尾刺退化，呈两小颗粒状，左边显著大于右边，左尾刺上着生一根赤褐色强刺（图 4-2-2c）。雌虫肛上板呈三角形，下生殖板呈馒头形。

2. 分布

福建、广西、四川、贵州、云南等省市（自治区）。

3. 孳生场所

主要营野栖生活，室外多活动于房屋附近的草丛中、落叶下和杂草堆内，室内多活动于厨房等处。

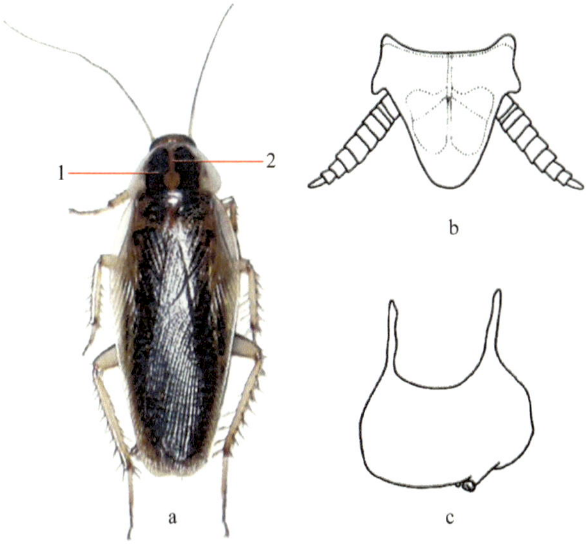

a. 背面观（1 示前胸背板中央有两条黑褐色纵纹，纵纹后端向内弯；2 示纵纹之间的淡色区呈细颈瓶状）；b. ♂肛上板背面观（引自陆宝麟、吴厚永《中国重要医学昆虫分类与鉴别》，河南科学技术出版社，2003）（示肛上板牛舌形，半透明）；c. ♂下生殖板腹面观（引自陆宝麟、吴厚永《中国重要医学昆虫分类与鉴别》，河南科学技术出版社，2003）（示下生殖板左右不对称，左侧角有一个较小"L"形缺刻，尾刺退化呈两小颗粒状）

图 4-2-2 广纹小蠊

三、美洲大蠊 *Periplaneta americana*（Linnaeus，1758）

1. 鉴定要点

（1）体型、体色：大型种，是室内最大的蟑螂，成虫体长一般 27 ～ 40 mm，也偶见较小或较大的个体，雌、雄虫基本等大，但雌虫略显肥胖，赤褐色。

（2）胸部：前胸背板淡褐色，略呈梯形，前缘有“T”形淡黄色斑，中部有两个赤褐至黑褐色大斑，前半部分离，后半部相连，为蝶形斑，其后缘中部向后延伸出一个“小尾巴”（图 4-2-3a），背板后缘有一黑褐色窄带。翅较发达，雄虫翅远超腹端，雌虫翅则稍超过腹端。

（3）腹部：雄虫肛上板无色透明，对称，两侧缘弧形，后缘中央有一深三角形切口，切口顶端较尖锐（图 4-2-3b）；下生殖板近横长方形，略对称，端部长有红褐色细长尾刺 1 对（图 4-2-3d）。雌虫肛上板赤褐色不透明，略呈三角形，后缘具一小三角形切口，切口顶端钝圆，其两侧形成两个叶片（图 4-2-3c）；下生殖板呈 1 对巨大的瓣状，近似三角形，中央向下隆起，两侧和末端向上倾，形如船底（图 4-2-3e）。尾须红褐色，细长，端部尖。

2. 分布

云南、贵州、西藏、四川、重庆、广西、广东、福建、台湾、浙江、江苏、上海、江西、湖南、湖北、山东、河南、河北、北京、天津、陕西、内蒙古、辽宁、吉林、黑龙江等省市（自治区）。

3. 孳生场所

喜欢阴暗潮湿、食物及水分充足的环境，如厨房、下水道、地沟、窨井等。

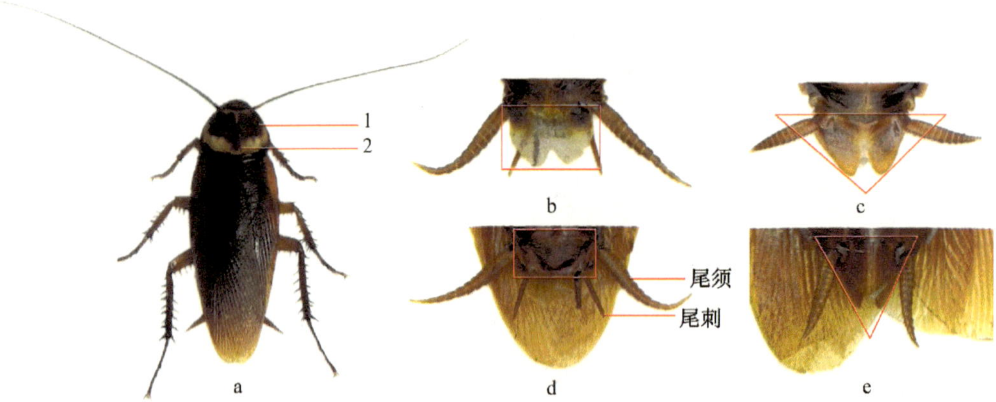

a. 背面观（1 示前胸背板中部有赤褐色蝶形斑；2 示蝶形斑后缘中部向后延伸出一个“小尾巴”）；b. ♂肛上板背面观（矩形区域示肛上板无色透明，对称，两侧缘弧形，后缘中央有一深三角形切口）；c. ♀肛上板背面观（三角形区域示肛上板赤褐色不透明，略呈三角形，后缘中央有小三角形切口）；d. ♂下生殖板腹面观（矩形区域示下生殖板近横长方形，略对称）；e. ♀下生殖板腹面观（三角形区域示下生殖板呈 1 对巨大的瓣状，近似三角形，对称）

图 4-2-3　美洲大蠊

四、黑胸大蠊 *Periplaneta fuliginosa*（Serville，1839）

1. 鉴定要点

（1）体型、体色：大型种，体长 20 ～ 30 mm；黑褐色，有油状光泽。

（2）胸部：前胸背板黑色或黑褐色，有光泽，表面平滑，中部稍隆起；前、后翅均超过腹部末端，前翅黑色或黑褐色，具光泽（图 4-2-4a）。

（3）腹部：雄虫肛上板近横长方形，对称，基宽端狭，后缘中部稍呈弧形凹陷（图 4-2-4b）；下生殖板近横长方形，基宽端狭，后缘中部稍呈弧形凹陷，后缘两侧着生细棒尾刺 1 对，尾刺中部稍弯曲（图 4-2-4d）。雌虫肛上板略呈三角形，后缘具三角形切口，切口顶端尖锐，形成左右两片（图 4-2-4c）；下生殖板呈 1 对巨大的瓣状，近三角形，形如船底（图 4-2-4e）。尾须黑褐色，粗壮，比下生殖板略长。

2. 分布

河北、北京、天津、辽宁、吉林、江苏、上海、浙江、安徽、福建、台湾、江西、河南、湖北、湖南、广东、广西、海南、四川、重庆、贵州、云南等省市（自治区）。

3. 孳生场所

喜欢阴暗、潮湿和食物及水分充足的环境，如厨房、食堂、水池下、下水道、暖气沟、地沟等。

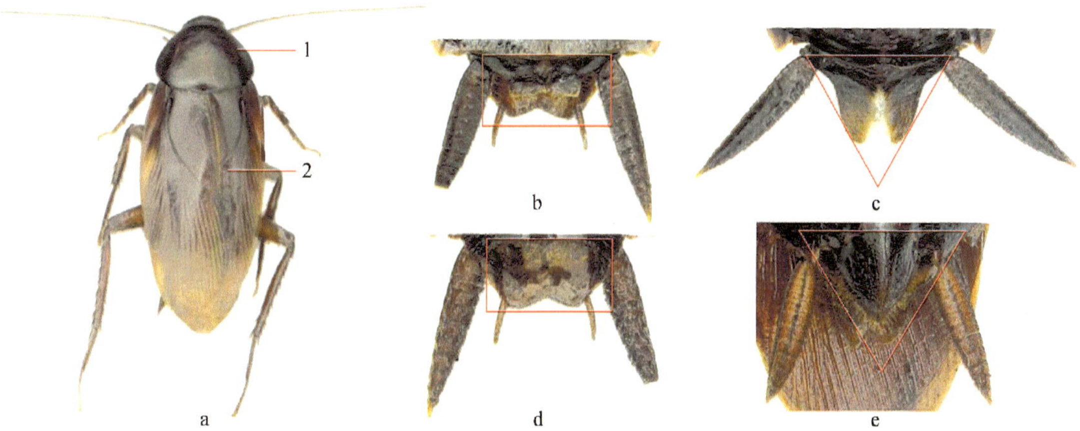

a. 背面观（1 示虫体有油亮光泽，前胸背板黑色或黑褐色，无斑；2 示前翅黑色或黑褐色）；b. ♂肛上板背面观（矩形区域示肛上板近横长方形，后缘中部呈浅的凹陷）；c. ♀肛上板背面观（三角形区域示肛上板略呈三角形，后缘具深三角形切口，形成左右两片）；d. ♂下生殖板腹面观（矩形区域示下生殖板基部宽，后缘中部略凹入呈缓弧形）；e. ♀下生殖板腹面观（三角形区域示下生殖板呈 1 对巨大的瓣状，对称，形如船底）

图 4-2-4　黑胸大蠊

五、澳洲大蠊 *Periplaneta australasiae*（Fabricius，1775）

1. 鉴定要点

（1）体型、体色：大型种，成虫体长 24 ～ 35 mm，比美洲大蠊略小。赤褐色，俗称红蟑螂。

（2）胸部：前胸背板淡黄色，略呈梯形，中部有两个近圆形黑色大斑，前半部相连，后半部分离，似蝶形（图 4-2-5a）。翅发达，超过腹部末端；前翅前缘域淡黄色（图 4-2-5a）。

（3）腹部：雄虫肛上板不透明，近横长方形，基宽端狭，后缘平直，中央略凹陷或有小脊，有时呈三角形切刻，全板呈矮碗状（图 4-2-5b）；下生殖板横阔，近横长方形，后缘中央略凹陷，后缘两侧长有细棒尾刺 1 对（图 4-2-5c）。雌虫肛上板窄小，略呈三角形，后缘有较美洲大蠊为小的深三角形切口；下生殖板呈 1 对巨大的瓣状，近三角形，形如船底。尾须细小，端部尖锐，比下生殖板长许多。

2. 分布

福建、广东、广西、海南、四川、贵州、云南等省市（自治区）。

3. 孳生场所

喜欢稍温暖潮湿的环境，室内如厨房、温室等；除在热带和亚热带外，室外不易生存，常见于剥落的树皮下以及腐烂的植物内等。

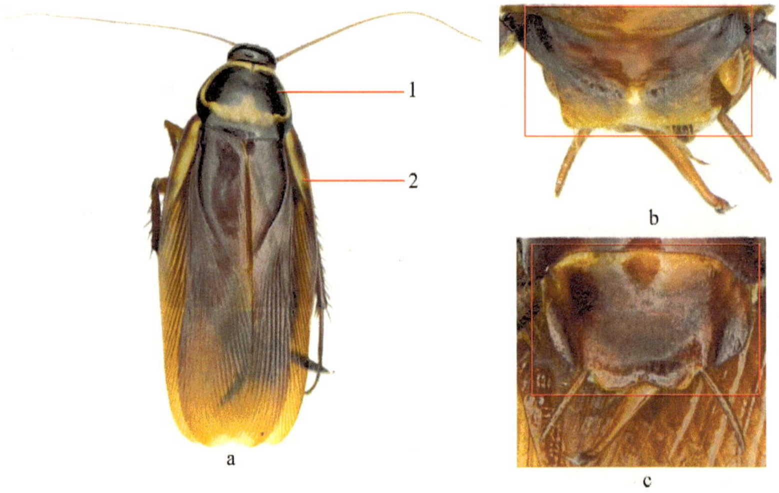

a. 背面观（1 示前胸背板中部具黑色蝶形斑；2 示前翅前缘域淡黄色）；b. ♂肛上板背面观（矩形区域示肛上板近横长方形，基宽端狭，后缘两侧角近直角，后缘中央略凹陷）；c. ♂下生殖板腹面观（矩形区域示下生殖板横长方形，后缘中央略凹陷）

图 4-2-5　澳洲大蠊

六、褐斑大蠊 *Periplaneta brunnea* Burmeister，1838

1. 鉴定要点

（1）体型、体色：大型种，体长 25 ～ 30 mm，栗（棕）褐色。

（2）胸部：前胸背板黑褐色，中部具有 2 个不甚明显的赤褐色或黑色蝶形斑，前端略靠近，后端远离，其余淡色部分形状如铁锚状（图 4-2-6a）。翅发达，伸达腹端。

（3）腹部：雄虫肛上板近横长方形，宽而短，基部宽向端部渐收缩，后缘略平直，侧、后缘长有许多小毛（图 4-2-6b）；下生殖板横短，中部隆起，两侧下倾如锅底，后缘平直，后缘中部呈浅凹陷，后缘两侧着生细棒尾刺 1 对，比肛上板稍短，略向内弯曲（图 4-2-6d）。雌虫肛上板基宽端狭，向后突出，略呈三角形，后缘有一小三角形切口（图 4-2-6c）；下生殖板纵扁，形如船底。尾须黑褐色，粗大，呈纺锤体状（图 4-2-6e）。

2. 分布

主要在我国南方分布，如福建、台湾、江西、广东、广西、四川、贵州、云南等省市（自治区）。

3. 孳生场所

喜欢温暖、潮湿环境，如室内厨房、下水道、地沟等，常与美洲大蠊、澳洲大蠊和黑胸大蠊混居；夏季可栖居室外，如枯树干、树皮下等场所。

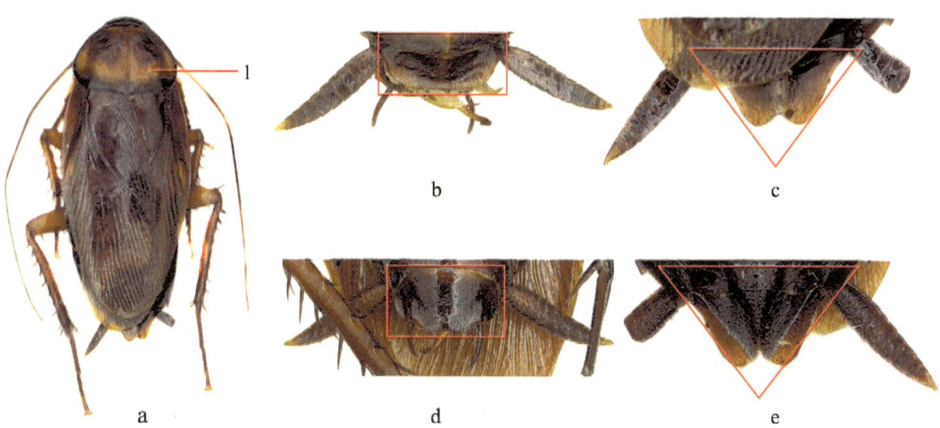

a. 背面观（1 示前胸背板中部有一边缘不太清晰的铁锚状淡色斑）；b. ♂肛上板背面观（矩形区域示肛上板近横长方形，基宽端狭，后缘略平直，侧、后缘长有许多小毛）；c. ♀肛上板背面观（三角形区域示肛上板略呈三角形，后缘有一小三角形切口）；d. ♂下生殖板腹面观（矩形区域示下生殖板横短，形如锅底，后缘中部呈浅凹陷）；e. ♀下生殖板腹面观（三角形区域示下殖板形如船底）

图 4-2-6　褐斑大蠊

七、日本大蠊 *Periplaneta japonica* Karny，1908

1. 鉴定要点

（1）体型、体色：中型种，体长 20 ～ 25 mm，雄虫狭长，雌虫前狭后宽。赤褐色至黑褐色，稍具金属光泽。

（2）胸部：前胸背板雄小雌大，梯形，黑褐色至黑色。雄虫前胸背板表面凹凸不平，后缘前方有 1 对呈倒“八”字形的斜沟，翅狭长，远超腹端（图 4-2-7a）；雌虫中央隆起，凹凸和斜沟不甚明显，翅短，仅达腹部之半（图 4-2-7b）。

（3）腹部：雄虫肛上板宽而短，基部宽，向中部渐收缩，后缘呈缓弧形凹陷，呈平锅底状，两侧角尖呈锐长刺状（图 4-2-7c）；下生殖板比肛上板稍长，基宽端狭，两侧缘向后倾斜，在着生尾刺处凹陷，后缘中部向内呈浅弧形凹陷，表面及后缘均生有小毛，尾刺淡褐色（图 4-2-7d）。雌虫肛上板基宽端狭，后缘中央具一三角形大切口，全形中线隆起，两侧倾斜如屋脊状；下生殖板呈 1 对巨大的瓣状，近三角形，形如船底。尾须粗壮，深褐色，其长约等于肛上板之宽。

2. 分布

河北、北京、天津、内蒙古、辽宁、吉林、江苏、上海、湖北、湖南、广西等省市（自治区）。

3. 孳生场所

喜欢厨房、食堂、下水道等温暖阴暗潮湿环境，夏季在公园树丛中也可发现。

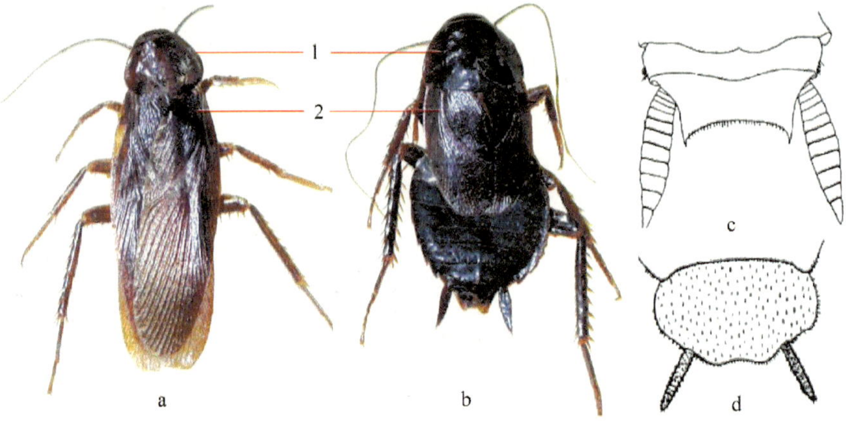

a. ♂背面观（1 示前胸背板表面凹凸不平，后缘前方有 1 对呈倒“八”字形的斜沟；2 示翅狭长，远超腹端）；b. ♀背面观（1 示前胸背板中央隆起，凹凸和斜沟不甚明显；2 示翅短，仅达腹部之半）；c. ♂肛上板背面观（引自陆宝麟、吴厚永《中国重要医学昆虫分类与鉴别》，河南科学技术出版社，2003）（示肛上板宽而短，呈平锅底状，两侧角尖呈锐长刺状）；d. ♂下生殖板腹面观（引自陆宝麟、吴厚永《中国重要医学昆虫分类与鉴别》，河南科学技术出版社，2003）（示下生殖板基宽端狭，在着生尾刺处凹陷，后缘中部呈缓弧形凹陷，表面及后缘均生有小毛）

图 4-2-7　日本大蠊

八、东方蜚蠊 *Blatta orientalis* Linnaens，1758

1. 鉴定要点

（1）体型、体色：中型种，体长 19 ~ 25 mm，雌虫稍长于雄虫。棕黑色至黑色，雌虫体色稍深。

（2）头部：触角与体几乎等长（图 4-2-8a、图 4-2-8b）。

（3）胸部：前胸背板呈梯形，黑褐色，无斑纹，表面中央两侧稍有凹陷；翅呈雌雄异型，雄虫前翅短，仅覆盖腹部 2/3，略呈长方形，雌虫前翅退化呈小叶片状，其长度达后胸背板中部，后翅缺（图 4-2-8a、图 4-2-8b）。爪垫极其退化，几乎不存在。

（4）腹部：雄虫肛上板近横长方形，两侧缘略凹陷，后缘中央有一缺刻（图 4-2-8c）；下生殖板略近横长方形，后缘向后突，呈缓弧形，后缘两侧着生细长棒状尾刺 1 对。雌虫肛上板呈三角形，后缘有一较深的三角形缺刻（图 4-2-8d）；下生殖板形如船底。尾须黑褐色，粗壮，表面被微毛。

2. 分布

河北、北京、新疆。

3. 孳生场所

喜欢凉爽的环境，常栖息在地下室，地窖、屋顶、排水管、污水沟、壁缝、地板、砖石、落叶、树皮下，以及其他合适环境中。

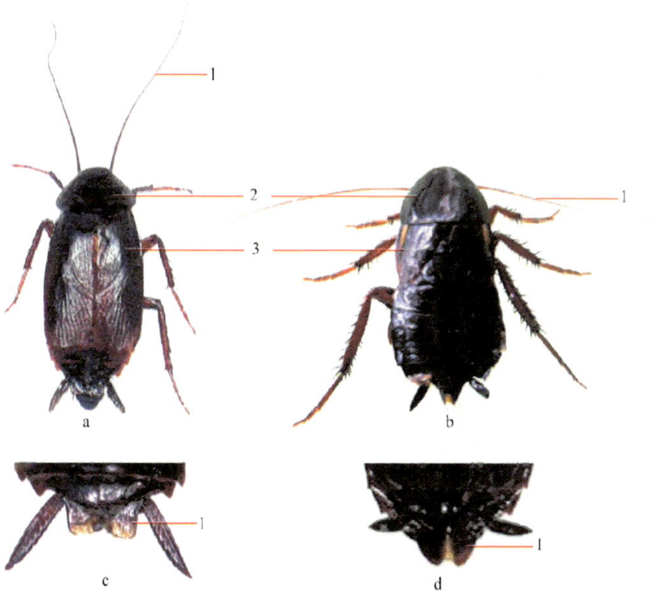

a. ♂背面观和；b. ♀背面观（1 示触角与体几乎等长；2 示前胸背板黑褐色，无斑纹；3 示♂前翅仅覆盖腹部 2/3，♀前翅退化成小叶片状，其长度达后胸背板中部）；c. ♂肛上板背面观（1 示肛上板近横长方形，后缘中央有一缺刻）；d. ♀肛上板背面观（1 示肛上板呈三角形，后缘中部有一较深的三角形缺刻）

图 4-2-8 东方蜚蠊

九、蔗蠊 *Pycnoscelus surinamensis*（Linnaeus，1758）

1. 鉴定要点

（1）体型、体色：中型种，体长 17 ~ 19 mm，雄狭雌宽短；黑褐色。

（2）胸部：前胸背板近五边形，中部隆起，前缘淡黄色，延伸达两侧缘中部，其余部分为五边形黑褐色大斑，后缘向后突出呈钝角状（图 4-2-9a）。翅发达，达到或超过腹端，前翅沿脉纹具成列的褐色刻点，R 脉和 Sc 脉之间具一黑褐色斑（图 4-2-9b）。

（3）腹部：雄虫肛上板横阔，长约为宽的 1/2，后缘凸出呈弧形，中央具一小缺刻（图 4-2-9c）；下生殖板不对称，后缘右侧具一凹陷，在凹陷的端部有 1 个宽而扁的尾刺，左尾刺细小或近乎消失（图 4-2-9d）。雌虫肛上板横阔，后缘凸出呈缓弧形，中央有一小缺口，口底向后有一短凹陷；下生殖板宽圆，馒头形，长于肛上板。尾须较肛上板短，其基部至端部由粗变细，褐色，背面光滑无毛，腹面具许多微毛。

2. 分布

福建、广东、广西等省（自治区）。

3. 孳生场所

室内厨房、仓库、鸡舍较多见。成、若虫均穴居土内或地面枯枝落叶、砖块下。

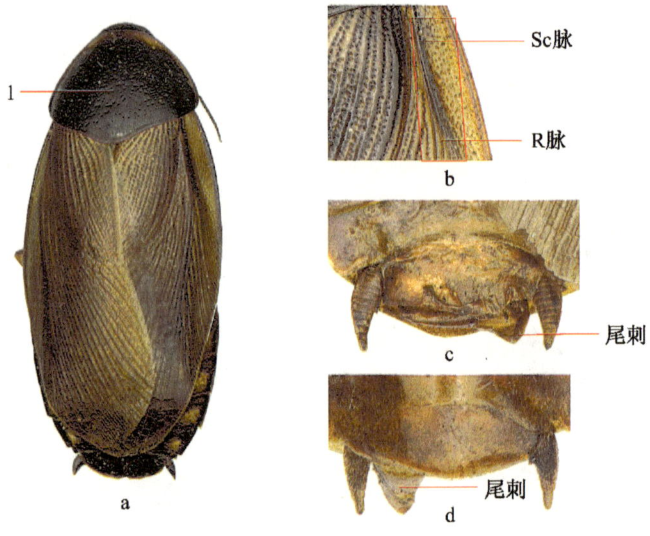

a. 背面观（1 示前胸背板近五边形，前缘和部分侧缘淡黄色，其余部分为五边形黑褐色大斑）；b. 前翅局部背面观（菱形区域示前翅 R 脉和 Sc 脉之间具一黑褐色斑）；c. ♂肛上板背面观（示肛上板半圆形，后缘弧形，中央具一小缺刻）；d. ♂下生殖板腹面观（示下生殖板不对称，后缘右侧具一凹陷，在凹陷的端部有 1 个宽而扁的尾刺）

图 4-2-9　蔗蠊

十、中华真地鳖 *Eupolyphaga sinensis*（Walker，1868）

1. 鉴定要点

（1）体型、体色：大型种，体长30～35 mm，雄虫略小于雌虫。雌雄异型，雄虫有翅，体黄褐色；雌虫无翅，体近黑色有光泽，椭圆形，背隆起，表面具微毛（图4-2-10）。

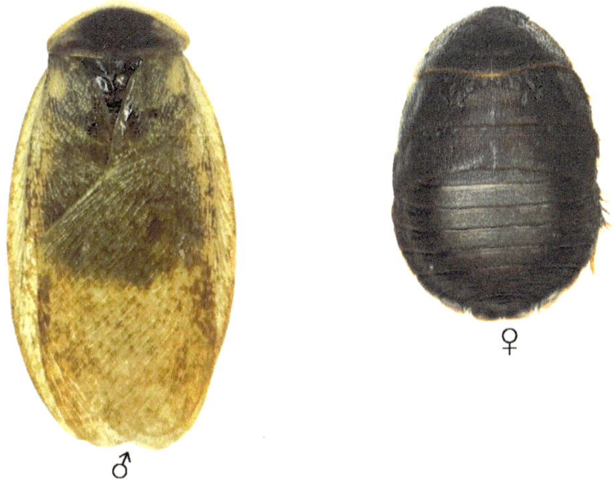

背面观（示♂前胸背板深褐色，前、侧缘明显黄色，前翅远超腹端；♀无翅，体黑色，椭圆形，背隆起）

图4-2-10　中华真地鳖

（2）头部：头顶不外露，后唇基大而隆起，与额间有明显界限，其上缘低于触角窝水平；触角窝间距宽于单眼间距，单眼间距宽于复眼间距（图4-2-11a）。

（3）胸部：雄虫前胸背板深红褐色，前缘和侧缘明显黄色，略呈弓形，前、侧、后缘表面密布绒毛，中部具一些条纹状或小块状凹陷，表面无毛；雌虫前胸背板前窄后宽，略似三角形，中央有细小刻点的花纹。雄虫中、后胸背板暴露在前翅外的中央三角区呈黑色。雄虫翅远超腹端，前翅褐色，半透明，表面密布褐色网状斑纹，其亚前缘脉基部具1个叶片状突起（图4-2-11b）。前足股节腹缘刺为C1型，前足胫节具端刺8根，中刺1根，中刺位于胫节下缘（图4-2-11c）。中后足股节下缘无刺。

（4）腹部：雄虫肛上板横阔，后缘弧形，中央具一小缺刻，两后侧角隆起，其上各有一束毛丛（图4-2-11d）；下生殖板不对称，后缘从右尾刺向左渐凹，接近左尾刺处稍突出，后缘着生许多绒毛（图4-2-11e）。尾须褐色，不长，腹面毛众多。尾刺褐色，短，略呈锥状。

2. 分布

河北、北京、甘肃、山西、内蒙古、辽宁、江苏、浙江、四川、贵州等省市（自治区）。

3. 孳生场所

喜欢阴暗湿润的腐殖质丰富的松土环境。室内多栖息在厨房、粮仓、灶脚、作坊墙边、柴草堆下等处，野外常栖息于树枝落叶及石块下。

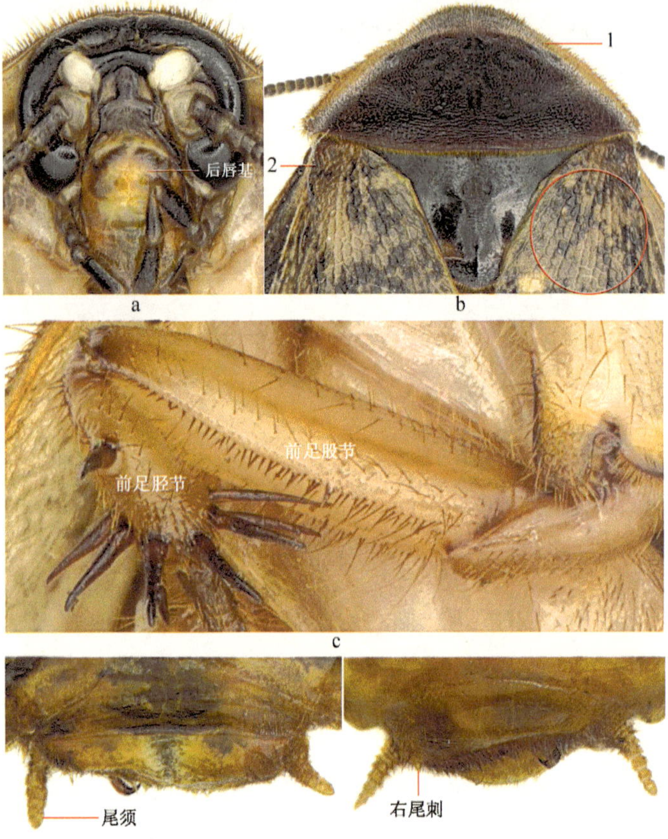

a. ♂头部腹面观（示后唇基大而隆起，与额间有明显界限，触角窝间距 > 单眼间距 > 复眼间距）；b. ♂前胸背板和前翅局部背面观（1 示前、侧、后缘表面密布绒毛；2 示亚前缘脉基部有 1 个叶片状突起；红色圆圈示前翅表面具褐色网状斑纹）；c. ♂前足股节和胫节（示前足股节具端刺 1 根，前足胫节具端刺 8 根，中刺 1 根）；d. ♂肛上板背面观（示肛上板横阔，后缘弧形，中央具一小缺刻）；e. ♂下生殖板腹面观（示下生殖板不对称，后缘从右尾刺向左逐渐凹陷，接近左尾刺处稍突出，后缘着生许多红褐色绒毛）

图 4-2-11　中华真地鳖（雄性）

十一、冀地鳖　*Polyphaga plancyi* Bolivar，1882

1. 鉴定要点

（1）体型、体色：大型种，体长 22 ～ 37 mm。雌雄异型，雄虫有翅，体棕黑色至黑褐色，具微细纤毛；雌虫无翅，棕褐色至黑褐色，椭圆形，背部隆起，体表几乎无毛，具许多小颗粒（图 4-2-12）。

（2）头部：雄虫面部稍隆起，后唇基与额间有明显界限，其上缘位于触角窝下方，具一弧形凹陷，单眼间具一对深凹陷。单、复眼间距略等，约是触角窝间距的 1/3。

（3）胸部：雄虫前胸背板近似五边形，表面黑色，前缘至两侧缘中后部具一宽度适中的黄色带。雄虫前后翅均超过腹部末端，前翅深褐色，近黑色，前缘极突出，前缘域宽大，脉纹清晰，基半部脉纹呈网状（图 4-2-12a）。足黑褐色，前足股节前下缘具 1 列细短列毛，端刺 1 根。前足胫节端具刺 7 根，中刺 2 根，内、外侧各 1 根。中后足股节下缘无刺。雌虫胸部背板黑褐色，前缘和侧缘红褐色（图 4-2-12b）。

（4）腹部：雌虫腹部侧缘红褐色。雄虫肛上板横阔，后缘突出呈弧形，中央具一缺刻，两后侧隆起处各具一褐色毛丛；下生殖板稍不对称，后缘稍呈弧形凹陷，其上着生非常稠密的褐色微毛；尾刺短，圆柱形，褐色，其上着生稀疏短毛，尾须细长，腹面毛众多。

2. 分布

河北、北京、山西等地区。

3. 孳生场所

喜欢在阴暗潮湿的腐殖质丰富的松土环境。室内多栖息于厨房、灶脚、阴湿处等，室外多生活于野外树根落叶层及石块下。

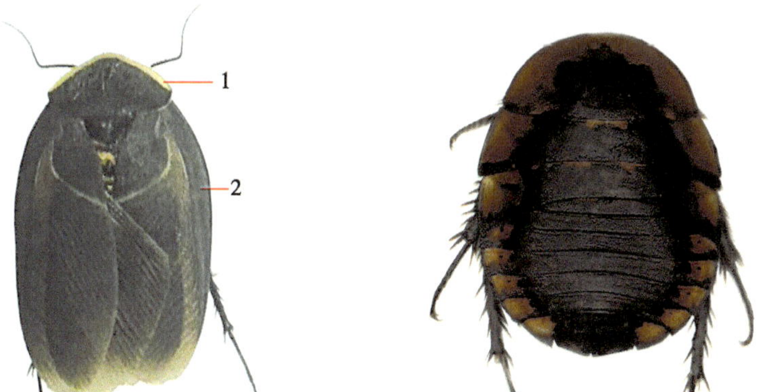

a. ♂背面观（示棕黑色至黑褐色，前胸背板近五边形，中部两侧呈角状；1 示前缘至两侧缘中后部具黄色带；2 示前后翅均超过腹端，前翅近黑色，前缘极突出，前缘域宽大，脉纹清晰，基半部脉纹呈网状）；b. ♀背面观（示棕褐色至黑褐色，椭圆形，背部隆起，无翅；胸部背板前缘和侧缘红褐色，腹部侧缘红褐色）

图 4-2-12　冀地鳖

第三节 常见蜚蠊分类检索表

1 中、后足股节腹面前、后缘均具类似的刺 …………………………………… 2
中、后足股节腹面前、后缘无刺；如有刺，或在前缘，或在后缘，不同时存在 ……………………………………………………………………………… 18

2 雄虫下生殖板近横长方形，对称；雌虫下生殖板呈 1 对巨大的瓣状 ………… 3
无上述特征 ……………………………………………………………………… 12

3 腹部背板第 6 ～ 7 节后缘凹陷，侧缘向上倾；雌、雄虫均无后翅，前翅退化呈小叶片状，其长仅达中胸背板后缘 …………………………………………… 斑蠊
腹部背板第 6 ～ 7 节后缘不凹陷，侧缘不向上倾；至少雄虫具翅，前翅发达 ……………………………………………………………………………… 4

4 爪垫极其退化，几乎不存在；雌雄虫明显异型；雌虫前翅短，后翅缺；雄虫腹部第 1 节背板不特化 …………………………………………………… 东方蜚蠊
爪垫发育完全，雌雄异型通常不明显；翅均较发达 ………………………… 5

5 雌、雄虫前后翅均常短于腹部末端，前翅结实近角质，中肘域及臀域脉序不清晰，径脉（R 脉）分支较远离 ……………………………………………… 6
至少雄虫前后翅达到或超过腹部末端，前翅革质，脉序清晰，径脉（R 脉）分支较接近 ………………………………………………………………………… 7

6 体呈黑褐色至黑色，前胸背板具金属光泽，前翅短仅达第 5 腹节背板。雄虫肛上板近梯形，后缘弧形，尾刺较长；雌虫肛上板近三角形，后缘有较深的三角形凹陷 ……………………………………………………………………… 丽郝氏蠊

7 前胸背板淡黄色或赤褐色至黑褐色，中部有较大的赤褐色或黑色蝶形斑 ……………………………………………………………………………… 8
前胸背板色一致，赤褐色或黑褐色，中部无大斑 ………………………… 10

8 前胸背板赤褐色，中部具不清晰的赤褐色或黑色蝶形斑，淡色部分呈铁锚状 ………………………………………………………………………… 褐斑大蠊
前胸背板淡褐色或淡黄色，中部具明显赤褐色或黑色蝶形斑 ………………… 9

9 前胸背板淡褐色，近前缘处具“T”形淡黄色斑，中部具赤褐色蝶形斑 ………………………………………………………………………… 美洲大蠊
前胸背板淡黄色，中部具黑色蝶形斑，前翅前缘域淡黄色 ……………… 澳洲大蠊

10 前胸背板宽大而较平整，暗黑色有光泽 …………………………… 黑胸大蠊
前胸背板小，黑褐色或色稍淡，表面平滑或凹凸不平 …………………… 11

11 前胸背板黑褐色，表面凹凸不平，雌雄异型，雄虫翅远超腹部末端，雌虫翅仅达腹部之半，肛上板后缘极凹陷，后侧角呈锐状 ………………… 日本大蠊

12 前胸背板和前翅或多或少具黑色点刻，前缘亚前缘脉（Sc 脉）端部分叉 ……………………………………………………………………………… 13

前胸背板和前翅无刻点，亚前缘脉（Sc 脉）缺失或不分叉 ………………… 14

13 大型种，前后翅退化呈小叶片状，前胸背板表面棕黑色，前缘一圈为淡黄色 …………………………………………………………………………… 金边土鳖

14 小型种类：前胸背板上常有 2 条黑色纵斑；前足股节前下缘刺为 A 型；后翅第 1 肘脉（Cu_1 脉）上无不完全脉；雄虫下生殖板左右不对称；尾刺退化，呈小颗粒状 ……………………………………………………………………… 15

中型种类：前胸背板上无黑色纵斑；前足股节前下缘刺为 B 型；后翅第 1 肘脉（Cu_1 脉）上有 6 条不完全脉；雄虫下生殖板左右对称；尾刺发育正常 ……………………………………………………………………………… 17

15 前胸背板上 2 条纵斑较宽，常宽于 2 条纵斑间距，后端稍向内弯，2 条纵斑之间的淡色区呈细颈瓶状 …………………………………………… 广纹小蠊

前胸背板上 2 条纵斑较窄，常窄于 2 条纵斑间距，后端不向内弯 ………… 16

16 两复眼间无明显斑纹，尾刺退化呈小颗粒状 ………………………… 德国小蠊

两复眼间横斑明显，黑色或黑褐色，面部常具"T"形斑，尾刺退化呈小颗粒状 ………………………………………………………………… 拟德国小蠊

17 雄虫前胸背板侧缘和前翅前缘域有明显淡色带，雌虫肛上板呈三角形 ………………………………………………………………………… 京都亚洲蠊

18 面部唇基常加厚，与额间有明显界限；后翅臀域折叠时平置，不呈扇状 … 19

面部唇基不加厚，与额间无明显界限；后翅臀域折叠时呈扇状 …………… 23

19 雄虫前、后翅膜质，深黑褐色，近黑色，前翅亚前缘脉（Sc 脉）基部无叶片突起；雌虫无翅，表面几乎无毛，具许多小颗粒 ………………………… 20

雄虫前、后翅膜质，褐色，前翅亚前缘脉基部具 1 个叶片状突起；雌虫无翅，表面具微毛，无小颗粒 …………………………………………………… 21

20 雌雄异型，雄虫翅发达，雌虫无翅。前胸背板长明显短于宽，略近五边形，表面黑色，前缘至两侧缘中后部为黄色带。前翅黑褐色，前缘极突出，前缘域宽大，脉纹清晰，基半部脉呈网状。足黑褐色，前足股节前下缘具 1 列细短小刺。前足胫节具端刺 7 根，中刺 2 根，内、外侧各 1 根 ……………… 冀地鳖

21 雄虫前翅具褐色网状斑纹；前足胫节具端刺 8 根，中刺 1 根，中刺位于胫节下缘；雄虫单眼间距明显宽于复眼间距；雌虫体黑色 ……………… 中华真地鳖

雄虫前翅分布着大小不等褐色斑点；前足胫节具端刺 7 根，中刺 2 根，分别位于胫节上缘和下缘；雄虫单眼间距约等于或稍宽于复眼间距，雌虫体褐色 ……………………………………………………………………………… 22

22 雄虫复眼间距稍窄于单眼间距，前翅超过腹部末端 11 mm 以上；雌虫肛上板缓弧形，后缘中部不向后突，中央有 1 个浅而小的切口，切口端有浅纵沟，向前延伸，不达中部即消失 ……………………………………………… 云南真地鳖

雄虫复眼间距约等于单眼间距，前翅长超过腹端 10 mm 以内；雌虫肛上板后缘弧形，中部稍向后突，在后缘中央有 1 个较深的切口，切口端部有明显纵脊，并向前延伸达前缘处消失 ………………………………………… 西藏真地鳖

23 雄虫下生殖板横阔，对称；后缘弧形，两侧缘内陷，后侧角折回呈锐角状，尾刺对称，位于侧缘凹陷内 ………………………………………………… 24

雄虫下生殖板形状不规整，左右不对称；尾刺不成对，只能见到右侧尾刺 ……………………………………………………………………………………………… 26

24 虫体粗短，前胸背板近梯形，前缘近平直，后缘和侧缘缓弧形，雌雄虫翅虽发达，但其长仅达腹端，雌雄虫肛上板均横阔，雄虫略呈四方形，雌虫后缘中部呈钝角浅凹陷 ……………………………………………………………… 25

25 中型种，体呈黄褐色。雌雄虫体色斑纹相同。前胸背板两侧缘淡黄色，在淡黄色内侧又各具1条黑色纵带，在背板中部有形状不规则的褐色云状斑。前翅近长方形，前缘域淡黄色，翅周缘有零星淡褐色斑，径脉（R脉）基部具1条黑褐色纵带 …………………………………………………………………… 灰花蠊

26 前胸背板隆起呈拱形，两侧缘下弯。后缘向后突呈钝角。表面具光泽。翅达到或超过腹部末端；后翅肘脉（Cu脉）具斜脉，前足股节前下缘具刺……… 27

27 雄虫体狭长，雌虫体宽短。前胸背板隆起近五边形，前缘和侧缘为淡黄色，其余部分为五边形黑褐色大斑。翅发达，前翅在径脉（R脉）与亚前缘脉（Sc脉）之间具有1个黑褐色斑，径脉（R脉）在中点之前分叉，中脉（M脉）具2条分支，肘脉（Cu脉）具5条分支。雄虫肛上板横阔，长约为宽的1/2，后缘弧形；下生殖板不对称，后缘右侧具一凹陷，在凹陷的端部着生1个宽而扁的尾刺 ……………………………………………………………… 蔗蠊

第五章
常见鼠类分类鉴定

啮齿动物是世界上种类最丰富和数量最多的一类动物，其中不乏较昂贵的品种。鼠类是这类动物中最为繁盛的一族，也是与人类接触较多的动物，它在人类的疾病发生和传播上有着重要的意义。根据《世界哺乳动物物种》（2005 年第 3 版）目前世界上已知啮齿动物有 2369 种，其中啮齿目有 33 科 481 属 2277 种。

第一节　鼠类基本形态结构

一、鼠在分类中的位置

以黑线姬鼠为例，查到它在生物圈中的分类系统上的位置：

表 5-1-1　黑线姬鼠在分类中的位置

界（Kingdom）	动物界（Animalia）
门（Phylum）	脊索动物门（Chordata）
纲（Class）	哺乳纲（Mammalia）
目（Order）	啮齿目（Rodentia）
科（Family）	鼠科（Muridae）
属（Genus）	姬鼠属（*Apodemus*）
种（Species）	黑线姬鼠［*Apodemus agrarius*（Pallas，1771）］

种下还可分若干个亚种。

二、鼠的基本形态和结构

鼠由头、颈、躯干、尾和四肢组成，躯干部又分胸部和腹部（图 5-1-1）。头骨上的牙齿、孔隙长短、大小，以及嵴的有无、大小在分类上有重要意义（图 5-1-2）。啮齿目无犬齿（图 5-1-3），臼齿咀嚼面珐琅质形成的相对耐磨的结构，即为齿环（图 5-1-4），向外突出的形成齿突（图 5-1-5），齿环和齿突在鼠的分类鉴定上有意义。鼠各部位的大小、长短、毛色和花纹形态及其占躯体的比例对区分成、幼鼠以及在鼠分类上有着重要的意义（图5-1-6）。在调查过程中一定要区分性别（图5-1-7），在无法进行外观性别鉴定时，可解剖学鉴定（图5-1-8）。

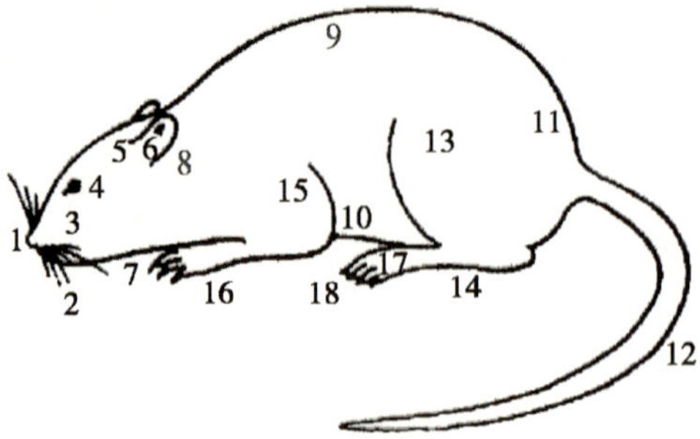

1. 吻；2. 须；3. 颊；4. 眼；5. 额；6. 耳；7. 喉；8. 颈；9. 背；10. 腹；11. 臀；12. 尾；13. 股；14. 后足；15. 肩；16. 前足；17. 趾；18. 爪（引自汪诚信《有害生物治理》，化学工业出版社，2005）

图5-1-1　啮齿动物各部位

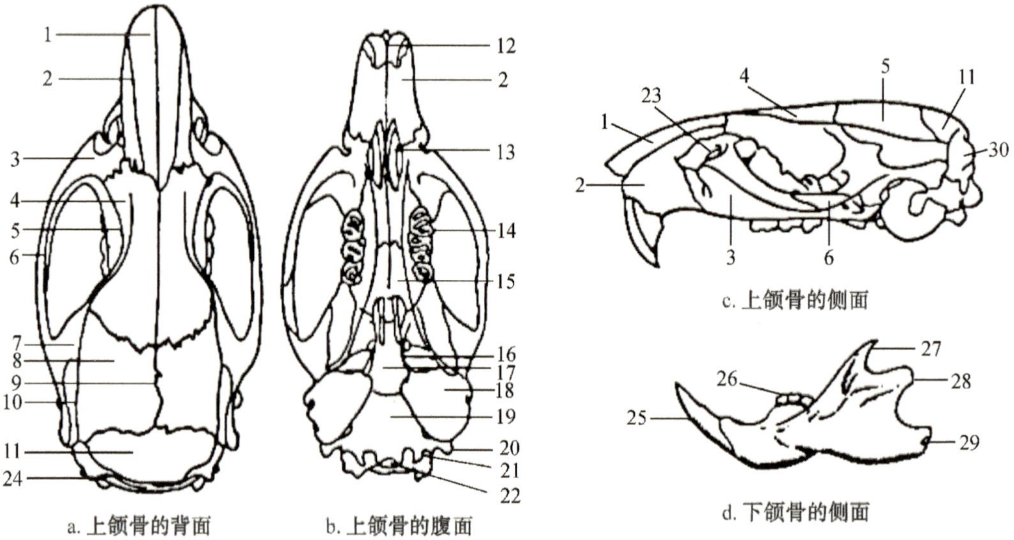

1. 鼻骨；2. 前颌骨；3. 上颌骨；4. 额骨；5. 眶上嵴；6. 颧骨；7. 鳞骨；8. 顶骨；9. 矢状脊；10. 颞嵴；11. 顶间骨；12. 上门齿；13. 腭孔；14. 上臼齿；15. 腭骨；16. 翼骨；17. 基蝶骨；18. 听泡；19. 基枕骨；20. 乳突（或颞乳突）；21. 枕髁；22. 枕大孔；23. 眶大孔；24. 人字嵴；25. 下门齿；26. 下臼齿；27. 冠状突；28. 关节突；29. 角突；30. 枕骨（引自汪诚信《有害生物治理》，化学工业出版社，2005）

图5-1-2　啮齿目头骨各部位

$$\frac{I \cdot C \cdot P \cdot M}{I \cdot C \cdot P \cdot M} = \frac{1 \cdot 0 \cdot 1 - 2 \cdot 3}{1 \cdot 0 \cdot 1 - 2 \cdot 3} \times 2 = \text{总齿数}$$

I：门齿；C：犬齿；P：前臼齿；M：臼齿（引自汪诚信《有害生物治理》，化学工业出版社，2005）

图5-1-3　啮齿目齿序

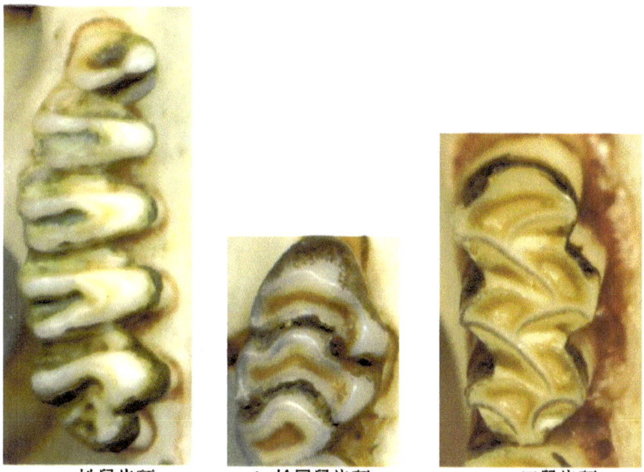

a. 松鼠齿环　　b. 长尾鼠齿环　　c. 田鼠齿环

图 5-1-4　齿环

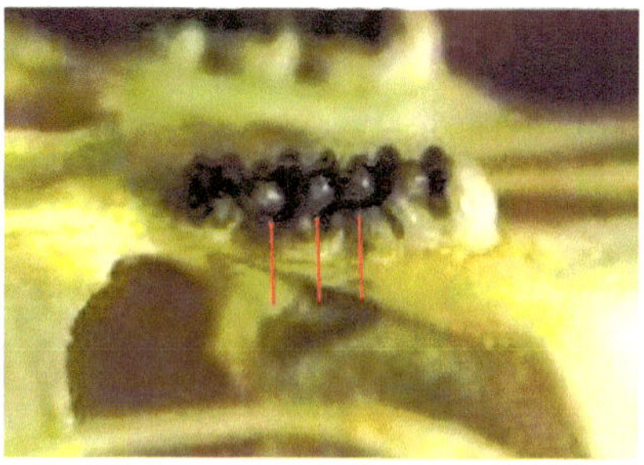

图 5-1-5　齿突

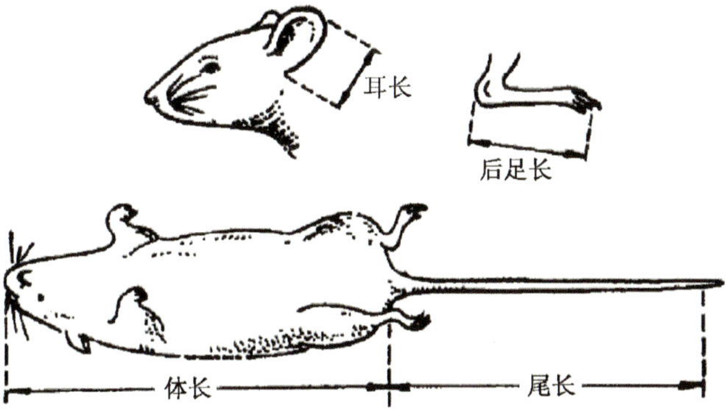

体长：从吻到肛门后缘；尾长：从肛门后缘到尾尖（去除尾尖上的毛）；后足长：从踝关节到后趾尖（去除趾甲）；耳长：两耳基部连线中点到耳尖（去除耳尖上的毛）（引自《啮齿动物学》）

图 5-1-6　啮齿动物的体征数据测量

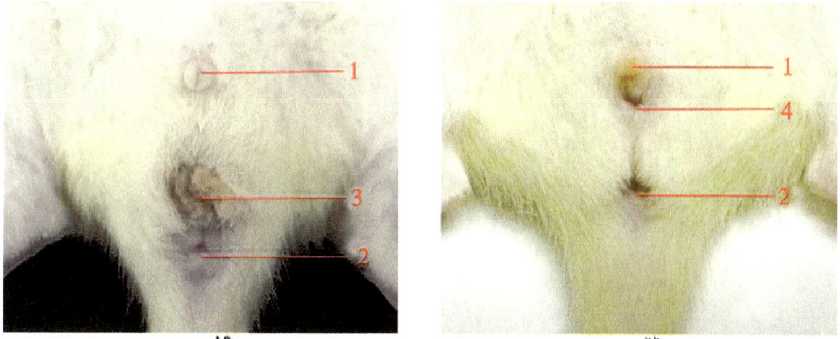

雄　　雌

1. 尿乳突；2. 肛门；3. 阴囊（非繁殖期成体和未成年鼠不明显）；4. 阴道口

图 5-1-7　性别外观鉴别（以 SD 大白鼠为例）

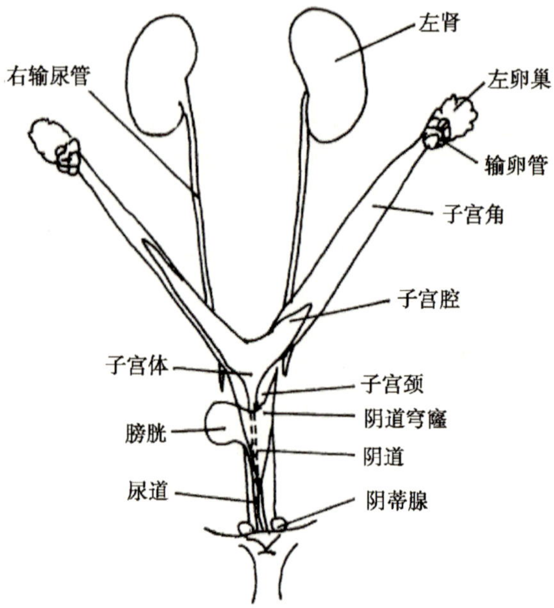

图 5-1-8　雌鼠生殖系统（引自汪诚信《有害生物治理》，化学工业出版社，2005）

三、啮齿目和兔形目的区别

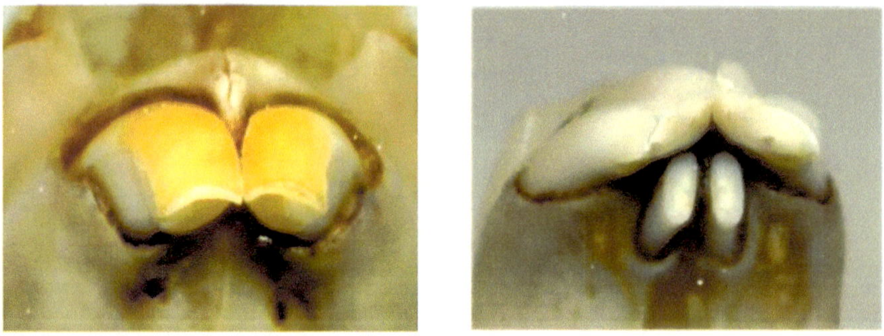

a. 啮齿目有一对门齿　　b. 兔形目有两对门齿（大门齿后有一对小门齿）

图 5-1-9　啮齿目与兔形目的区别

四、啮齿目与食虫目的区别

食虫目的小型兽类包括刺猬、鼩鼱、鼹鼠等。这些小兽体型大小与鼠类近似，尾毛短而稀，鼻吻部延长，明显超过下唇，指、趾具爪，前肢不呈翼状，体被毛或刺；门齿不呈凿状，有犬齿（图 5-1-3），中央门齿大于其余门齿，多数也大于犬齿，其他牙齿分化不明显。

第二节　常见鼠类分类鉴定

一、褐家鼠　*Rattus norvegicus*（Berkenhout，1769）

1. 鉴定要点

（1）体征：褐家鼠是家栖鼠中体型较大的一种，体重 65 ～ 400 g，体长 145 ～ 250 mm，尾长 95 ～ 230 mm，尾短于或等于体长。耳短而厚，向前折不达眼睛。后足较粗大。毛色随鼠龄、栖息环境有一定的变化，通常幼年鼠较成年鼠颜色深。多数背毛呈棕褐色或灰褐色，毛基深灰色，毛尖深棕色。体侧毛颜色略浅，腹毛灰白色，体侧毛与腹毛之间缓慢过度，没有明显的分界（图 5-2-1）。

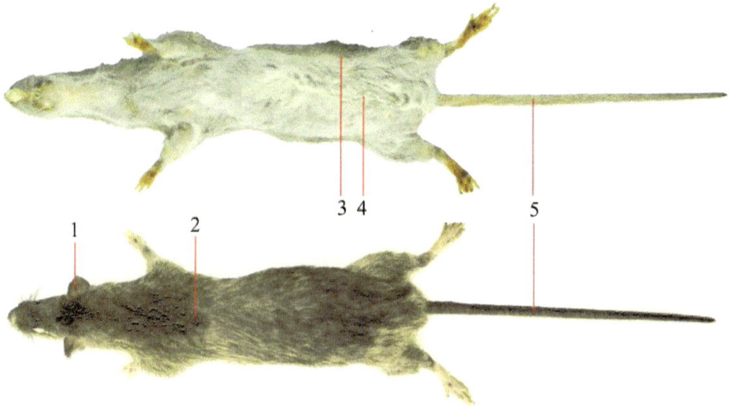

1. 耳短而厚，向前折不达眼睛；2. 背毛多呈棕褐色或灰褐色，毛基深灰色，毛尖深棕色；3. 体侧毛与腹毛之间缓慢过渡，没有明显的分界；4. 腹毛灰白色；5. 尾背、腹两色，从尾基到尾尖颜色一致

图 5-2-1　褐家鼠体征

（2）头骨：头骨粗大，眶上嵴发达，与顶骨颞嵴相连向后一直延伸到鳞骨，两颞嵴几乎平行，听泡不发达（图 5-2-2）。

2. 栖息特性

褐家鼠栖息场所广泛，为家、野两栖性鼠种，以室内为主。褐家鼠有迁徙习性，喜欢在房屋底层结构中活动，如地沟、下水道和家具下部，有时通过卫生间的下水道进入室内。

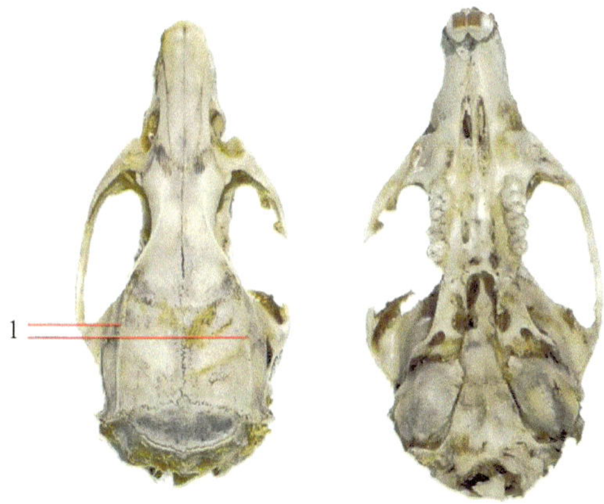

1. 眶上嵴发达，与顶骨颞嵴相连一直延伸到鳞骨，两颞嵴几乎平行

图 5-2-2　褐家鼠头骨

二、黄胸鼠　*Rattus tanezumi* Temminck，1844

1. 鉴定要点

（1）体征：体型中等，体长 130 ~ 210 mm，体重 60 ~ 180 g，尾长超过体长。耳大而薄，向前折可遮住眼部。背中部颜色较体侧深，背毛棕褐色或黄褐色，并间杂一些全黑毛。腹面呈灰黄色，胸部毛色更黄，毛基均为灰色。重要的识别特征为前足背面中央有一棕褐色斑，周围灰白色。幼鼠毛色较成年鼠深（图 5-2-3）。

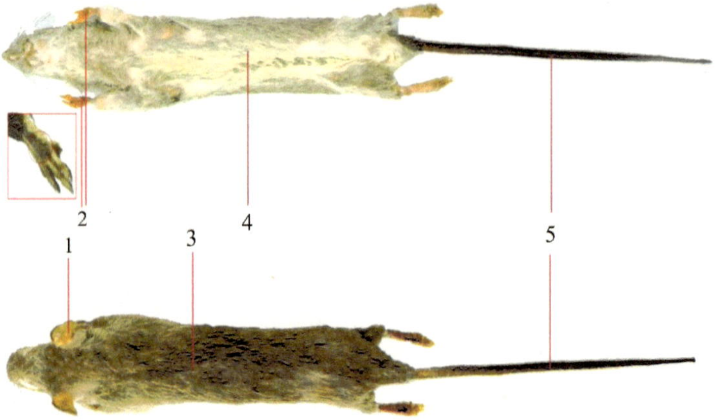

1. 耳大而薄，向前折可遮住眼部；2. 前足背面中央有一棕褐色斑；3. 背中部颜色较体侧深，背毛棕褐色或黄褐色，并间杂一些全黑毛；4. 腹面呈灰黄色，胸部毛色更黄，毛基均为灰色；5. 尾长大于体长，尾上下都为黑色

图 5-2-3　黄胸鼠体征

（2）头骨：头骨大小与褐家鼠相似，两颞嵴间较宽，眶上嵴不明显（图 5-2-4）。

2. 栖息特性

黄胸鼠食性杂，以植物性食物为主，偏好于含水分较多的食物，有时也吃动物性食物，甚至咬伤家禽。喜欢在房屋的上层结构中活动，如房梁、天花板和家具顶端等。

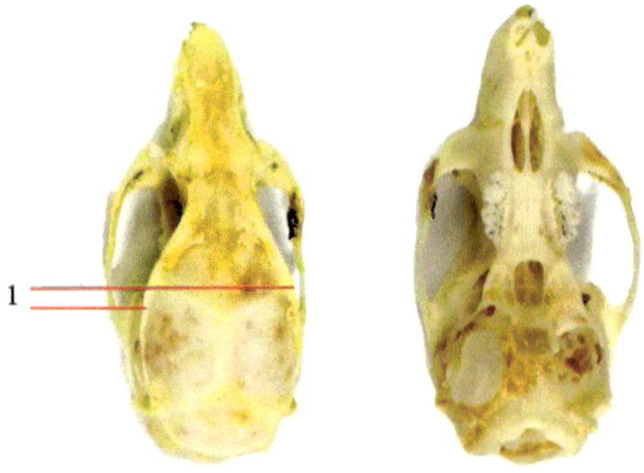

1. 两颞嵴间较宽，呈弧形，眶上嵴不明显

图 5-2-4　黄胸鼠头骨

三、小家鼠 *Mus musculus* Linna-eus 1758

1. 鉴定要点

（1）体征：小家鼠体型小，体长 50 ~ 100 mm，体重 7 ~ 20 g，尾长短于或等于体长。头较小，耳圆形。毛色随季节、环境变异较大。体背毛呈棕灰、灰褐或暗褐色，毛基部黑色，腹面白色、灰白色或白黄色（图 5-2-5）。

（2）头骨：头骨略细长，吻部短，脑颅低平，无眶上嵴和颞嵴。腭裂孔较长，其后缘达到或超过第一上臼齿前缘的连接线。听泡小而平。上颌门齿舌面有一极明显的直角缺刻，为其分类鉴定的主要特征（图 5-2-6）。

2. 栖息特性

小家鼠食性杂，分布广，家野两栖，常见于老旧的房屋，常在木制家具中絮窝繁殖。

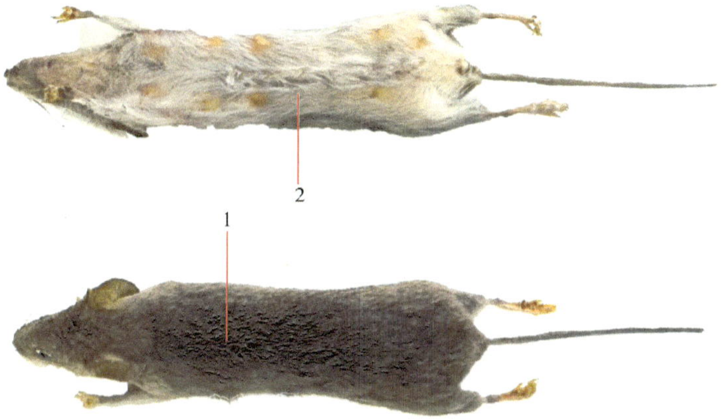

1. 体背毛呈棕灰、灰褐或暗褐色，毛基部黑色；2. 腹面白色、灰白色或白黄色

图 5-2-5　小家鼠体征

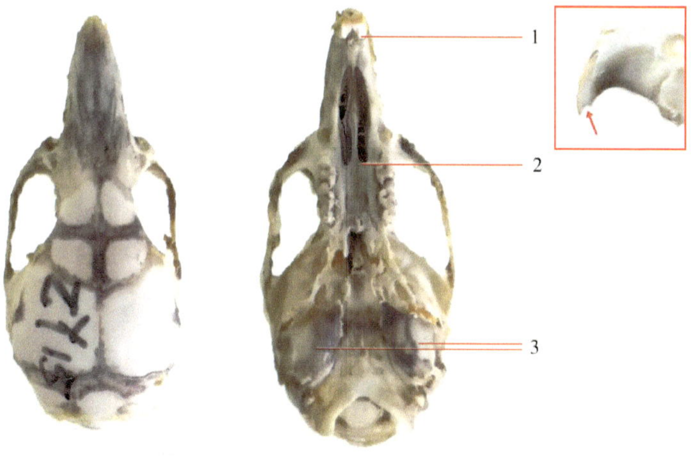

1. 上颌门齿舌面有一极明显的直角缺刻；2. 腭裂孔较长，其后缘超过第一上臼齿前缘的连接线；3. 听泡小而平

图 5-2-6　小家鼠头骨

四、黑线姬鼠 *Apodemus agrarius*（Pallas，1771）

1. 鉴定要点

（1）体征：小型鼠，体长 65 ~ 120 mm，体重 25 ~ 40 g。头小，吻尖。耳长 9 ~ 13 mm，向前翻可接近眼部。尾长短于体长。背毛一般棕褐色，背毛基部多深灰色，上段黄棕色，有些带有黑尖。背部具一条明显黑线，从两耳之间一直延伸至接近尾的基部。体侧毛棕色，无黑毛尖，腹面与四肢内侧毛灰白色，毛基灰色，毛尖白色，腹背毛无明显分界线（图 5-2-7）。

（2）头骨：头骨细长，吻部较尖，眶上嵴明显，与颞嵴相连（图 5-2-8）。

2. 栖息特性

主要生活在野外，作物区较常见，极少进入家中，食性杂。

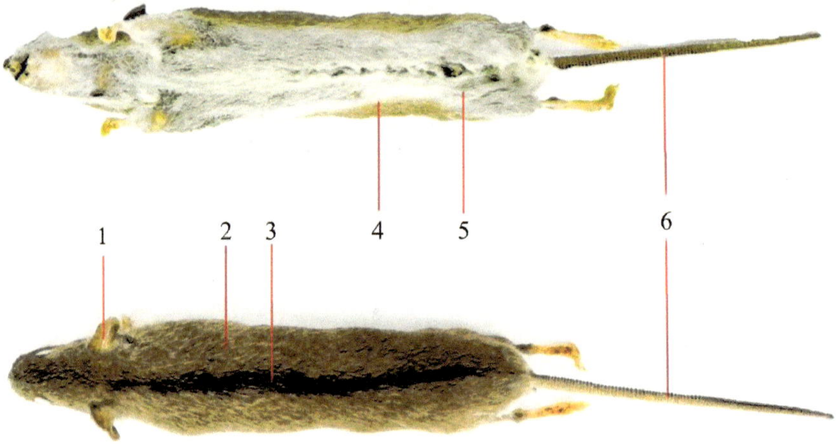

1. 耳向前翻可接近眼部；2. 背毛一般棕褐色，背毛基部多深灰色，上段黄棕色，有些带有黑尖；3. 背部具一条明显黑线，从两耳之间一直延伸至接近尾的基部；4. 腹背毛无明显分界线；5. 腹面与四肢内侧毛灰白色，毛基灰色，毛尖白色；6. 尾长短于体长，尾上下两色

图 5-2-7　黑线姬鼠体征

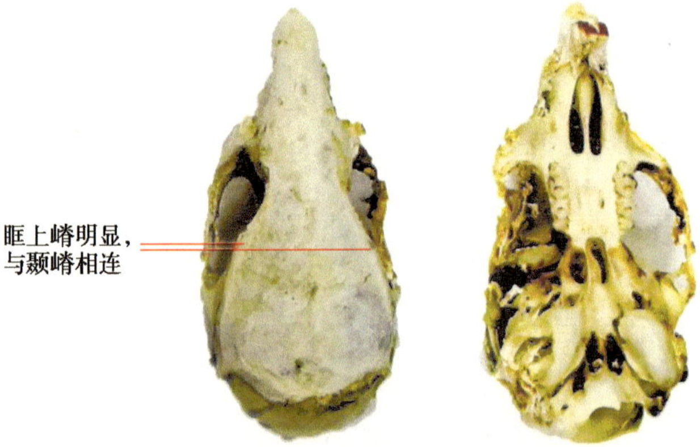

图 5-2-8　黑线姬鼠头骨

五、针毛鼠 *Niviventer fulvescens*（Gray，1847）

1. 鉴定要点

（1）体征：体型中等大小，体长 130 ~ 150 mm，体重 50 ~ 70 g。尾长显著超过体长，尾长 155 ~ 200 mm。背毛和腹毛毛色显著不同，界限清晰。背毛棕黄色，刺毛较多。腹毛为纯白色或土黄色。尾毛上下两色，背面为褐色，腹面为白色（图 5-2-9）。

（2）头骨：头骨窄长。眶上脊和颞脊明显。听泡小。第 1 上臼齿大，超过第 2、3 上臼齿之和（图 5-2-10）。

2. 栖息特性

野外生活，喜栖坡地、草丛、山石缝中（图 5-2-11）。

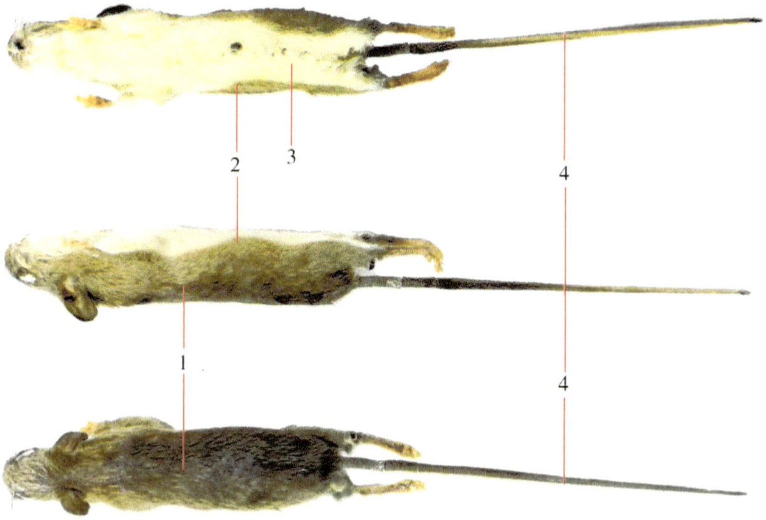

1. 背毛棕黄，偏砖红色，刺毛发达；2. 背腹毛色显著不同，界限清晰；3. 腹毛为纯白色或土黄色；4. 尾毛上下两色，背面为褐色，腹面为白色，尾长显著超过体长

图 5-2-9　针毛鼠体征

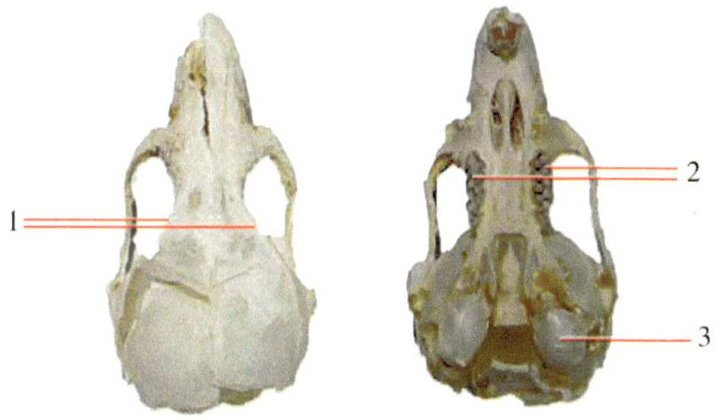

1. 眶上嵴和颞脊明显；2. 第 1 上臼齿大，超过第 2、3 上臼齿之和；3. 听泡小

图 5-2-10　针毛鼠头骨

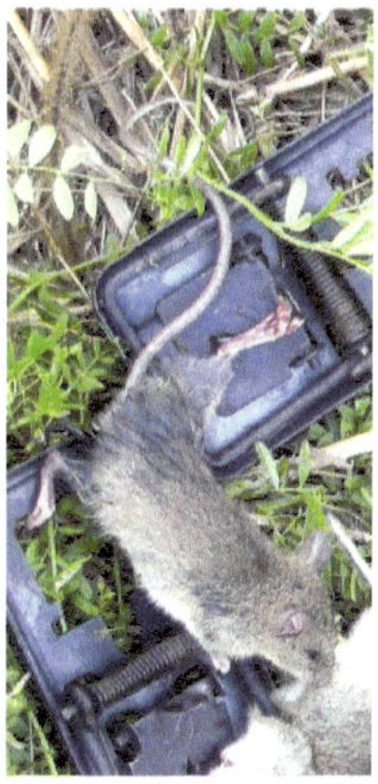

图 5-2-11　针毛鼠（亚成体）

六、北社鼠（社鼠） *Niviventer confucianus*（Milne-Edwards，1871）

1. 鉴定要点

（1）体征：体型中等，纤细，体长 125 ～ 195 mm，体重 45 ～ 150 g，尾长大于体长。耳大而薄，向前折可达眼部。被毛棕褐色，有少量刺毛，背腹毛在体侧分界明显为其重要形态特征。尾毛两色，尾背部毛色与体毛相似，尾端部和腹面白色，尾端毛长，类似毛笔状，是与针毛鼠的重要区别（图 5-2-12）。

（2）头骨：头骨狭长而扁，眶上嵴发达，听泡小（图 5-2-13）。

2. 栖息特性

喜居植被丰富的山地森林、溪旁草丛、农田旁杂草、岩石缝、荒地、菜园等地（图 5-2-14），喜攀登。偶有居住高处者，食物匮乏时会入舍盗食。

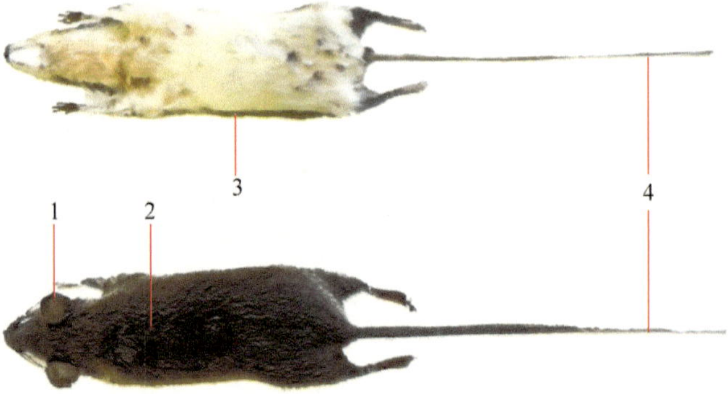

1. 耳大而薄，向前折可达眼部；2. 被毛棕褐色，有刺毛；3. 背腹毛在体侧分界明显；4. 尾毛两色，尾背部毛色与体毛相似，尾端部和腹面白色，尾端毛长，类似毛笔状

图 5-2-12　北社鼠体征

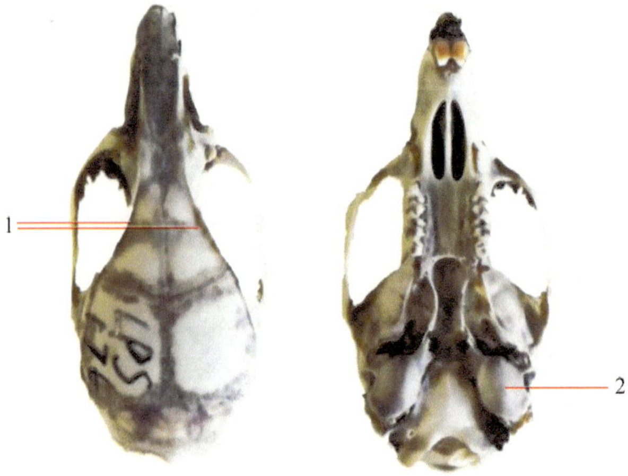

1. 眶上嵴发达；2. 听泡小

图 5-2-13　北社鼠头骨

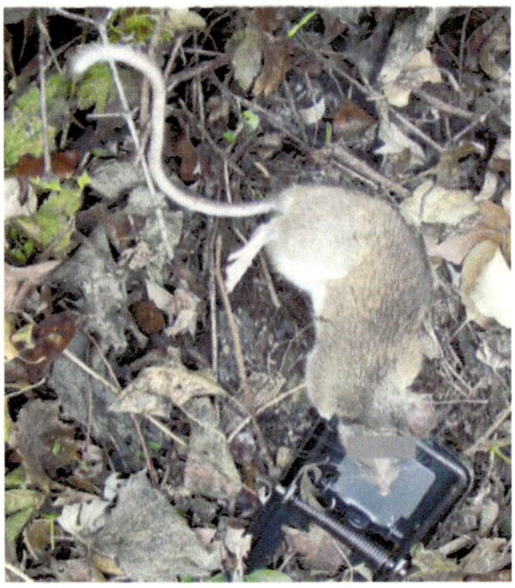

图 5-2-14　北社鼠

七、黄毛鼠 *Rattus losea*（Swinhoe，1871）

1. 鉴定要点

（1）体征：体型中等大小，躯干细，体重 70 ～ 120 g，体长 140 ～ 175 mm，尾细长，127 ～ 175 mm，略大于体长。外貌与褐家鼠相似，耳小而薄，后足短，小于 33 mm。背毛淡棕褐色、棕褐色至黄褐色不等。腹毛纯白、灰白乃至灰色。尾巴近乎一色，背面深褐色，底面略淡。尾环基部生黑褐色密而短的毛，尾环不明显。前后足背面白色（图 5-2-15）。

（2）头骨：黄毛鼠头骨与褐家鼠有显著的不同，褐家鼠左右颞嵴近乎平行，而黄毛鼠则颞嵴弯曲呈弧形。黄毛鼠的腭孔较长，其后缘几乎达上颌第 1 臼齿的第 2 横嵴处（图 5-2-16）。

2. 栖息特性

黄毛鼠广泛栖息在稻田、甘蔗地、甘薯地、香蕉地、菜园，其中以稻田区为多。此外，堤岸、灌丛、茅草坡也有其活动和栖居。黄毛鼠一般不入人房，只是在紧靠农田的房舍内才偶有发现。

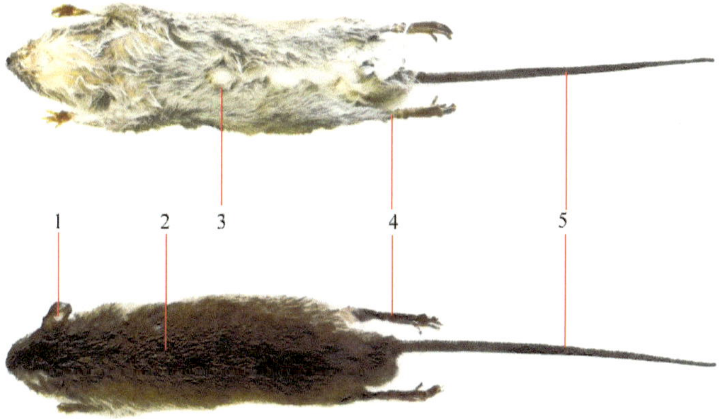

1. 耳小而薄；2. 背毛淡棕褐色、棕褐色至黄褐色不等；3. 腹毛纯白、灰白乃至灰色；4. 后足短，小于 33 mm；5. 尾巴近乎一色，背面深褐色，腹面略淡

图 5-2-15　黄毛鼠体征

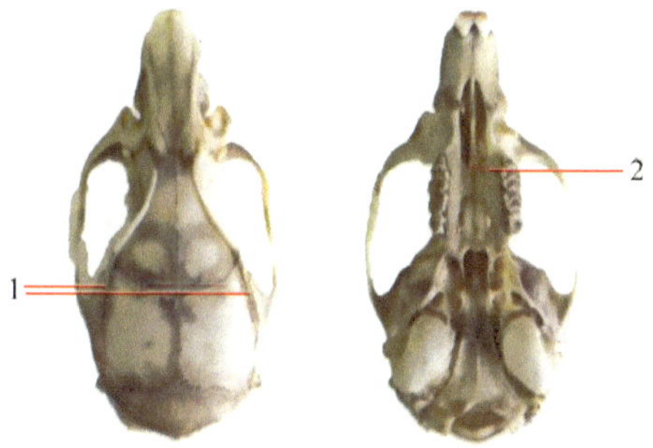

1. 颞嵴弯曲呈弧形；2. 黄毛鼠的腭孔较长，其后缘几乎达上颌第 1 臼齿的第 2 横嵴处

图 5-2-16　黄毛鼠头骨

八、黑线仓鼠 *Cricetulus barabensis*（Pallas，1773）

1. 鉴定要点

（1）体征：小型鼠类，肥壮、粗短，体长75～120 mm，体重20～35 g，尾短小，约为体长的1/4。头较圆，吻短钝，有颊囊，耳短圆，后足短小，约为体长的1/4，略大于前足。被毛因地区差异较大，多为灰褐色或黄褐色，背部从头到尾基有一暗色条纹（图5-2-17）。

（2）头骨：头骨较圆钝。顶间骨的宽度是长度的3倍（图5-2-18）。

2. 栖息特性

中国黄河以北部分省份的常见鼠种，多见于草原、半荒漠、耕地（图5-2-19）、山坡及河谷的林缘和灌木丛。

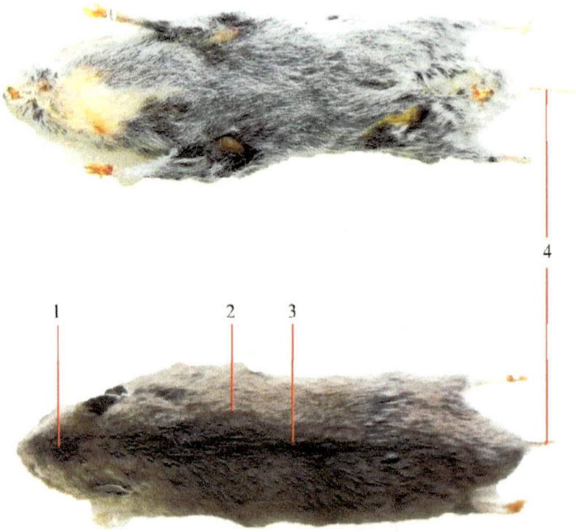

1. 头较圆，吻短钝，有颊囊；2. 背毛多为灰褐色或黄褐色；3. 背部从头到尾基有一暗色条纹；4. 尾短小，约为体长的1/4

图5-2-17　黑线仓鼠体征

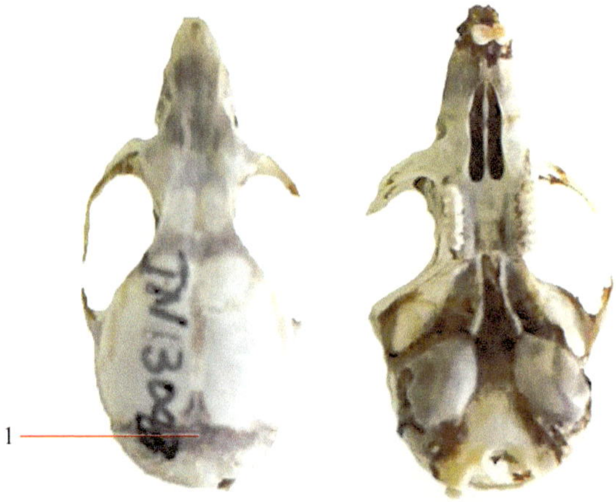

1. 顶间骨的宽度是长度的3倍

图5-2-18　黑线仓鼠头骨

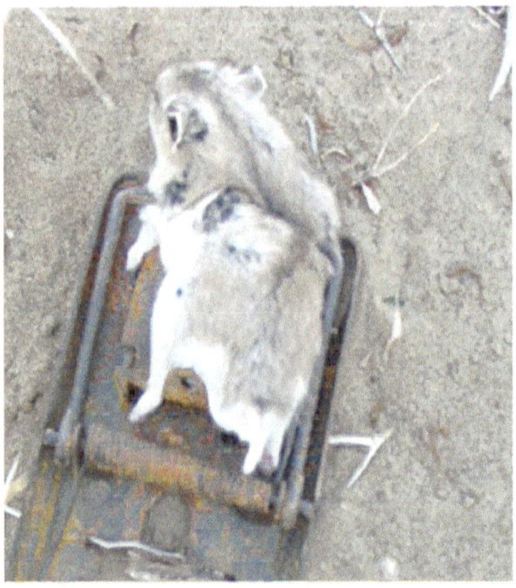

图5-2-19　黑线仓鼠

九、大仓鼠 *Tscherskia triton*（De Winton，1899）

1. 鉴定要点

（1）体征：体型较大，身体粗壮，体长 145～220 mm，体重 100～280 g，尾短，尾长约为体长的一半。耳圆，耳壳有极窄白边。体毛灰褐色，背部掺杂有黑毛尖的毛。腹部毛为灰白色或白色，背腹毛之间无明显界限；尾基部上下灰色，尾尖白色(图 5-2-20)。

（2）头骨：头骨略狭长，颅嵴发达成棱角，顶间骨宽大，上门齿短壮（图 5-2-21），下门齿细长、锋利。

2. 栖息特性

喜旱、疏松的耕地，离水较远和高于水源的农田、菜园、山坡、荒地等处，少数栖居在住宅和仓房内。

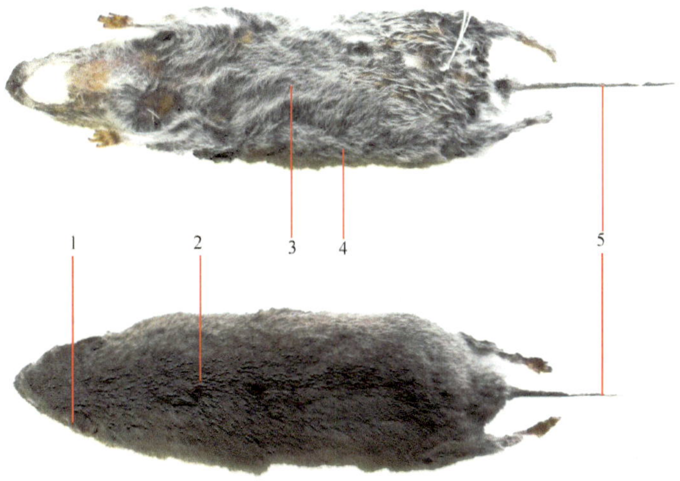

1. 耳圆，耳壳有极窄白边；2. 体毛灰褐色，背部掺杂有黑毛尖的毛；3. 腹部毛为灰白色或白色；4. 背腹毛之间无明显界限；5. 尾长不超过体长 1/2，尾基部上下灰色，尾尖白色

图 5-2-20　大仓鼠体征

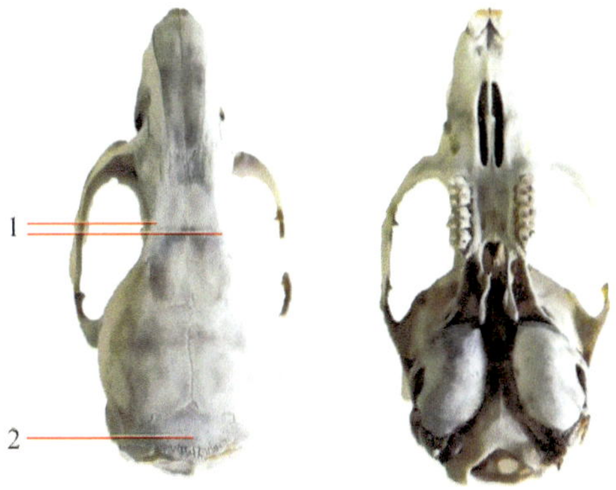

1. 颅嵴发达成棱角；2. 顶间骨宽大

图 5-2-21　大仓鼠头骨

十、长爪沙鼠 *Meriones unguiculatus*（Milne-Edwards，1867）

1. 鉴定要点

（1）体征：体长150 mm以内，体重60 g左右，尾长约为体长的3/4。背毛毛基青灰色，上端棕黄色，部分毛尖黑色，整个背部杂有黑褐色长毛。腹毛呈污白色，四肢内侧毛与腹毛同，外侧为棕黄色。眼大而圆，眼周有一圈较头部稍淡的毛。耳壳前缘有灰白色长毛，耳壳内侧及顶端有少而短的毛，其余部分几乎为裸露，耳基下外侧和耳后有一小块纯黄白色毛区，由口角向侧上方到前肢基部上方到前胸及前肢内侧的纯白毛连成一片。尾长而粗，尾毛两色，尾背面与体背同色，棕褐色较重，腹面为亮黄色，尾末端间杂有黑色长毛，形成明显的毛束。趾端有弯锥形的强爪，适于掘洞，爪黑色，后肢跖和掌被以细毛（图5-2-22）。

（2）头骨：鼻骨较长，约为颅长的1/3。顶骨宽大，背面隆起，听泡发达、隆起，两听泡最前端距离较近。腭裂孔狭长向后几乎伸达臼齿前缘的连线。颧弓前窄后宽。上臼齿3枚，第1枚最大，第2枚次之，第3枚最小（图5-2-23）。

2. 栖息特性

食性比较杂，主要吃草本植物的种子和叶、茎，有吞食小型动物和同类的现象，耐旱性强。

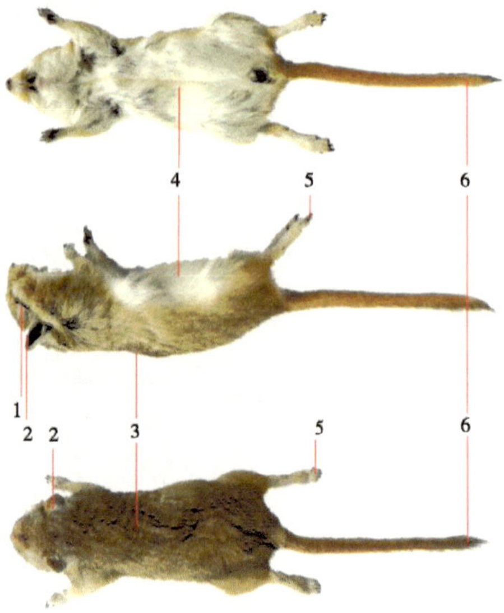

1. 眼大而圆，眼周有一圈较头部稍淡的毛；2. 耳壳前缘有灰白色长毛，耳基下外侧和耳后有一小块纯黄白色毛区；3. 背毛毛基青灰色，部分毛尖黑色，杂有黑褐色长毛；4. 腹毛呈污白色，四肢内侧毛与腹毛同，由口角向侧上方到前肢基部上方到前胸及前肢内侧的纯白毛连成一片；5. 趾端有弯锥形的强爪，爪黑色，后肢跖和掌被以细毛；6. 尾长而粗，尾毛两色，尾背面与体背同色，棕褐色较重，腹面为亮黄色，尾末端间杂有黑色长毛，形成明显的毛束

图5-2-22　长爪沙鼠体征

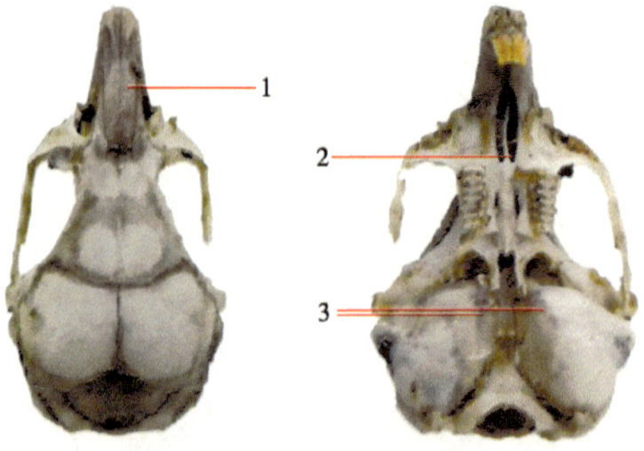

1. 鼻骨较长，约为颅长的1/3；2. 腭裂孔几乎达臼齿前缘；3. 听泡发达、隆起，两听泡前端距离较近

图5-2-23　长爪沙鼠头骨

十一、大沙鼠 *Rhombomys opimus*（Lichtenstein，1823）

1. 鉴定要点

（1）体征：耳短小，不及后足长之半。耳壳前缘列生长毛，耳内侧仅靠顶端被有短毛。尾长接近体长，上被密毛，尾后段的毛较长，一直伸达尾末端形成毛笔状的毛束，尾毛大部分呈一色，为红锈色，与体背毛色有显著区别，靠近尾后段有长的黑毛。大沙鼠头和背部中央毛色呈淡沙黄色，体侧、眼周、两颊和耳后等处的毛色较体背略暗淡，介于灰沙色与黄沙色之间，毛尖端为黑色，基部为暗灰色，中部呈沙黄色，掺杂有黑褐色毛。腹面毛色和四肢内侧毛色相近，均为污白色，微带黄色，基部为暗灰色，端部为污白色。四肢外侧和后脚跖部被有浅黄色毛（图 5-2-24）。

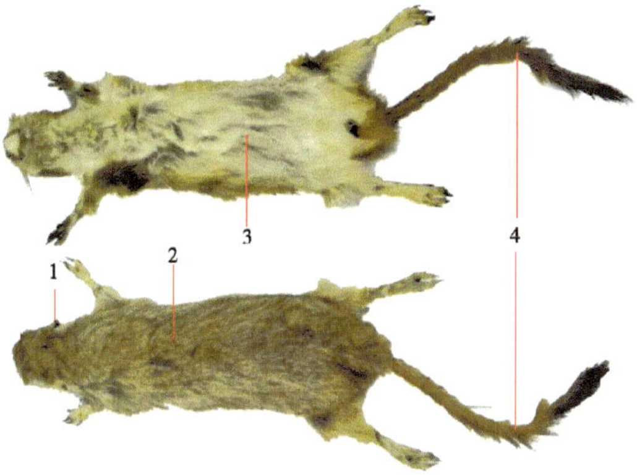

1. 耳短小，不及后足长之半，耳壳前缘列生长毛；2. 大沙鼠头和背部中央毛色呈淡沙黄色，体侧、眼周、两颊和耳后等处的毛色较体背略暗淡，毛尖为黑色，基部为暗灰色，中部呈沙黄色，掺杂有黑褐色毛；3. 腹面毛色和四肢内侧毛色相近，微带黄色，基部为暗灰色，端部为污白色；4. 尾长接近体长，上被密毛，尾后段的毛较长，一直伸达尾末端形成毛笔状的毛束，尾毛大部分红锈色，与体背毛色有显著区别，靠近尾后段有长的黑毛

图 5-2-24　大沙鼠体征

（2）头骨：大沙鼠头骨宽大，额宽达颧长的 2/3。鼻骨较长，其长超过颅长的 1/3。额骨表面中央部较低凹，眶上嵴明显。由于额骨长大，顶骨显著变短，同时顶部平扁，有明显的颞嵴，向后达顶间骨处，然后折向两侧形成大弯。顶骨近于椭圆形。颧弓中央不太膨大。听泡膨大不与颧弓的鳞骨突角相接触。腭孔狭长，向后延伸达不到臼齿列。上门齿的前面各有两条纵沟，齿外侧的一条较明显（图 5-2-25）。

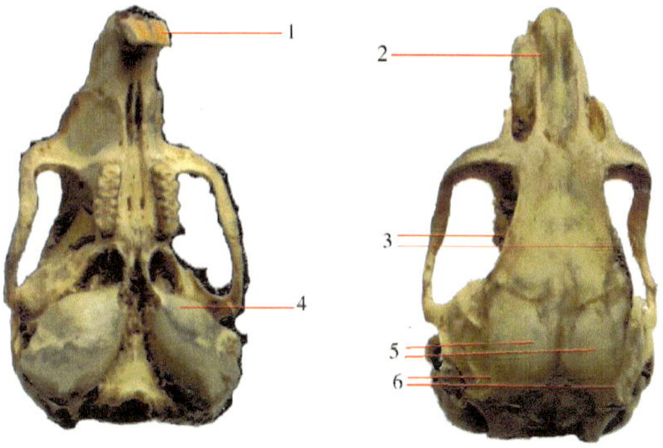

1. 上门齿的前面各有两条纵沟，齿外侧的一条较明显；2. 鼻骨较长，其长超过颅长的 1/3；3. 额骨表面中央部较低凹，眶上嵴明显；4. 听泡膨大，不与颧弓的鳞骨突角相接触；5. 顶骨近于椭圆形；6. 有明显的颞嵴，向后达顶间骨处，然后折向两侧形成大弯

图 5-2-25　大沙鼠头骨

2. 栖息特性

大沙鼠栖息在海拔 900 m 以下的沙土荒漠、黏土荒漠和石砾荒漠地区，选择具有固沙植物灌木丛的环境作为栖息点。

十二、子午沙鼠 *Meriones meridianus*（Pallas，1773）

1. 鉴定要点

（1）体征：体长不超过150 mm，尾长约等于或略短于体长。体背毛呈浅灰沙黄色至深棕色，体侧毛较淡，呈沙灰色，腹毛纯白色。耳壳前缘列生长毛，眼周和眼后以及耳后毛色较淡，白色或灰白色。尾上下两色，上面为亮的棕黄色，下面为浅棕白色，末端有长毛形成的毛束，毛尖略显暗褐色。足底覆有密毛，爪灰白色（图 5-2-26）。

（2）头骨：顶间骨宽大，顶间骨前缘中间部分略向前突，背面明显隆起，后缘有凸起。听泡发达。腭孔狭长，后缘达臼齿前缘。鼻骨较为狭窄。每一上门齿前面各有 1 条明显纵沟（图 5-2-27）。

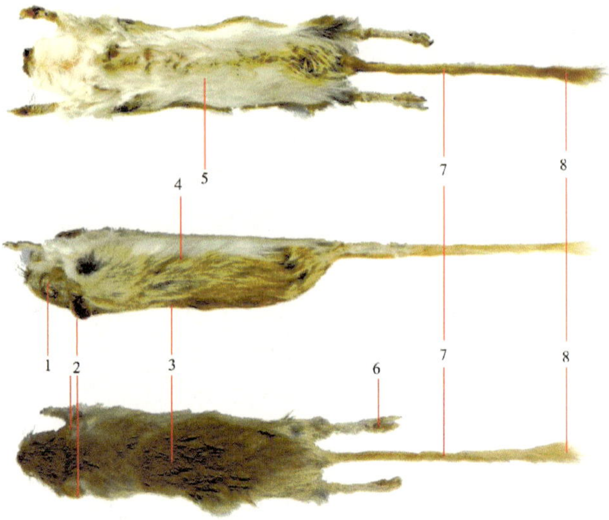

1. 眼周和眼后以及耳后毛色较淡，白色或灰白色；2. 耳壳前缘列生长毛；3. 背毛呈浅灰沙黄色至深棕色；4. 体侧毛较淡；5. 腹毛纯白色；6. 足底覆有密毛，爪灰白色；7. 尾上下两色，上面为亮棕黄色，下面为浅棕白色；8. 尾毛尖略显暗褐色，末端有长毛形成的毛束

图 5-2-26　子午沙鼠体征

2. 栖息特性

子午沙鼠主要栖息于荒漠灌木的沙丘、沙岗及丘间低地，有时也见于非地带性的沙地和农区。杂食，以草本植物、旱生灌木、小灌木的茎叶和果实为主要食物。

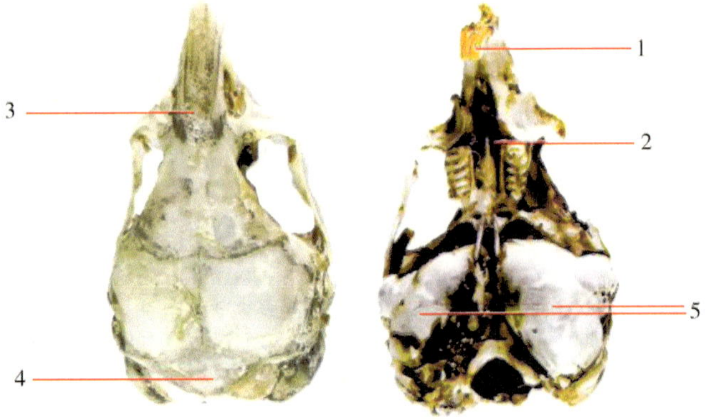

1. 每一上门齿前面各有 1 条明显纵沟；2. 腭孔狭长，后缘达臼齿前缘；3. 鼻骨较为狭窄；4. 顶间骨宽大，背面明显隆起，后缘有凸起；5. 听泡发达

图 5-2-27　子午沙鼠头骨

十三、红尾沙鼠 *Meriones libycus* Lichtenstein，1823

1. 鉴定要点

（1）体征：体型中等，尾长与体长接近，或略超体长。背毛灰棕色。毛基灰色，毛端部沙黄色，毛尖转为黑色，夹杂有少数黑色长毛。体侧毛端部浅沙黄色，毛尖黑色，且灰色越向腹面越淡，最后接近白色，随接近腹部毛逐渐变短。背腹毛色在体侧界限不十分明显。腹面喉部、四肢内侧白色，胸部中央毛基浅灰色，毛尖白色或带浅棕的黄色。尾毛呈棕黄色，至尾末端的毛束呈栗红色、栗褐色或栗黑色，尾背面杂有毛端粟黑色的长毛，末端毛束长 15mm 以上（图 5-2-28）。

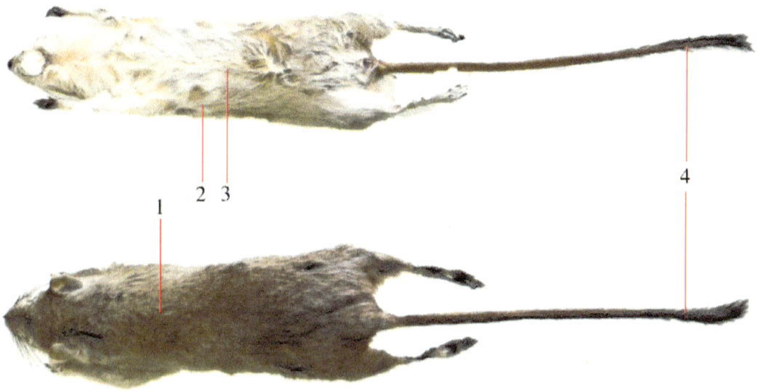

1. 背毛灰棕色，夹杂有少数黑色长毛；2. 背腹毛色在体侧界限不明显；3. 四肢内侧白色，胸部中央毛基浅灰色；4. 尾与背毛色明显不同，呈棕黄色，末端呈毛束

图 5-2-28　红尾沙鼠体征

（2）头骨：红尾沙鼠头骨粗壮，枕鼻较长，前后宽度变化不大。额骨、顶骨处微隆起，使头骨背面呈弧形。眶上嵴发达而明显，向后在顶外侧顶嵴处平行向后延伸。眶间宽较大，额骨后缘平直，使额骨呈梯形，顶间骨大，前缘宽而突向顶骨呈弧形，后端较窄而平直，两侧无明显的尖角。颧弓发达，前端成板状，向后下方延伸，再平行往后而不外突。腭裂孔狭长，其后缘接近上臼齿前缘连线。腭骨后端突起较大。听泡大而隆起，略呈三角形，听道口前壁膨胀成一明显的鼓泡，且和颧弓的鳞骨颧突相接，向外突出与颧宽相等或超出颧宽，听泡后缘超过枕骨后缘。枕骨的外侧后腹方具明显的副枕突（图 5-2-29）。

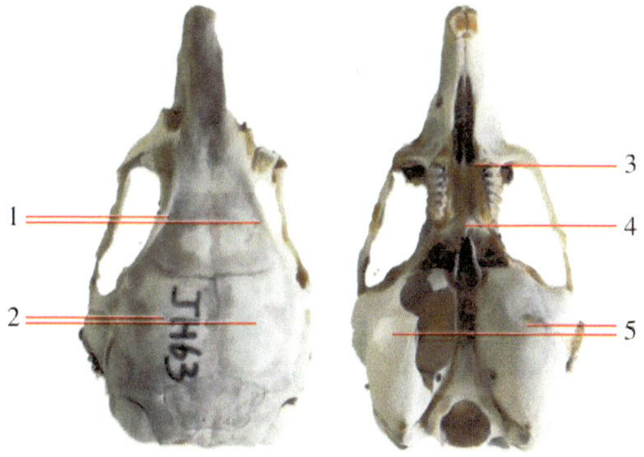

1. 眶上嵴发达而明显，向后在顶外侧顶嵴处平行向后延伸；2. 额骨、顶骨处微隆起，使头骨背面呈弧形；3. 腭孔狭长，其后缘接近上臼齿前缘连线；4. 腭骨后端突起较大；5. 听泡大而隆起，听道口前壁膨胀成一明显的鼓泡，略呈三角形，听泡后缘超过枕骨后缘

图 5-2-29　红尾沙鼠头骨

2. 栖息特性

沙漠丘陵和山麓荒漠草原及黏土荒漠，喜栖种植植物和菜类较多的环境。

十四、长尾黄鼠 *Spermophilus parryii*（Pallas，1778）

1. 鉴定要点

（1）体征：背与臂毛呈褐黄色，杂有黑毛，并具白色的毛梢，因此形成隐约而不规则的小斑点。脊背两侧为棕黄色或棕灰色。腹部及身体两侧，由下颌至后肢内侧略呈棕色。体背和腹部的毛基灰黑色。尾腹面中央有一棕色的条纹，两侧毛稍呈白色。眼四周为白色，耳壳发黄（图 5-2-30）。

（2）头骨：头骨大而坚实，吻部较短，眶间部很宽，人字嵴显著（图 5-2-31）。

2. 栖息特性

长尾黄鼠喜栖息于山地草原、森林草原和亚高山草甸植被类型的山前丘陵及林缘、河谷地带。时常身体直立观察四周动静，一旦有敌情，迅速地钻入洞中或藏匿于草丛中。

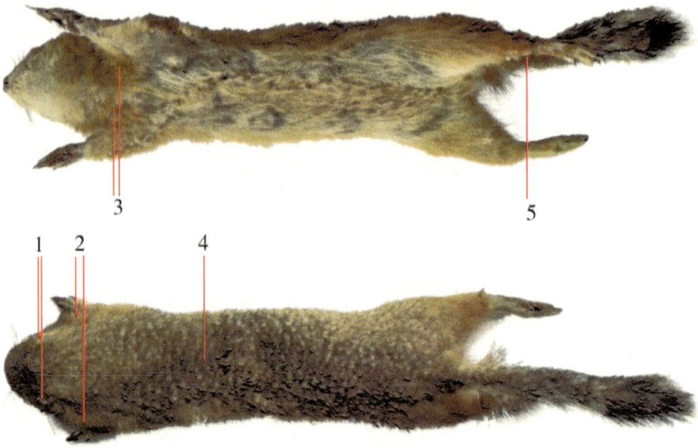

1. 眼四周为白色；2. 耳壳发黄；3. 由下颌至后肢内侧略呈棕色；4. 背与臂毛呈褐黄色，杂有黑毛，形成隐约而不规则的小斑点；5. 尾腹面中央有一棕色的条纹，两侧毛稍呈白色

图 5-2-30　长尾黄鼠体征

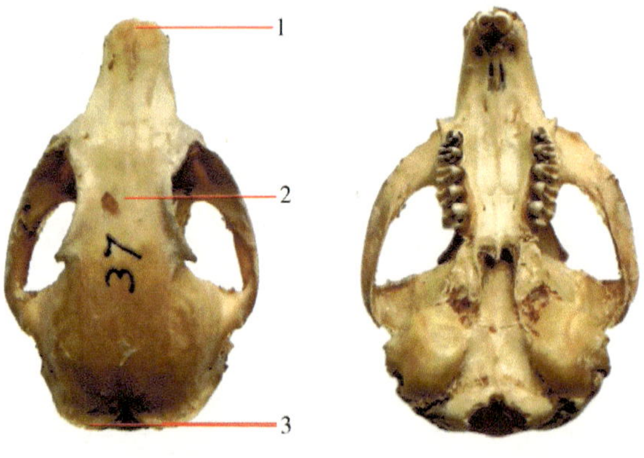

1. 吻部较短；2. 眶间部很宽；3. 人字嵴显著

图 5-2-31　长尾黄鼠头骨

十五、达乌尔黄鼠 *Spermophilus dauricus*（Brandt，1843）

1. 鉴定要点

（1）体征：体型中等，肥胖，体长 160 ~ 270 mm，体重 135 ~ 264 g，尾短，不及体长的 1/3。头大，眼大，耳郭小，成嵴状。尾端毛蓬松，有不发达的毛束。体背毛棕黄褐色，并带褐黑色杂毛，背毛基部灰黑，毛尖端黑褐色。颈、腹部为浅白色。前足掌部裸出。四肢、足背面为沙黄色，爪黑褐色。头部毛比背毛颜色深，两颊和颈侧腹毛之间有明显的界线（图 5-2-32）。

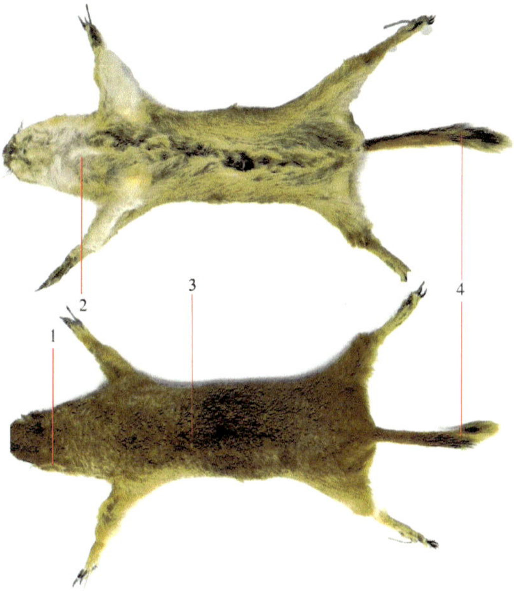

1. 耳廓小，成嵴状；2. 颈、腹部为浅白色，两颊子口颈侧腹毛之间有明显界线；3. 体背毛棕黄褐色，并带褐黑色杂毛；4. 尾短，不及体长的 1/3，尾端毛蓬松，有不发达的毛束

图 5-2-32　达乌尔黄鼠体征

（2）头骨：头骨外形粗短。颅呈椭圆形，颅顶明显呈拱形。鼻骨前端较宽大，眼眶大而长，眶上突的基部前端有缺口，眶后突粗短，听泡纵轴长于横轴（图 5-2-33）。

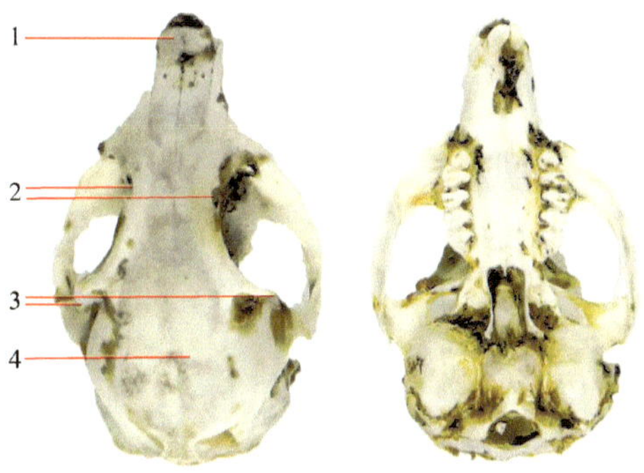

1. 鼻骨前端较宽大；2. 眶上突的基部前端有缺口；3. 眶后突粗短；4. 颅顶明显呈拱形

图 5-2-33　达乌尔黄鼠头骨

2. 栖息特性

尤喜栖居于农田田埂、地格、路基、坟地及年代不久的撂荒地，在牧区草原的最适栖息地多为居民点周围，在丘陵地区喜欢在较高的地区挖掘洞穴。

十六、三趾跳鼠 *Dipus sagitta*（Pallas，1973）

1. 鉴定要点

（1）体征：体型中等，跳鼠中较大的鼠种，体长 105 ~ 181 mm，尾长约为体长的 1/3。头大，眼大，耳较短，前折不超过眼的前缘。耳壳前方有一排栅栏状白色硬毛。前肢 5 趾，第一趾具短而宽的爪，其余 4 趾的爪都细长而锐利，后肢特别发达，其长度为前肢的 3 ~ 4 倍。后足只有中间 3 趾，两侧趾完全退化，趾下面具有梳状硬毛。第二趾和第四趾的爪特别发达，侧扁，呈刀状。尾末端有黑白相间的"尾穗"。三趾跳鼠体背毛色变异较大，一般从灰棕色或棕红色到沙棕色或沙土黄色，部分背毛毛尖黑色或纯黑色毛。体侧与股部外侧毛锈黄色，整个腹面连同下唇和尾基部毛色纯白（图 5-2-34）。

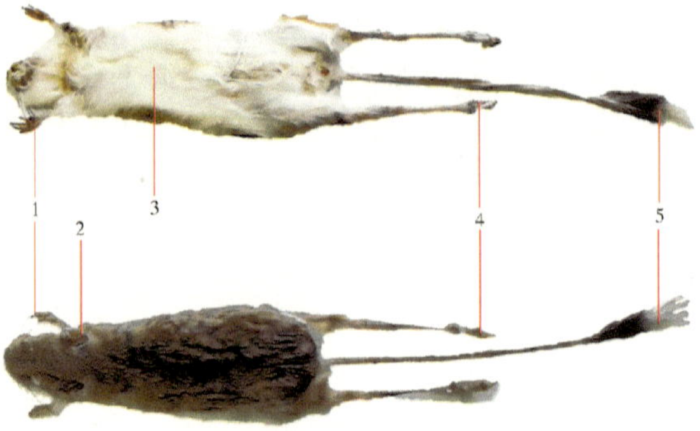

1. 前肢 5 趾，第一趾具短而宽的爪，其余 4 趾的爪都细长而锐利；2. 耳较短，前折不超过眼的前缘，耳壳前方有一排栅栏状白色硬毛；3. 腹毛连同下唇和尾基部毛色纯白；4. 后肢特别发达，其长度为前肢的 3 ~ 4 倍，后足只有 3 趾，两侧趾完全退化，趾下面具有梳状硬毛，第二趾和第四趾的爪特别发达，侧扁，呈刀状；5. 尾末端有黑白相间的"尾穗"

图 5-2-34　三趾跳鼠体征

（2）头骨：三趾跳鼠颅骨短而宽。鼻骨前端具一缺刻，鼻骨与额骨相交处明显下凹。顶间骨的宽为长的 1.5 倍。听泡发达，左右听泡间有相当宽的空隙。腭孔短，其后端达于上臼齿列中小前臼齿之间。在上颌左右第二臼齿之间有一对近于圆形的腭孔，第二对腭孔位于齿后缘之内方，两对腭孔都很小。硬腭较长，其后缘超过上齿列末端甚远。三趾跳鼠上门齿几乎与上颌垂直，前面黄色，中央有浅沟。前臼齿的高度不及第一上臼齿之半，其横截面为圆形。第一臼齿很大，其余两枚臼齿依次渐小（图 5-2-35）。

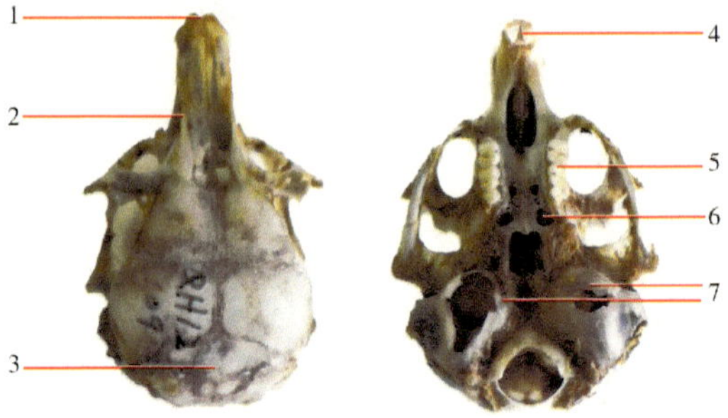

1. 鼻骨前端具一缺刻；2. 鼻骨与额骨相交处明显下凹；3. 顶间骨的宽为长的 1.5 倍；4. 上门齿几乎与上颌垂直，中央有浅沟；5. 前臼齿的高度不及第一上臼齿之半，第一臼齿很大，其余两枚臼齿依次渐小；6. 上颌左右第二臼齿之间有一对近于圆形的腭孔，第二对腭孔位于齿后缘之内方，两对腭孔都很小；7. 听泡发达，左右听泡间有相当宽的空隙

图 5-2-35　三趾跳鼠头骨

2. 栖息特性

三趾跳鼠喜沙土地、河滩地、固定或半固定沙丘、砾石荒漠中的风积沙丘地段，多选择具有梭梭、沙拐枣为主的灌木荒漠、红柳沙丘、胡杨疏林沙丘，以及沙蒿、沙柳为主的沙生植被的环境作为栖息位点。

十七、五趾跳鼠 *Allactaga sibirica*（Forster，1778）

1. 鉴定要点

（1）体征：中等体型中较大的一种，体长 120 ～ 198 mm，体重 95 ～ 140 g，尾长约为体长的 1. 5 倍。耳大，前折可达鼻端。头圆，眼大。后肢长为前肢的 3 ～ 4 倍，后足具 5 趾，第一趾和第五趾趾端达不到中间 3 趾基部。尾端具黑白长毛形成的毛束，黑色部分为环状。背毛及四肢外侧毛尖浅棕黄色，毛基灰色。头顶及两耳内外均为淡沙黄色，两颊、下颌、腹部及四肢内侧为纯白色，臀部两侧各形成一白色纵带，向后延至尾基部分。尾背面黄褐色，腹面浅黄色（图 5-2-36）。

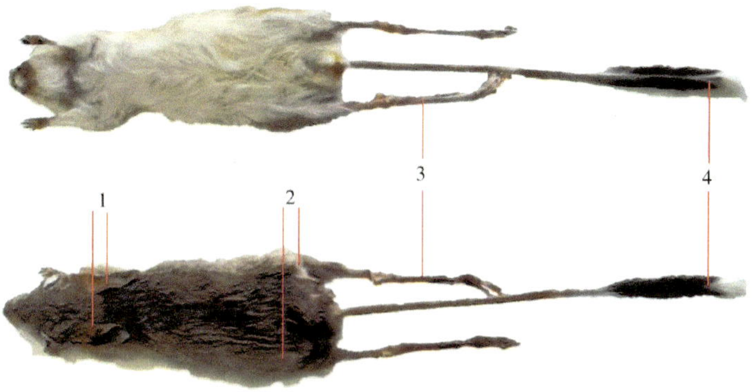

1. 耳大，前折可达鼻端；2. 臀部两侧各形成一白色纵带，向后延至尾基部分；3. 后肢长为前肢的 3 ～ 4 倍，后足具 5 趾，第一趾和第五趾趾端达不到中间 3 趾基部；4. 尾长约为体长的 1. 5 倍，尾端具黑白长毛形成的毛束，黑色部分为环状，尾背面黄褐色，腹面浅黄色

图 5-2-36　五趾跳鼠体征

（2）头骨：脑颅宽大而隆起，光滑无嵴，额骨与鼻骨连接处形成一浅凹陷。顶间骨大，宽约为长的 2 倍。眶下孔极大，呈卵圆形。颧弓纤细，后部较前部宽，有一垂直向上的分支。腭孔长，外缘外突，末端超过上臼齿列前沿线。腭骨上只有 1 对卵圆形小孔，听泡隆起（图 5-2-37）。下颌骨细长平直，角突上有一卵圆形小孔。

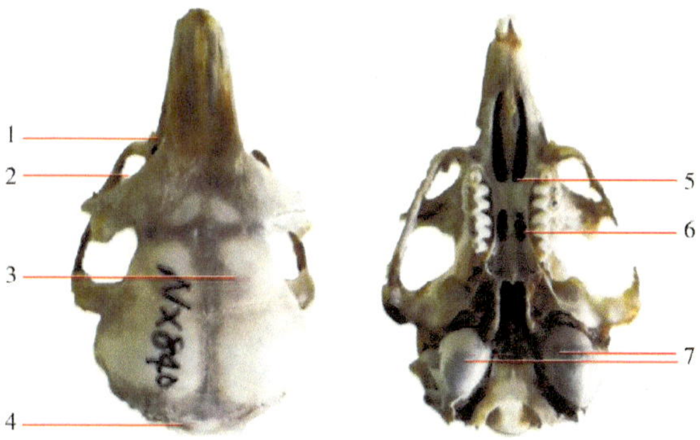

1. 额骨与鼻骨连接处形成一浅凹陷；2. 眶下孔极大，呈卵圆形；3. 脑颅宽大而隆起，光滑无嵴；4. 顶间骨大，宽约为长的 2 倍；5. 腭孔长，外缘外突，末端超过上臼齿列前沿水平线；6. 腭骨上只有 1 对卵圆形小孔；7. 听泡隆起

图 5-2-37　五趾跳鼠头骨

2. 栖息特性

五趾跳鼠主要栖居于半荒漠草原和山坡草地上，尤喜选择具有干燥草原的环境作为栖息点，荒漠地带偶尔也能见到。

第三节　常见鼠类分类检索表

一、中国啮齿动物分科、属检索

1　头骨上颌具两对门齿，在1对大门齿之后还有1对小门齿 ………… 兔形目…2
　头骨上颌仅具1对大门齿，在其后方再无小门齿 …………………… 啮齿目…3
2　体型较大，成体体长超过300 mm；耳长形；后肢远比前肢长；尾明显露出毛被外 ………………………………………………………… 兔科，仅1属：兔属
　体型较小，成体体长小于250 mm；耳近圆形；前、后肢长接近等长；尾不露出毛被外 ………………………………………………… 鼠兔科，仅1属：鼠兔属
3　身体被角质长刺 ……………………………………………………… 豪猪科…4
　身体被毛 ………………………………………………………………………… 5
4　体型较大，成体体长超过500 mm；尾较短，隐于棘刺中，其端部的刺膨大呈铃状 …………………………………………………………………………… 豪猪属
　体型较小，成体体长不超过450 mm；尾较长，显露于棘刺外，其末端具帚状毛簇 …………………………………………………………………… 帚尾豪猪属
5　具扁平形、覆以大型鳞片的大尾 ……………………… 河狸科，仅1属：河狸属
　尾的形状与上述不同 ……………………………………………………………… 6
6　在体侧前、后肢间连以生毛的皮膜，借以从高处向下滑翔 ………… 鼯鼠科…7
　在体侧前、后肢间无皮膜，不能滑翔 ………………………………………… 13
7　耳基部前、后具细长的黑毛簇 ………………………………………………… 8
　耳基部前、后无黑色的长毛簇 ………………………………………………… 9
8　体型较小，体长不到250 mm，后足长不到40 mm；眶上突短，其基部的前方无缺刻 …………………………………………………………………… 毛耳飞鼠属
　体型较大，体长超过250 mm，后足长超过40 mm；眶上突长，其基部的前方有缺刻 …………………………………………………………………… 复齿鼯鼠属
9　体型很大，成体体长超过500 mm，但尾较短，尾长小于体长的80%；体背部被毛较短而厚密，多绒毛 ………………………………………………… 绒毛鼯鼠属
　体型一般较小，成体体长多在300 mm左右或更短，仅少数物种的体长超过500 mm，但它们的尾均较长，接近、等于或超过体长；体背部被毛较长和较稀疏，不甚厚密，绒毛较少 ………………………………………………………… 10
10　体型较大，体长超过250 mm，颅全长超过50 mm；臼齿咀嚼面的齿纹结构较复杂，具崎岖曲折的齿嵴或齿突 ……………………………………………… 11
　体型较小，体长不到250 mm，颅全长不到50 mm；臼齿咀嚼面的齿纹结构较简单，具整齐排列的齿嵴或齿突 ……………………………………………… 12
11　尾粗大，呈扁平状；上门齿较宽，其唇面中央有一条纵沟；第三上臼齿的咀嚼

面明显比第一上臼齿和第二上臼齿的小 …………………………… 沟牙鼯鼠属
尾较细小，呈圆柱形；上门齿较窄．其唇面无纵沟；第三上臼齿的咀嚼面与第一上臼齿和第二上臼齿的相等，或略小 ………………………………… 鼯鼠属

12 体色较暗，皮膜以黑色为主；尾基毛色略浅，呈灰色；后足掌完全裸露；听泡间距大于听泡宽 ……………………………………………………… 黑白飞鼠属
体色较浅，皮膜以灰色或棕色为主；全尾同为黄褐色；后足跟部被密毛；二听泡间距离明显小于听泡宽 ………………………………………………… 飞鼠属

13 头骨下颌每侧具 4 颗颊齿 ……………………………………………………… 14
头骨下颌每侧具 3 颗颊齿 ……………………………………………………… 26

14 头骨上颌每侧具 4 颗颊齿；听泡较膨大，其内部被骨质膜分隔为几个室 ……………………………………………………………………… 睡鼠科…15
头骨上颌每侧具 5 颗颊齿（巨松鼠属和侧纹岩松鼠属例外）；听泡正常，其内部不分隔为几个室 ……………………………………………………… 松鼠科…16

15 由眼周至耳基部有一条长形黑色毛斑；尾毛长，尾侧毛向两侧生长 ………………………………………………………………………… 林睡鼠属
面部无上述毛斑；尾毛很短，尾侧无向两侧生长的长毛 ………… 毛尾睡鼠属

16 耳壳明显露出毛被外；尾较长，为体长的 2/3 左右或更长；头骨上颌第一前臼齿退化，甚至消失 ……………………………………………………………… 17
耳壳退化，不明显露出毛被外；尾较短，多小于体长的 1/2；头骨上颌第一前臼齿较大 ……………………………………………………………………… 25

17 头骨较短阔，鼻骨较短，明显小于眶间宽 ………………………………… 18
头骨较狭长，鼻骨较长，大于或接近眶间宽 ……………………………… 21

18 体型大，体长超过 270 mm，颅全长大于 65 mm；头骨上颌仅有 4 颗颊齿 ……………………………………………………………………… 巨松鼠属
体型较小，体长小于 270 mm，颅全长小于 60 mm；头骨上颌仅有 5 颗颊齿 ……………………………………………………………………………… 19

19 腹毛色纯白；耳端常有簇状长毛；后足掌被毛 ……………………… 松鼠属
腹毛不呈白色；耳端无簇状长毛；后足掌裸露无毛 ……………………… 20

20 体型较小，成体体长不超过 150 mm，头骨颅全长小于 40 mm；体背有明暗相间的纵纹 ……………………………………………………………… 花松鼠属
体型较大，成体体长远超过 180 mm，头骨颅全长不小于 45 mm；体背无明暗相间的纵纹 …………………………………………………………… 丽松鼠属

21 体型较小，成体体长小于 170 mm，头骨颅全长不超过 42 mm；背部有 5 条显著的暗色纵纹，面部有明暗相间的花纹 ……………………………… 花鼠属
体型较大，成体体长超过 170 mm，头骨颅全长不小于 45 mm；背部无纵纹，面部也无明暗相间的花纹 ………………………………………………… 22

22 尾基部和股部具锈红色或橘黄色臀斑，与体背毛色有明显区别 … 长吻松鼠属
尾基部和股部毛色与体背毛色相近，无锈红色或橘黄色臀斑 …………… 23

23 体两侧各有 2 条淡色纵纹 …………………………………… 条纹松鼠属
体两侧无纵纹或仅有 1 条淡色纵纹 …………………………………… 24
24 体侧有纵行的淡色细纹；头骨上颌每侧仅具 4 颗颊齿 ………… 侧纹岩松鼠属
体侧无纵行的淡色细纹；头骨上颌每侧具 5 颗颊齿 ………………… 岩松鼠属
25 体型大，成体体长在 400 mm 以上，头骨颅全长远大于 80 mm；眶上突宽大，二眶上突后缘线平直，约在同个垂直面上；矢状嵴发达 ……………… 旱獭属
体型较小，成体体长小于 300 mm，头骨颅全长小于 80 mm；眶上突较细弱. 二眶上突后缘不在同一个垂直面上；矢状嵴不发达 ………………… 黄鼠属
26 头骨上颌每侧有 4 颗颊齿（若仅 3 颗颊齿，则其后肢长为前肢长的 3 倍以上）
…………………………………………………………………………… 27
头骨上颌每侧有 3 颗颊齿；前、后肢长度大致相等 ………………………… 35
27 后肢较短，多与前肢长接近相等。个别种后肢长为其前肢长的 2.5 倍左右
………………………………………………………………… 林跳鼠科…28
后肢特长，其长为前肢长的 3 ～ 4 倍 …………………………… 跳鼠科…29
28 后肢长与前肢长接近相等；后足长明显小于头骨颅全长
…………………………………………………… 蹶鼠亚科，仅 1 属：蹶鼠属
后肢特长，其长为前肢长的 2 倍以上；后足长明显超过头骨颅全长
……………………………………………… 林跳鼠亚科，仅 1 属：林跳鼠属
29 耳极大，其长接近体长之半；头骨眶间最狭处在额骨中部
………………………………………… 长耳跳鼠亚科，仅 1 属：长耳跳鼠属
耳仅较大，其长仅比头略长或更短；头骨眶间最狭处在额骨前部，靠近颧弓的垂直分支处 ……………………………………………………………… 30
30 体型小，成体体长小于 70 mm；耳短，前翻不到眼；头骨后头宽超过颧宽；枕骨大孔开口在上颌骨的腹面，被听泡环绕 ……………… 心颅跳鼠亚科…31
体型较大，体长远大于 70 mm；耳长，前翻或遮眼或达鼻端，甚至超过；头骨后头宽不大于颧宽，枕骨大孔开口在上颌的后侧面，不被听泡环绕 ……… 32
31 后肢具 5 趾；上门齿唇面有一条纵沟 ……………………… 五趾心颅跳鼠属
后肢具 3 趾；上门齿唇面无纵沟 ……………………………… 三趾心颅跳鼠属
32 后肢具 5 趾，第 1、5 趾短小；上门齿向前倾斜，其唇面不向内弯或弯不到鼻骨先端；门齿唇面不具纵沟 ……………………………… 五趾跳鼠亚科…33
后肢具 3 趾，第 1、5 趾完全消失；上门齿与上颌骨腹面垂直，其唇面明显向内弯过鼻骨先端；门齿唇面具纵沟 ………………………… 三趾跳鼠亚科…34
33 耳较长，其长度大于 30 mm；头骨上颌每侧有 4 颗颊齿 ………… 五趾跳鼠属
耳较短，其长度不大于 30 mm；头骨上颌每侧有 3 颗颊齿 ……… 肥尾跳鼠属
34 尾端具由黑白两色毛构成的尾穗；后足掌两侧各有一列较长的硬毛刷；上门齿唇面珐琅质黄色 ……………………………………………… 三趾跳鼠属
尾端无上述尾穗，尾中部及端部皆被以暗色长毛；后足掌不具上述硬毛刷；上门齿唇面珐琅质白色 ………………………………………………… 羽尾跳鼠属

35 体型粗壮、头宽、颈短，眼极度退化，体长不小于 140 mm；头骨短粗，后头宽明显大于枕骨大孔一硬腭骨后缘距离 …………………………………… 36

体型较细瘦，头、颈、眼正常；头骨较细长，后头宽小于枕骨大孔一硬腭骨后缘距离（若亦略大，则体长在 120 mm 以下） ………………………… 39

36 前足爪较短，其爪长不超过趾长；眶下孔下缘呈直线状，宽度大于高度；第二上臼齿明显大于其他两颗臼齿 …………………………… 竹鼠科…37

前足爪甚长，其爪长明显超过趾长；眶下孔下缘扩大呈“V”字形；宽度不大于高度；第一上臼齿的咀嚼面最大 ………………… 鼢鼠亚科（仓鼠科）…38

37 体型较小，成体体长小于 200 mm，头骨颅全长小于 60 mm；脑颅部明显向上拱凸；上门齿明显向前倾斜 ……………………………………………… 小竹鼠属

体型较大，成体体长大于 200 mm，头骨颅全长大于 60 mm；脑颅部不明显向上拱凸；上门齿略向内弯，几乎与上颌骨的底平面垂直 ……………… 竹鼠属

38 头骨的枕骨较平坦，不向后拱凸，从人字嵴处向下几呈直截状 … 平颅鼢鼠属

头骨的枕骨部位明显向后拱凸 ………………………………………… 凸颅鼢鼠属

39 尾细长，尾端具帚状长毛簇；上、下颌臼齿咀嚼面呈斜向珐琅质褶皱；在腭骨上齿列旁边有 2 ～ 3 对纵列的小孔 ………… 刺毛鼠科，仅 1 属：猪尾鼠属

尾不细长，尾端无帚状长毛簇；上、下颌臼齿咀嚼面或具 2、3 纵列丘状齿突，或各种平坦的齿叶；在腭骨上齿列旁边无上述纵列的小孔 ……………… 40

40 第 1、2 颗上臼齿咀嚼面呈表面平坦的菱形齿环，或具 3 纵列丘状齿突，或被珐琅质分割为横列的板条状 ………………………………………………… 41

第 1、2 颗上臼齿咀嚼面呈表面或具 2 纵列丘状齿突，或被珐琅质分割为平坦的三角形齿环 ……………………………………………………………… 60

41 臼齿咀嚼面不具丘状齿突结构，而由叠饼状平行排列、左右相通的菱形珐琅质齿环构成 ……………………………………… 沙鼠亚科（仓鼠科）…42

臼齿咀嚼面具 3 纵列丘状齿突，或被珐琅质分割为横列的板条状 … 鼠科…44

42 每颗上门齿唇面有 2 条纵行齿沟，外侧 1 条较明显 ………………… 大沙鼠属

每颗上门齿唇面仅有 1 条纵行齿沟 ……………………………………… 43

43 耳较大，耳长大于 10 mm，占后足长（连爪）的 1/2 左右；听泡前部甚膨大，整个听泡略呈三角形 ……………………………………………… 沙鼠属

耳较小，耳长小于 10 mm，占后足长（连爪）的 1/3 左右；听泡前部仅略膨大，整个听泡略呈椭圆形 ………………………………………… 短耳沙鼠属

44 臼齿咀嚼面不具丘状齿突结构，而是被珐琅质分割为横列的板条状 ……… 45

臼齿咀嚼面具 3 纵列丘状齿突 ………………………………………………… 46

45 体型较大. 后足长在 37 mm 以上，头骨颅基长大于 46 mm，腭孔长不小于 7 mm ………………………………………………………………… 板齿鼠属

体型较小，后足长在 36 mm 以下，头骨颅基长小于 46 mm，腭孔长小于 7 mm ………………………………………………………………… 地鼠属

46 前足内侧第 1 趾无爪，具扁甲，能与其他足趾对握 ………………………… 47

前足内侧第 1 趾具爪，不具扁甲，不能与其他足趾对握 ………………… 51

47 体型较大，体长大于 120 mm，头骨颅全长大于 30 mm ………………… 48

体型较小，体长小于 120 mm，头骨颅全长小于 30 mm ………………… 49

48 体型较小，尾相对较短，成体尾长小于 200 mm；体被毛柔软，无刺毛；嘴角有黑色长须，其长超过头长；尾端有稀疏长毛 ………………… 狨鼠属

体型较大，尾相对较长，成体尾长大于 200 mm；体背有刺毛；嘴角无长须；尾端无稀疏长毛 ………………… 费氏树鼠属

49 前足外侧第 1 趾也具扁甲；上门齿唇面具纵行浅齿沟 ………………… 长尾攀鼠属

前足外侧第 1 趾具爪；上门齿唇面无任何纵行齿沟 ………………… 50

50 尾端具笔状长毛簇；后足内侧第 1 趾具扁甲 ………………… 笔尾树鼠属

尾端无笔状长毛束；后足内侧第 1 趾具小而扁平的爪 ………………… 攀鼠属

51 上门齿从侧面观可见其内侧有一个直角形缺刻 ………………… 小鼠属

上门齿内侧无上述直角形缺刻 ………………… 52

52 臼齿甚大，第 1 上臼齿宽大于 3 mm；上臼齿列长大于 11 mm …… 大齿鼠属

臼齿较小，第 1 上臼齿宽小于 3 mm；上臼齿列长小于 11 mm ………… 53

53 第 1、2 颗上臼齿咀嚼面具发达的后内侧齿突 ………………… 54

第 1、2 颗上臼齿咀嚼面后内侧无发达的齿突 ………………… 56

54 体型较小，成体体长 70 mm 左右或更小；耳壳短，前翻仅及耳眼距之半；尾能卷曲，尾梢上面裸出 ………………… 巢鼠属

体型较大，成体体长大于 70 mm；耳壳较长，前翻可达眼；尾不能卷曲，尾梢上面不裸出 ………………… 55

55 前、后肢的第 5 趾极短，仅达第 2、3 趾分离处；臼齿呈横嵴状，无齿突；第 2、3 上臼齿等长 ………………… 壮鼠属

前、后肢的第 5 趾略长，超过第 2、3 趾分离处；臼齿具齿突；第 3 上臼齿比第 2 上臼齿短 ………………… 姬鼠属

56 体型较大，后足长超过 45 mm，成体头骨的颅全长大于 50 mm；听泡小，其长小于颅全长的 12% ………………… 小泡巨鼠属

或体型较小，后足长小于 45 mm；或成体头骨的颅全长小于 50 mm；或听泡长大于颅全长的 12% ………………… 57

57 同时具备：头骨腭长显著小于颅全长之半；腭孔长小于颅全长的 15%；听泡长小于颅全长的 15% ………………… 王鼠属

或头骨腭长大于颅全长之半；或腭孔长不小于颅全长的 16%；或听泡长大于颅全长的 15% ………………… 58

58 或体型大，成体后足长超过 45 mm，头骨颅全长大于 50 mm；或门齿位置靠前，上齿隙长一般大于颅全长的 1/3 ………………… 青毛鼠属

体型小，成体后足长小于 45 mm，头骨颅全长小于 50 mm；门齿位置偏后，上齿隙长一般小于颅全长的 30% ………………… 59

59 听泡较小，其长不超过颅全长的 15%（如略有超过，则其腹毛染麦秆黄色调）
…………………………………………………………………………… 白腹鼠属
听泡较大，其长超过颅全长的 15% ………………………………………… 大鼠属

60 第 1、2 颗上臼齿咀嚼面具 2 纵列丘状齿突………… 仓鼠亚科（仓鼠科）…61
第 1、2 颗上臼齿咀嚼面被珐琅质分割为平坦的三角形齿环
…………………………………………………………… 田鼠亚科（仓鼠科）…66

61 体型大，成体体长超过 250 mm；腹毛墨黑色；体两侧前部有 3 块白色毛斑
…………………………………………………………………………… 原仓鼠属
体型较小，成体体长不到 250 mm；腹毛不黑；体两侧前部无浅色花斑 …… 62

62 体型较大，颅全长不小于 33 mm；尾较长，尾长超过体长之半；头骨颅部具发达的颞嵴 ………………………………………………………………………… 63
体型较小，颅全长小于 33 mm；尾较短，尾长小于体长之半；头骨脑颅部无颞嵴 ………………………………………………………………………………… 64

63 耳后具白色毛斑；尾具纤细的长毛；头骨的眶间部较窄，而且具有一条“V”字形深陷的眶间沟 …………………………………………………… 甘肃仓鼠属
耳后不具白色毛斑；尾不具纤细的长毛；头骨的眶间部宽而平坦，老年个体眶上嵴发达，虽也形成眶间沟，但浅而阔，呈“U”字形 ………… 大仓鼠属

64 尾甚短，明显短于后足长；后足掌全部被白色密毛，看不见掌垫
…………………………………………………………………………… 毛足鼠属
尾长超过后足长；后足仅跟部被毛，前部裸露，掌垫清晰可见 …………… 65

65 尾短，呈楔形，尾长约与后足等长；头骨顶间骨狭缩，其宽为长的 4 ~ 5 倍
………………………………………………………………………… 短尾仓鼠属
尾较长，不呈楔形，尾长约为后足长的 2 倍；头骨顶间骨正常，其宽小于长的 4 倍 ……………………………………………………………………… 仓鼠属

66 体型大，成体后足长超过 65 mm；后足趾间具半蹼；尾侧扁，被有圆形小鳞片
……………………………………………………………………………… 麝鼠属
中、小体型，成体后足长小于 35 mm；后足趾间无蹼；尾轴圆，被有密而短的毛 ………………………………………………………………………………… 67

67 体型较大，成体体长不小于 150 mm，后足长不小于 30 mm ………… 水䶄属
体型较小，成体体长小于 150 mm，后足长小于 30 mm …………………… 68

68 眼很小，耳壳退化，不露出毛被外；上门齿明显地向前倾斜，露出唇外，其唇面珐琅质白色 ………………………………………………………… 鼹形田鼠属
眼正常，耳壳明显可见于毛被外；上门齿不向前倾斜，亦不露出唇外，其唇面珐琅质黄色 ………………………………………………………………… 69

69 前肢内侧第 1 趾的爪大而扁平；颧宽较大，颧弓明显向外拱凸；第 3 上臼齿咀嚼面具 4 个横齿叶 ………………………………………………… 林旅鼠属
前肢内侧第 1 趾的爪小而尖；颧弓向外拱凸较小；第 3 上臼齿咀嚼面只有 1 个前横叶，其后为左右交错的三角形齿叶 ………………………………… 70

70 尾很短，小于后足长；后足掌全部覆以密毛 …………………………………… 71
尾较长，超过后足长；后足掌心裸露无毛 ……………………………………… 72
71 体型较小，体长小于 100 mm；身体背脊部有一条明显的黑纹 ……… 兔尾鼠属
体型较大，体长大于 100 mm；身体背脊部无黑纹 ………………… 黄兔尾鼠属
72 头骨的腭骨后缘弯曲，形成椭圆形缺刻，有骨桥与翼骨相连，在翼骨两侧后方各形成 1 个翼骨小窝 ………………………………………………………… 73
头骨的腭骨后缘平直，无骨桥与翼骨相连，在翼骨两侧后方无小窝 ……… 78
73 第 1 下臼齿咀嚼面后横叶前的第 4 与第 5 两个三角形齿叶彼此通连 ……… 74
第 1 下臼齿咀嚼面后横叶前的第 4 与第 5 两个三角形齿叶不通连 ………… 75
74 上门齿斜向前伸出；第 1 下臼齿外侧具 3 个角突，如有第 4 个，则极不明显 …………………………………………………………………… 白尾松田鼠属
上门齿垂直向下生长，不向前倾斜；第 1 下臼齿外侧具 4 个或更多的角突 …………………………………………………………………… 亚洲松田鼠
75 上门齿宽，其上有明显的纵行齿沟；眶间宽明显大于颅全长之半 …………………………………………………………………… 沟牙田鼠属
上门齿不宽，其上无明显的纵行齿沟（如有门齿沟，则头骨窄，眶间宽仅为颅全长之半） …………………………………………………………………… 76
76 同时具备：尾长超过体长的 1/2，头骨背面眶间部光滑没有任何隆嵴 …………………………………………………………………… 川田鼠属
或尾短，尾长小于体长的 1/2，或头骨背面眶间部有隆起的骨嵴 ………… 77
77 第 3 上臼齿内侧有 3 个突角；脚掌生有浓密的毛，遮盖住脚底 …………………………………………………………………… 毛足田鼠属
第 3 上臼齿内侧有 4 个或 4 个以上的突角；脚掌即使有毛，也仅在局部，大部分脚底裸露 ……………………………………………………………… 田鼠属
78 体背部毛以灰色为主；唇须很长，远超过头长；头骨上臼齿侧沟宽而深，咀嚼面显得单薄 …………………………………………………………… 高山䶄属
体背部毛色多为红棕色或褐色；唇须较短，等于或仅略超过头长；头骨上臼齿侧沟窄而浅，咀嚼面显得结实 ……………………………………………… 79
79 第 1 下臼齿左右两侧的三角形齿环排列工整，一一相对，彼此通连 …………………………………………………………………… 绒鼠属
第 1 下臼齿左右两侧的三角形齿环交错排列，彼此不通连 ………………… 80
80 身体被毛较短；成体臼齿具齿根，其臼齿外侧齿棱不及齿槽上缘，染色体数目 $2n = 56$ …………………………………………………………………… 䶄属
身体被毛较长；终生臼齿无齿根，其臼齿外侧齿棱通入齿槽内，染色体数目 $2n = 54$ …………………………………………………………………… 绒䶄属

二、中国啮齿动物属至种检索表

（1）黄鼠属

1 后足掌被密毛 ………………………………………………………………………… 2

后足掌裸露无毛 ……………………………………………………………………… 3

2 尾较短，其长小于体长的1/3；眶间部较平坦；染色体 $2n=36$

……………………………………………………………………………… 达乌尔黄鼠

尾较长，其长大于体长的1/3；眶间部微凹；染色体 $2n=38$ …… 阿拉善黄鼠

3 尾的背、腹面毛色显然不同，其两侧有很多近端黑色部分较宽的长毛；头骨颧弓前部不向外拱凸 ……………………………………………………………… 4

尾的背、腹面毛色相似，其两侧没有近端黑色部分较宽的长毛（如有，其体色必浅淡，呈沙黄色）；头骨颧弓前部明显向外拱凸……………………………… 5

4 体侧部毛色橘黄；头部有红棕色或褐色的眉斑和颊斑；尾较长，大于100 mm；尾毛尖白色………………………………………………………………… 长尾黄鼠

体侧部毛色土黄或污黄；头部无明显的棕色或褐色的眉斑和颊斑；尾较短，小于80 mm；尾毛尖黄色………………………………………………………… 天山黄鼠

5 身体背、腹面同为沙黄色；尾毛色极浅淡，接近白色，微带淡土黄色调

……………………………………………………………………………… 淡尾黄鼠

体背与腹部毛色不同，背部黄褐色或锈黄色，腹面土黄或污黄色；成体尾侧的长毛中有少量具黑色近端………………………………………………… 短尾黄鼠

（2）仓鼠属

1 身体背脊部有一条明显的黑色纵纹，或隐约可见………………………… 黑线仓鼠

身体背脊部无黑色纵纹 …………………………………………………………… 2

2 体覆毛长而密，体侧背、腹毛色交界线呈波浪形…………………………… 藏仓鼠

体覆毛短而稀，体侧背、腹毛色交界线平直 ………………………………… 3

3 耳壳有白色耳缘；身体腹面毛基为灰或深灰色………………………… 长尾仓鼠

耳壳无白色耳缘；身体腹面毛直至基部全为白色……………………………… 灰仓鼠

（3）五趾跳鼠属

1 体型较小，成体体长仅110 mm左右，头骨颅全长小于30 mm …… 小五趾跳鼠

体型较大，成体体长120 mm左右或更长，头骨颅全长大于30 mm ………… 2

2 上门齿明显向前倾斜，不与上颌骨相垂直；听泡小，二听泡的前内端相距较远

……………………………………………………………………………… 五趾跳鼠

上门齿大致与上颌骨相垂直；听泡大，二听泡的前内端几相接触 ………… 3

3 体型略大，听泡长10 mm左右；体背沙土黄色；尾穗黑色部分之前有一白色毛环；尾腹面有一条白色尾轴线……………………………………………… 巨泡跳鼠

体型略小，听泡长9 mm左右；体背灰褐色，微带沙土黄色；尾穗黑色部分之前无白色毛环；尾腹面的尾轴线暗褐色………………………………… 巴里坤跳鼠

（4）沙鼠属

1 体背毛驼色；尾背、腹面毛两色，背面褐色，腹面白色；后足掌有一块长形的暗棕或暗褐色毛斑 ………………………………………………………………… 柽柳沙鼠

体背毛色沙黄或灰棕；尾背、腹面毛色相近；后足掌无暗色毛斑 …………… 2

2 体型较大，体长大于 150 mm；尾端约 1/3 部分被暗褐色或黑色长毛 ……………………………………………………………………………………… 红尾沙鼠

体型较小，体长小于 150 mm；尾端约 1/3 部分无暗色毛，或仅末端具黑色长毛 …………………………………………………………………………………… 3

3 整个身体腹面毛均具白色毛基，或仅腹部有少量淡灰色毛基；爪较短，呈淡土黄褐色 ……………………………………………………………………………… 子午沙鼠

整个身体腹面毛均具灰色毛基；爪较长，呈黑褐色 ………………………… 长爪沙鼠

（5）姬鼠属

1 第 3 上臼齿有一个圆形孤立齿叶 ………………………………………………… 2

第 3 上臼齿无圆形孤立齿叶 …………………………………………………… 3

2 身体背脊部有一条明显的黑色纵纹 ……………………………………… 黑线姬鼠

身体背脊部无黑色纵纹 ………………………………………………………… 高山姬鼠

3 身体背部毛色较淡，具较重的土黄色调；耳与体背同为土黄褐色 ……………………………………………………………………………………… 朝鲜姬鼠

身体背部毛色较暗，具较重的鼠灰色调；耳黑褐色，与体背色明显不同 …… 4

4 耳较大，耳长 19 mm 以上 …………………………………………………… 大耳姬鼠

耳较小，耳长仅 17 mm 左右 ……………………………………………………… 5

5 头骨的额骨两侧眼眶部光滑无嵴 ………………………………………………… 6

头骨的额骨两侧有明显的眶上嵴 ………………………………………………… 7

6 体型较大，头骨颅全长大于 27 mm；尾长小于体长；背部毛色较暗，鼠灰色，微染沙黄色调 …………………………………………………………………… 乌拉尔姬鼠

体型较小，头骨颅全长小于 27 mm；尾长大于体长；背部浅棕黄到灰褐色 ……………………………………………………………………………… 喜马拉雅姬鼠

7 尾较长，通常大于或等于体长；足背踝部毛色较暗 ………………………… 中华姬鼠

尾较短，通常小于或等于体长；足背踝部毛白色 …………………………… 台湾姬鼠

（6）小鼠属

1 身体背部具硬刺毛；眶间宽大于 4 mm ……………………………………… 锡金小鼠

身体背部无硬刺毛；眶间宽小于 4 mm ……………………………………………… 2

2 体背毛淡黄褐色 ………………………………………………………………… 台湾小鼠

体背毛灰褐色 ……………………………………………………………………… 3

3 门齿孔较短，其后缘位于第 1 上臼齿的前缘线上 ……………………………… 丛林小鼠

门齿孔较长，其后缘达到第 1 上臼齿的中部 ……………………………………… 小家鼠

（7）白腹鼠属

1 身体腹面的毛基灰色 …………………………………………………………… 2
身体腹面的毛基白色 …………………………………………………………… 3

2 体型较大，体长大于 135 mm ……………………………………………… 梵鼠
体型较小，体长小于 135 mm …………………………………………… 灰腹鼠

3 头骨的腭长大于 20 mm；第 1 上臼齿宽不小于 2 mm …………………………… 4
头骨的腭长小于 20 mm；第 1 上臼齿宽小于 2 mm ……………………………… 6

4 体背有硬刺毛……………………………………………………… 台湾白腹鼠
体背无硬刺毛 …………………………………………………………………… 5

5 体型较大，顶间骨前后较长，其长接近宽之半；眶上嵴较发达…… 安氏白腹鼠
体型较小，顶间骨前后较短，其长略大于宽的 1/3；眶上嵴不发达
………………………………………………………………………… 川西白腹鼠

6 听泡较小，成体听泡长 5.0 ～ 5.1 mm，不及颅全长的 13%；体背多较鲜艳，棕红色调浓重；体背部生有硬刺毛；尾端部毛色不白……………………… 针毛鼠
听泡较大，成体听泡长 5 ～ 6 mm，明显大于颅全长的 13%；体背毛较灰暗，褐色调浓重；体背部或终生无刺毛，或仅夏季有少量较软的刺毛；尾端部有较长的白色毛区 ………………………………………………………………………… 7

7 尾长大于体长；体背色较暗，偏灰褐色调………………………………… 台湾社鼠
或尾长小于体长；或体背色较浅亮，橘黄色调浓重，身体腹面毛多染麦秆黄色
………………………………………………………………………………… 北社鼠

（8）大鼠属

1 体型小，体长仅 110 mm 左右 ……………………………………………… 缅鼠
体型较大，体长 160 mm 左右或更长 ……………………………………………… 2

2 尾粗短，尾长通常短于体长；成体头骨上的两条颞嵴相互平行………… 褐家鼠
尾较长，尾长多大于或等于体长；成体头骨上的两条颞嵴不平行 …………… 3

3 鼻骨较长，占颅全长的 38% 以上；后足背毛亮白色 …………………… 大足鼠
鼻骨较短，仅占颅全长的 37% 左右或更少；后足背毛或污白色，或灰褐色 …
……………………………………………………………………………………（4）

4 成体在前胸部有黄褐色毛斑……………………………………………… 斑胸鼠
成体在前胸部无黄褐色毛斑 ……………………………………………………… 5

5 身体腹面毛尖土黄或棕黄色；后足背毛色比周边暗，前足背上有一大块褐色毛斑………………………………………………………………………… 黄胸鼠
身体腹面毛尖污白色，有时染黄绿色调；四足背单一灰白色 ……………… 6

6 体型较细瘦近似北社鼠；门齿孔较长，其后缘超过第 1 臼齿连线……… 黄毛鼠
体型较粗壮近似褐家鼠；门齿孔略短，其后缘不超过第 1 臼齿连线 ………… 7

7 体背毛黄褐，有棕色调；腹面毛污白或淡土黄色；尾背面毛色明显比腹面暗；门齿孔不达第 2 上臼齿连线……………………………………………… 拟家鼠

体背毛黑色或鼠褐色；腹面或白，或灰褐，或铅色；尾上下毛色全暗；门齿孔仅达第2上臼齿连线 ………………………………………………………… 8

8 体背毛黑色或鼠褐色；腹毛灰褐或铅色 ……………………………… 屋顶鼠

体背毛鼠褐色；腹毛白色 ……………………………………………… 斯氏鼠

（9）花鼠属（仅1种，花鼠）

（10）三趾跳鼠属（仅1种，三趾跳鼠）

（11）大仓鼠属（仅1种，大仓鼠）

（12）巢鼠属（仅1种，巢鼠）

（13）花松鼠属

1 体侧毛被的淡色条纹长，向前伸与眼下纹相连；腹部毛为鲜艳的橘黄色 ………………………………………………………………………… 明纹花鼠

体侧毛被的淡色条纹短，不或不明显与眼下纹相连；腹部毛白色或土黄色 …………………………………………………………………………… 2

2 体型较大；毛被较长而绒粗；体背部橄榄色调较淡，其内侧的淡色纹明显有别于颈背部的色调 ………………………………………………… 隐纹花鼠

体型较小；毛被较短而绒细；体背部橄榄色调较浓，其内侧的淡色纹更接近于颈背部的色调 ……………………………………………………… 倭花鼠

第六章

常见蜱类分类鉴定

蜱，又名壁虱，属于蛛形纲蜱螨亚纲寄螨目后气门螨亚目蜱总科。蜱总科又分为硬蜱科和软蜱科。全世界已知蜱类1000余种，其中硬蜱科800多种，软蜱科约150种，纳蜱科1种。我国已记录的硬蜱科约110种，软蜱科10种。蜱主要生活在山林、草原及野生动物巢穴中，宿主为野生啮齿动物和家畜。蜱有时也叮人吸血，是发热伴血小板减少综合征、森林脑炎、蜱传回归热的传播媒介和贮存宿主。

第一节　蜱类基本形态结构

蜱成虫背腹扁平，呈囊状，表皮革质，无头、胸、腹之分，通常只分为假头和躯体两部分（图6-1-1、图6-1-2）。蜱成虫背面有一块几丁质盾板，雄蜱的盾板几乎覆盖整个背面，雌蜱则仅占背面前方的一小部分（图6-1-3）。蜱的生活史分卵、幼蜱、若蜱和成蜱4个阶段。

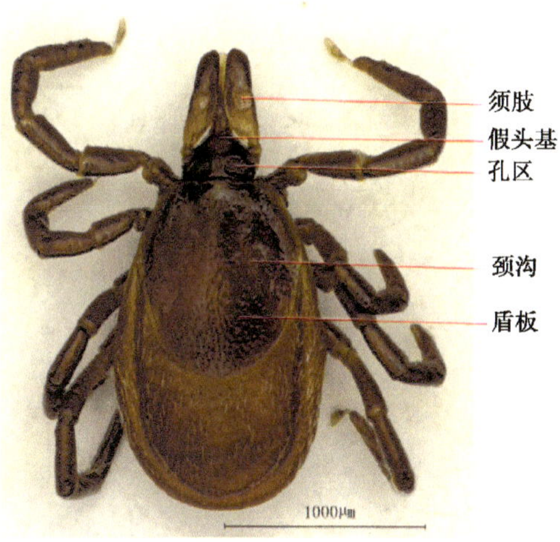

图6-1-1　蜱的背面观（全沟硬蜱）

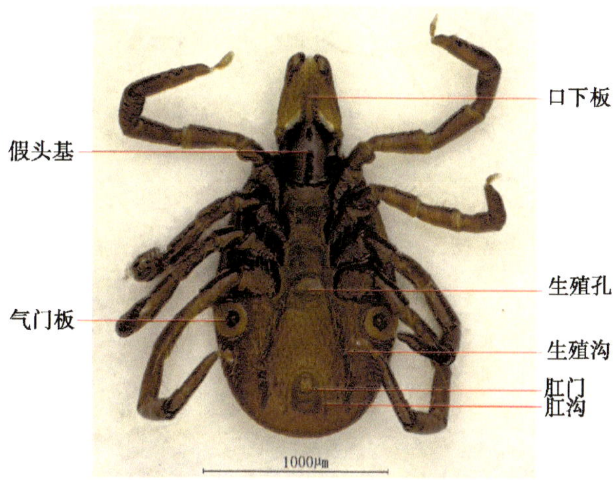

图6-1-2　蜱的腹面观（全沟硬蜱）

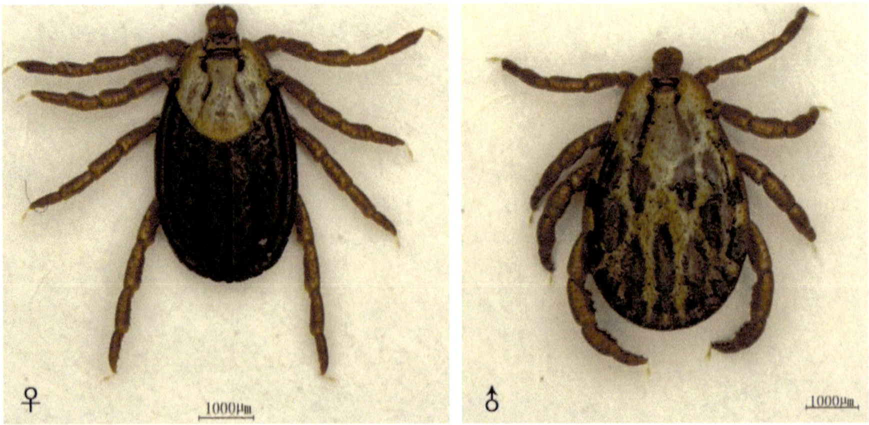

图 6-1-3 雌、雄蜱背面观（银盾革蜱）

一、硬蜱科

（一）假头

假头又称颚体，位于身体最前端，由假头基（或称颚基）、口下板及成对螯肢和须肢构成。假头基与躯体前端相连接，背面呈六角形、矩形、方形或梯形。雌蜱的假头基背面有孔区 1 对、螯肢 1 对、口下板 1 块，共同形成口器（图 6-1-4）。

螯肢位于口下板背面，外面有螯肢鞘包绕，尖端露出鞘外。

口下板位于螯肢腹面，有纵向排列的倒齿（图 6-1-4b），倒齿齿列是重要的鉴别特征。齿式用中线两侧的齿列数表示，如 3|3 即两侧均有 3 列。

须肢分 4 节：第 1 节短小，与假头基前缘相连；第 2 节明显，外缘或直或向外扩展形成侧突；第 3 节背面或腹面的后缘有背刺或腹刺，是属种重要的鉴别特征；第 4 节短小，嵌在第 3 节腹面前端（图 6-1-4a）。

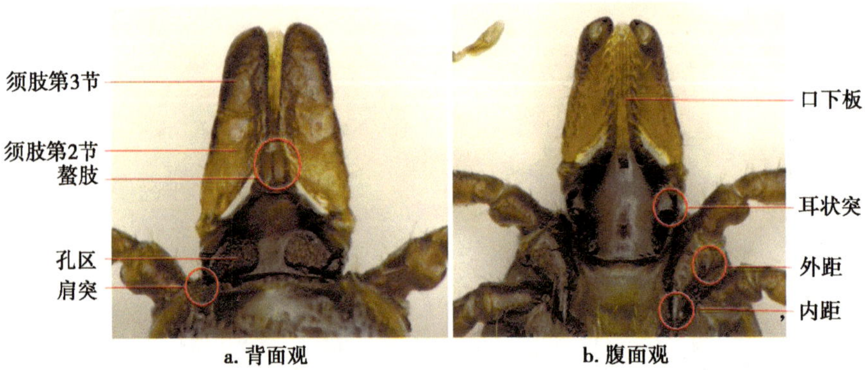

图 6-1-4 蜱的假头背、腹面观（全沟硬蜱）

（二）躯体

躯体位于假头后方，卵形或圆形，前端略窄，未吸血时扁平，吸血后膨胀成囊形。盾板的形态是重要的鉴别特征，盾板前缘凹入，两侧向前突出，形成肩突。有的蜱种有眼 1 对，位于盾板侧缘，盾板前部可见颈沟和侧沟。雌、雄躯体后缘有的种类具方块形的缘垛（或称缘饰）（图 6-1-5）。

躯体腹面有足 4 对，分基节、转节、股节、胫节、后跗节和跗节。基节后缘有内距和外距。第 1 对足跗节末端有感觉器官哈氏器（图 6-1-6）。幼蜱足 3 对，若蜱足 4 对，均无生殖孔。

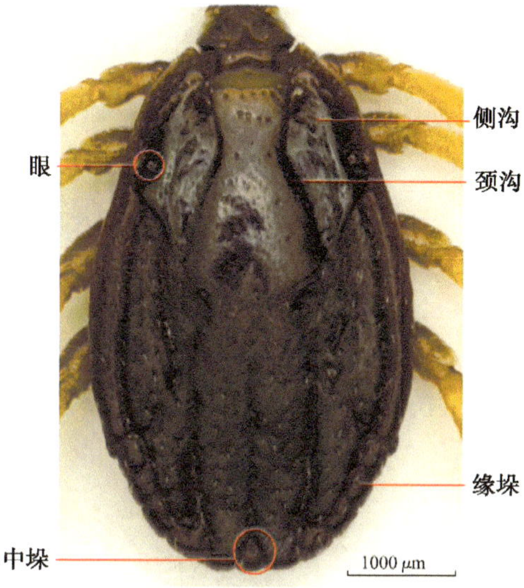

图 6-1-5　蜱的躯体背面观（亚东璃眼蜱）

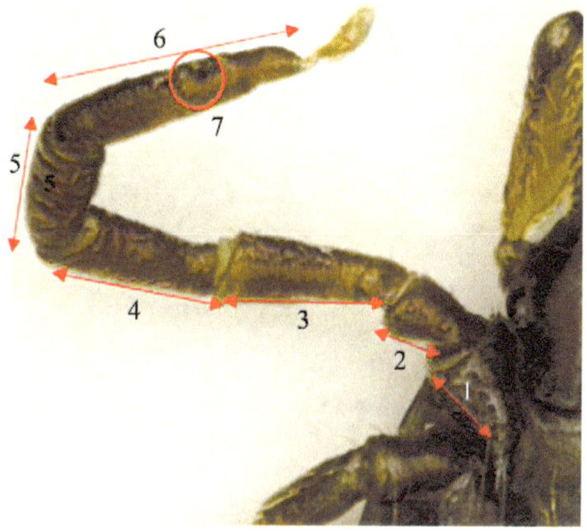

1. 基节；2. 转节；3. 股节；4. 胫节；
5. 后跗节；6. 跗节；7. 哈氏器
图 6-1-6　蜱的足（亚东璃眼蜱）

气门位于第 4 对足基节的后外侧气门板中央，是重要的鉴别特征。生殖孔位于躯体腹面中央，生殖沟绕过生殖孔的前方向后方延伸。肛门位于后部正中，其前后有半圆形或马蹄形的肛沟（图 6-1-7）。

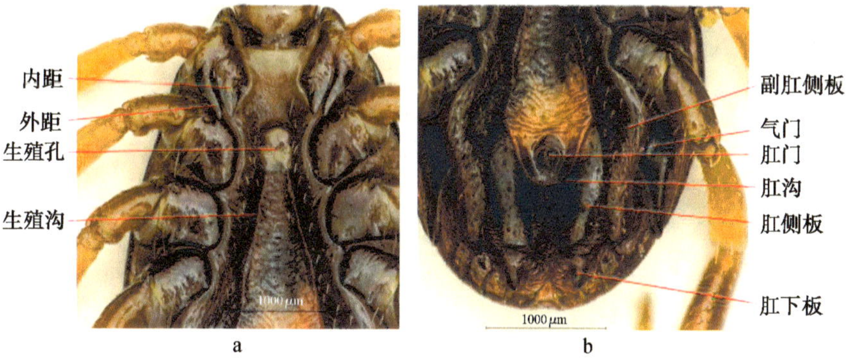

图 6-1-7　蜱的躯体腹面观（亚东璃眼蜱）

二、软蜱科

软蜱的成虫、若虫的躯体均无几丁质板（盾板），故称为软蜱。软蜱的假头位于躯体前方的腹面，从背面看不见。假头基较小，一般为方形。触须圆柱形，向下后方弯曲，由 4 节组成。口下板不强，其上的齿较小。

第二节　常见蜱类分类鉴定

一、长角血蜱　*Haemaphysalis longicornis* Neumann，1901

1. 雌蜱鉴定要点

（1）体型、体色：体型小，褐色（图 6-2-1a、图 6-2-1b）。

（2）假头：假头基矩形，宽约长的 2 倍；基突短，末端稍尖；孔区卵圆形，向前内斜，间距宽；须肢前窄后宽，两侧外缘相合成钝楔形；须肢第 2 节后外角中度突出，腹面内缘刚毛 4 ～ 5 根；须肢第 3 节腹面有腹刺，长约达第 2 节中部，背刺三角形；口下板齿式 5 | 5（图 6-2-1c、图 6-2-1d）。

（3）躯体：盾板近似圆形，中部最宽，颈沟末端伸达盾板后 1/3（图 6-2-1e）；气门板近似圆形，背突不明显（图 6-2-1f）；足基节 1 内距锥形，长大于其基部宽，末端稍尖；生殖孔位于足基节 3 水平线上（图 6-2-1g）。

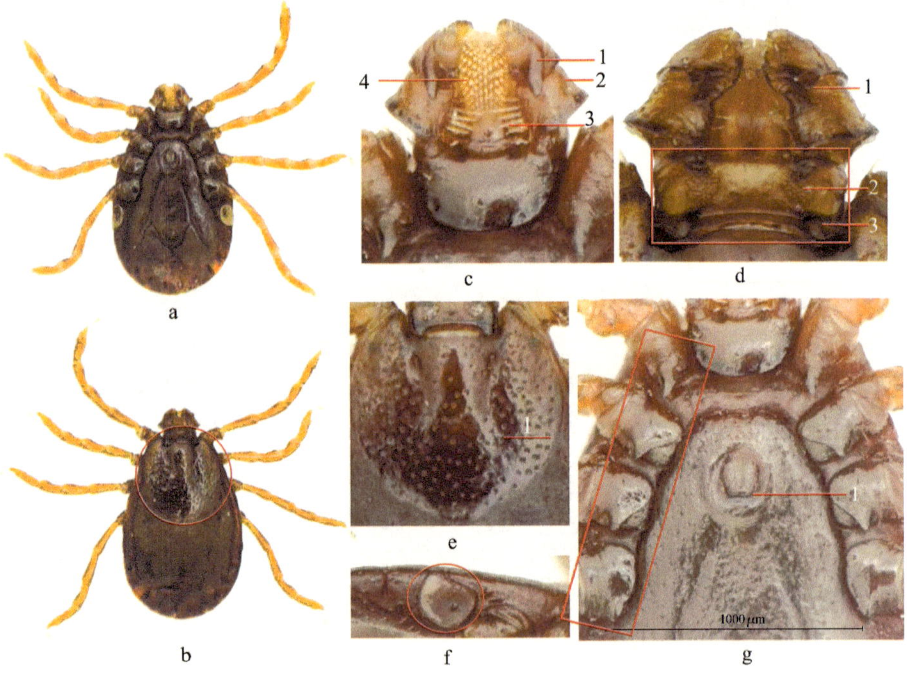

a. 腹面观；b. 背面观（红色区域示盾板近似圆形，中部最宽）；c. 假头腹面观（1 示须肢第 3 节腹刺长约达须肢第 2 节中部；2 示须肢第 2 节后外角中度突出；3 示须肢第 2 节腹面内缘刚毛 5 根；4 示口下板齿式 5 | 5）；d. 假头背面观（矩形区域示假头基矩形，宽约长的 2 倍；1 示须肢第 3 节背刺三角形；2 示孔区卵圆形，向前内斜；3 示基突短，末端稍尖）；e. 盾板（1 示颈沟末端伸达盾板后 1/3）；f. 气门板（红色区域示气门板近似圆形，背突不明显）；g. 躯体腹面观（红色区域示足基节 1 ～ 4，其中足基节 1 内距锥形，末端稍尖；1 示生殖孔位于足基节 3 水平线上）

图 6-2-1　长角血蜱（♀）

2. 雄蜱鉴定要点

（1）体型、体色：体型小，体色为黄褐色（图 6-2-2a）。

（2）假头：假头基矩形；基突强大，三角形；须肢向外侧中度突出，呈钝角；须肢第 3 节背刺粗短，宽三角形，腹刺长，斜向内侧，末端约达第 2 节前 1/3（图 6-2-2c、图 6-2-2d）。

（3）躯体：盾板长卵形，侧沟明显，前端伸达盾板前 1/3（图 6-2-2b）；爪垫较长，略超过爪长的 2/3（图 6-2-2e）；气门板略似卵圆形，背缘与腹缘几乎平行，背突极短钝，不明显（图 6-2-2f）。

3. 生活习性

长角血蜱主要生活在温带次生林、山地及丘陵边缘地带。主要寄生于牛、马、绵羊、山羊、野兔、刺猬等动物，也侵袭人。

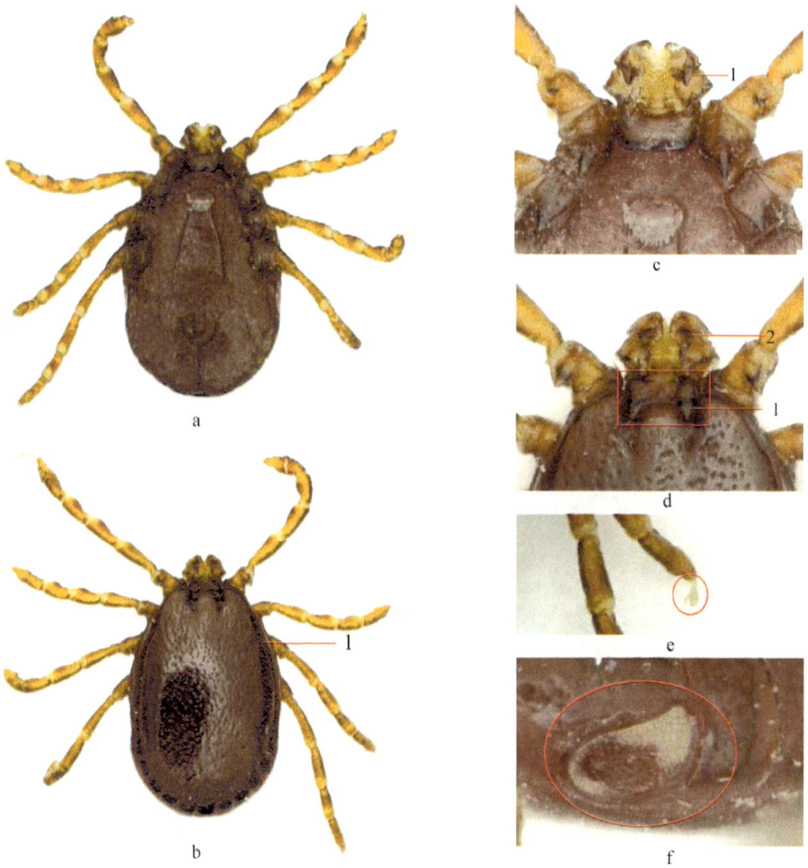

a. 腹面观；b. 背面观（整体示盾板长卵形；1 示侧沟明显，前端伸达盾板前 1/3）；c. 假头腹面观（1 示须肢第 3 节腹刺长，斜向内侧，末端约达第 2 节前 1/3）；d. 假头背面观（红色区域示假头基矩形；1 示基突强大，三角形；2 示须肢第 3 节背刺粗短，宽三角形）；e. 爪（红色区域示爪垫较长，略超过爪长的 2/3）；f. 气门板（红色区域示气门板略似卵圆形，背缘与腹缘几乎平行，背突极短钝，不明显）

图 6-2-2　长角血蜱（♂）

二、褐黄血蜱 *Haemaphysalis flava* Neumann，1897

1. 雌蜱鉴定要点

（1）体型、体色：体型小，未吸血个体体色为褐黄，吸饱血个体体色较暗（图 6-2-3a、图 6-2-3b）。

（2）假头：假头基矩形；基突粗短而钝；孔区大，卵圆形，向前内斜；须肢前窄后宽，第 2 节外侧中度突出（图 6-2-3d）；第 3 节腹刺粗短而钝，斜向内侧，末端约达第 2 节前缘；口下板齿式大部分为 5 | 5，接近基部为 4 | 4（图 6-2-3c）。

（3）躯体：盾板褐黄色，亚圆形，后缘圆钝；颈沟长，弧形，前段较深，略内斜，向后逐渐浅平，略外斜，几乎达盾板后侧缘，刻点中等粗细，分布大致均匀，稀密适中（图 6-2-3b）；生殖孔位于足基节 3 水平线上；各基节内距明显；基节 1 内距短，末端钝；基节 2 ～ 4 内距短，三角形，末端尖细，超出各节后缘（图 6-2-3e）；气门板亚圆形，背突短，圆钝，气门斑大，偏前（图 6-2-3f）。

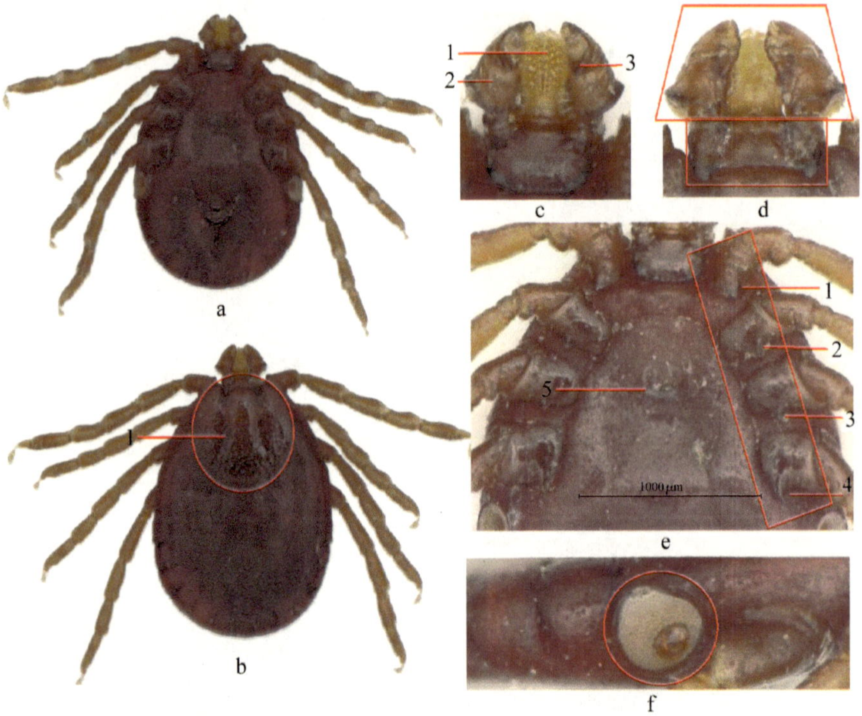

a. 腹面观；b. 背面观（红色区域示盾板亚圆形，后缘圆钝；1 示颈沟长，几乎达盾板后侧缘，刻点中等粗细，分布大致均匀，稀密适中）；c. 假头腹面观（1 示口下板齿式大部分为 5 | 5，接近基部为 4 | 4；2 示须肢第 2 节外侧中度突出；3 示须肢第 3 节腹刺粗短而钝，斜向内侧，末端约达第 2 节前缘）；d. 假头背面观（梯形区域示须肢前窄后宽；矩形区域示假头基矩形，基突粗短而钝，孔区大，卵圆形，向前内斜）；e. 各足基节（红色区域为各足基节，1、2、3、4 分别示基节 1 ～ 4，其中基节 1 内距短，末端钝；基节 2 ～ 4 内距短，三角形，末端尖细，超出各节后缘；5 示生殖孔位于足基节 3 水平线上）；f. 气门板（红色区域示气门板亚圆形，背突短，圆钝，气门斑大，偏前）

图 6-2-3　褐黄血蜱（♀）

2. 雄蜱鉴定要点

（1）体型、体色：体型小，体色为褐黄色（图 6-2-4a、图 6-2-4b）。

（2）假头：假头基基突强大，三角形，末端稍尖；须肢粗短，前窄后宽（图 6-2-4d）；须肢第 2 节外侧中度突出；第 3 节宽短，三角形，腹刺粗短，末端约达第 2 节前缘；口下板齿式 5|5，齿式由内向外渐长，每列具齿 8 ～ 9 枚（图 6-2-4c）。

（3）躯体：盾板卵圆形，刻点细浅，分布均匀，在气门板之前最宽；颈沟短而深，浅弧形，向后略外斜；侧沟短，自盾板中部后伸，末端达气门板后缘（图 6-2-4b）；足各基节内距发达，基节 1 内距较粗短，末端钝；基节 2 ～ 3 内距三角形，末端稍尖；基节 4 内距显著长，其长度约为该节长的 2/3，末端尖细（图 6-2-4e）；气门板近矩形，背突很短，末端钝，气门斑适中，偏前（图 6-2-4f）。

3. 生活习性

褐黄血蜱主要生活在混交林区或野地。主要寄生于猪、猪獾等大型哺乳动物。

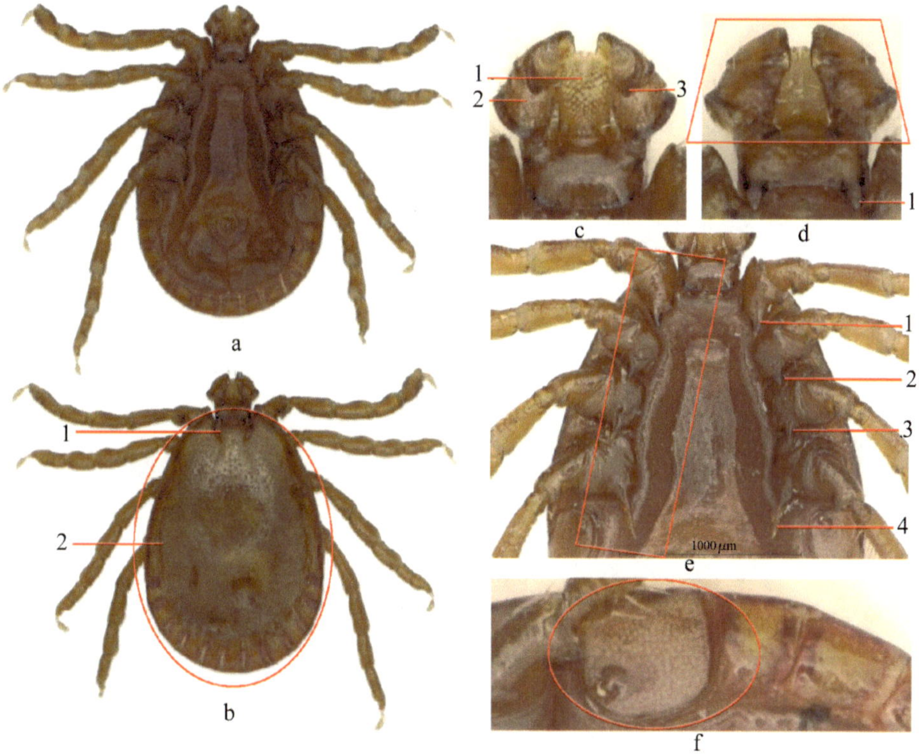

a. 腹面观；b. 背面观（红色区域示盾板卵圆形，刻点细浅，分布均匀；1 示颈沟短而深，浅弧形，向后略外斜；2 示侧沟短，自盾板中部后伸，末端达气门板后缘）；c. 假头腹面观（1 示口下板齿式 5|5；2 示须肢第 2 节外侧中度突出；3 示须肢第 3 节腹刺粗短，末端约达第 2 节前缘）；d. 假头背面观（梯形区域示须肢粗短，前窄后宽；1 示假头基基突强大，三角形，末端稍尖）；e. 各足基节（红色区域示各足基节，1、2、3、4 分别示基节 1 ～ 4 内距，其中基节 1 内距较粗短，末端钝；基节 2 ～ 3 内距三角形，末端稍尖；基节 4 内距显著长，其长度约为该节长的 2/3，末端尖细）；f. 气门板（红色区域示气门板近矩形，背突很短，末端钝，气门斑适中，偏前）

图 6-2-4 褐黄血蜱（♂）

三、铃头血蜱 *Haemaphysalis campanulata* Warburton，1908

1. 雌蜱鉴定要点

（1）体型、体色：体型小，黄褐色（图 6-2-5a、图 6-2-5b）。

（2）假头：假头基宽约为长的 2 倍（包括基突）；基突粗短而钝；孔区中等大小，卵形，两孔区间中部有一长形浅陷；假头铃形（图 6-2-5d）；须肢第 2 节外侧显著角状凸出，向前弧形收窄，腹面后缘强度后弯，呈深弧形；须肢第 3 节宽大于长，前端圆钝，后缘略直，腹刺粗短而钝，略达第 2 节前缘；口下板较须肢稍短，齿式大部分为 4 | 4（图 6-2-5c）。

（3）躯体：盾板亮褐色或黄色，心形；颈沟明显，外弧形，末端约达盾板后 1/3，刻点细而浅，不甚稠密，分布很不均匀（图 6-2-5e）；各足基节内距粗短，三角形，略向外斜（图 6-2-5f）；爪垫较小，不及爪长的 1/2（图 6-2-5g）；气门板亚圆形，背突短小而不显著（图 6-2-5h）。

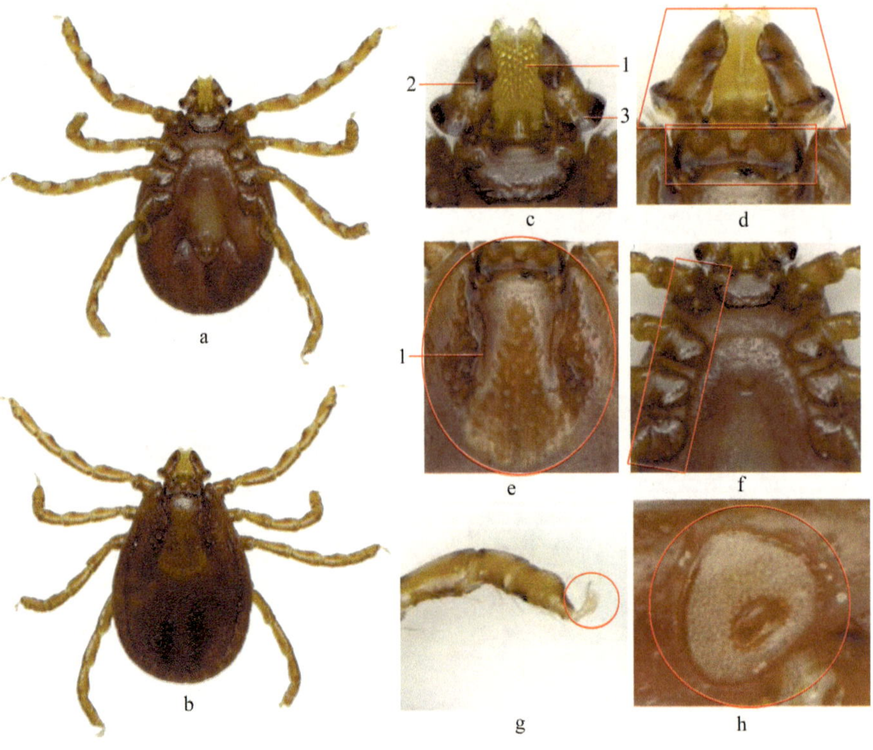

a. 腹面观；b. 背面观；c. 假头腹面观（1 示口下板较须肢稍短，齿式大部分为 4 | 4；2 示须肢第 3 节腹刺粗短而钝，略达第 2 节前缘；3 示须肢第 2 节外侧显著角状凸出）；d. 假头背面观（矩形区域示假头基宽约为长的 2 倍；基突粗短而钝；孔区卵形，两孔区间中部有一长形浅陷；梯形区域示假头铃形）；e. 盾板（红色区域示盾板亮褐色或黄色，心形，刻点细而浅，不甚稠密，分布很不均匀；1 示颈沟明显，外弧形，末端约达盾板后 1/3）；f. 各足基节（红色区域示各足基节内距粗短，三角形，略向外斜）；g. 爪（红色区域示爪垫较小，不及爪长的 1/2）；h. 气门板（红色区域示气门板亚圆形，背突短小而不显著）

图 6-2-5　铃头血蜱（♀）

2. 雄蜱鉴定要点

（1）体型、体色：体型小，体色为黄褐色（图 6-2-6a、图 6-2-6b）。

（2）假头：假头基短矩形，基突粗短，宽三角形，末端稍尖；假头铃形（图 6-2-6d）；须肢粗短，第 2 节外侧显著凸出，向前弯曲收窄，腹面后缘向后凸出，呈圆角；须肢第 3 节宽大于长，前端圆钝，后缘略直，腹刺粗大，略达第 2 节前缘；口下板与须肢几乎等长，达须肢顶端，齿式 4 | 4（图 6-2-6c）。

（3）躯体：盾板卵圆形，略微隆起，在中部最宽；刻点细而稠密，分布大致均匀；颈沟深；侧沟明显；缘垛 11 个，较长，分隔明显（图 6-2-6b）；足基节 1 内距锥形，粗钝，略长；基节 2 ～ 4 内距较粗短，按节序渐短，位置偏向后中部（图 6-2-6e）；爪垫中等大小，略达爪长之半（图 6-2-6f）；气门板略逗点形，长、宽约等长，背突窄短，末端钝（图 6-2-6g）。

3. 生活习性

铃头血蜱主要生活在农区、草原地带，常寄生于犬、马、牛、鹿、家鼠等。

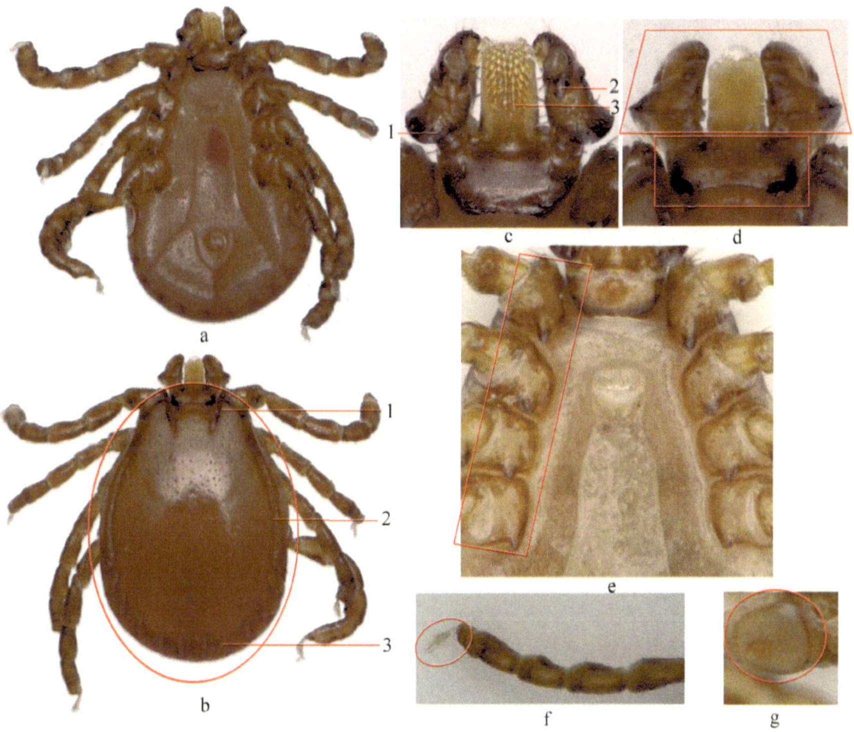

a. 腹面观；b. 背面观（红色区域示盾板卵圆形，中部最宽；刻点细而稠密，分布大致均匀；1 示颈沟深；2 示侧沟明显；3 示缘垛 11 个，较长，分隔明显）；c. 假头腹面观（1 示须肢第 2 节外侧显著凸出，腹面后缘向后凸出，呈圆角；2 示须肢第 3 节腹刺粗大，略达第 2 节前缘；3 示口下板与须肢几乎等长，达须肢顶端，齿式 4 | 4）；d. 假头背面观（矩形区域示假头基短矩形，基突粗短，宽三角形，末端稍尖；梯形区域示假头其余部分铃形）；e. 各足基节（红色区域示各足基节，其中基节 1 内距锥形，粗钝，略长；基节 2 ～ 4 内距较粗短，按节序渐短，位置偏向后中部）；f. 爪（红色区域示爪垫中等大小，略达爪长之半）；g. 气门板（红色区域示气门板略逗点形，长、宽约等长，背突窄短，末端钝）

图 6-2-6　铃头血蜱（♂）

四、雉鸡血蜱 *Haemaphysalis phasiana* Saito Hoogstraal *et* Wassef，1974

1. 雌蜱鉴定要点

（1）体型、体色：体型小，黄褐色（图 6-2-7a、图 6-2-7b）。

（2）假头：假头基矩形，宽约为长的 2 倍；基突三角形，末端稍尖；孔区长卵形，向前内斜，间距宽；须肢锐楔形，第 2 节后外角显著突出，背面后缘呈角状浅凹，内缘具刚毛 2 ～ 3 根（图 6-2-7d），腹面后缘明显突出，略呈圆角状，腹面内缘刚毛 10 ～ 12 根；第 3 节窄三角形，腹刺锥形，粗短而钝，斜向后内侧，末端约达第 2 节前缘；口下板与须肢等长，齿式为 5 | 5（图 6-2-7c）。

（3）躯体：爪垫长，约达爪端；气门板亚圆形，背突短钝（图 6-2-7a）；盾板椭圆形（图 6-2-7b）；各基节内距明显，基节 1 内距短三角形，末端尖窄（图 6-2-7c），基节 2、3 内距较短钝；基节 4 内距尖窄，弯向后内侧（图 6-2-7e）。

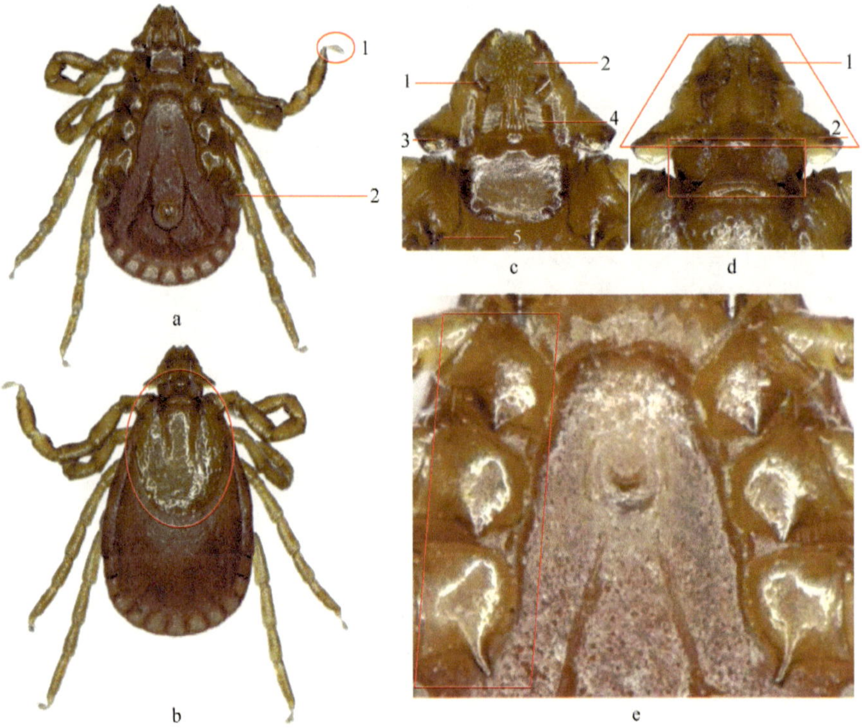

a. 腹面观（整体示体型小，黄褐色；1 示爪垫长，约达爪端；2 示气门板亚圆形）；b. 背面观（红色区域示盾板椭圆形）；c. 假头腹面观（1 示须肢第 3 节腹刺锥形，粗短而钝，斜向后内侧，末端约达第 2 节前缘；2 示口下板与须肢等长，齿式为 5 | 5；3 示须肢第 2 节腹面后缘明显突出，略呈圆角状；4 示须肢第 2 节腹面内缘刚毛 12 根；5 示基节 1 内距短三角形，末端尖窄）；d. 假头背面观（梯形区域示须肢锐楔形；矩形区域示假头基矩形，宽约为长的 2 倍；基突三角形，末端稍尖；孔区长卵形，向前内斜，间距宽；1 示须肢第 3 节窄三角形；2 示须肢第 2 节后外角显著突出，背面后缘呈角状浅凹）；e. 足基节（红色区域示足基节 2 ～ 4，其中基节 2、3 内距较短钝；基节 4 内距尖窄，弯向后内侧）

图 6-2-7　雉鸡血蜱（♀）

2. 雄蜱鉴定要点

（1）体型、体色：体型小，体色为黄褐色（图 6-2-8a）。

（2）假头：假头基矩形，宽约为长的 1.5 倍；基突发达，三角形，末端稍尖；须肢锐楔形，第 2 节后外角显著突出，背面后缘呈角状浅凹，内缘具刚毛 2 ~ 3 根（图 6-2-8d），腹面后缘明显突出，略呈圆角状，腹面内缘刚毛 10 ~ 12 根；第 3 节窄三角形，腹刺锥形，粗短而钝，斜向后内侧，末端约达第 2 节前缘；口下板与须肢等长，齿式为 5 | 5（图 6-2-8c）。

（3）躯体：盾板椭圆形（图 6-2-8b）；生殖孔位于足基节 2 水平线上；各足基节内距明显；基节 1 内距短三角形，末端尖窄，基节 2、3 内距较短钝；基节 4 内距尖窄，弯向后内侧（图 6-2-8e）；爪垫长，约达爪端（图 6-2-8f）；气门板亚圆形，背突短钝（图 6-2-8g）。

3. 生活习性

雉鸡血蜱以鸟体寄生为主。

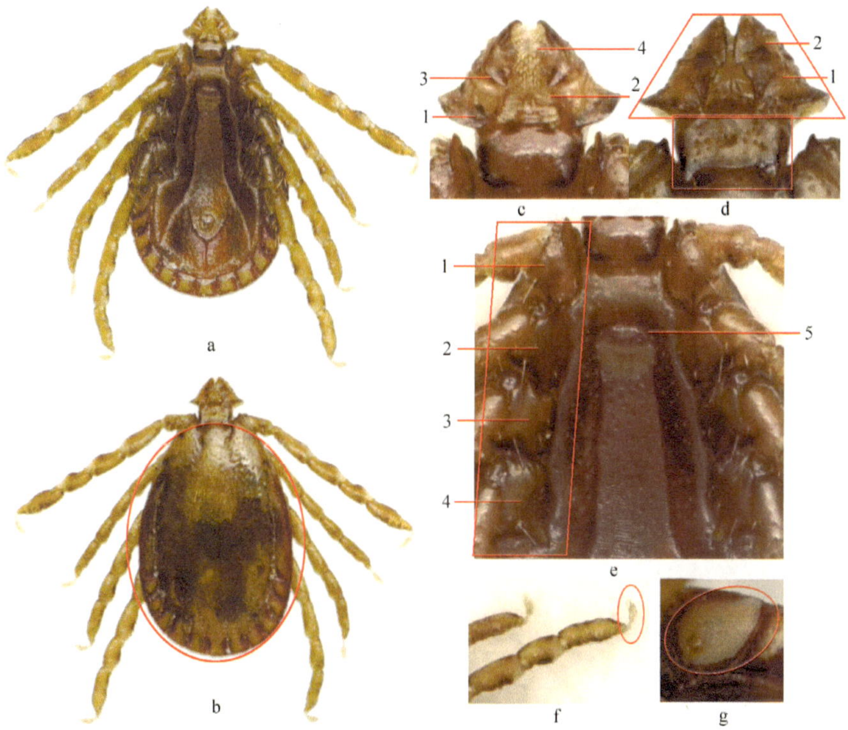

a. 腹面观；b. 背面观（红色区域示盾板椭圆形）；c. 假头腹面观（1 示须肢第 2 节腹面后缘明显突出，略呈圆角状；2 示须肢第 2 节腹面内缘刚毛 12 根；3 示须肢第 3 节腹刺锥形，粗短而钝，斜向后内侧，末端约达第 2 节前缘；4 示口下板与须肢等长）；d. 假头背面观（梯形区域示须肢锐楔形；矩形区域示假头基矩形，宽约为长的 1.5 倍；基突发达，三角形，末端稍尖；1 示须肢第 2 节后外角显著突出，背面后缘呈角状浅凹；2 示须肢第 3 节窄三角形）；e. 躯体腹面观（红色区域示各足基节，基节 1 内距短三角形，末端尖窄，基节 2、3 内距较短钝，基节 4 内距尖窄，弯向后内侧；5 示生殖孔位于足基节 2 水平线上）；f. 爪（红色区域示爪垫长，约达爪端）；g. 气门板（红色区域示气门板亚圆形，背突短钝）

图 6-2-8　雉鸡血蜱（♂）

五、嗜群血蜱 *Haemaphysalis concinna* Koch，1844

1. 雌蜱鉴定要点

（1）体型、体色：体型小，体色为赤褐色（图 6-2-9a）。

（2）假头：假头基矩形，侧缘及后缘较直，基突粗短，末端钝；孔区较大，亚圆形，间距稍宽，大于其短径；须肢粗短，前窄后宽，第 2 节外缘明显短于第 3 节外缘；第 2 节外侧突出成锐角；第 3 节宽短，近宽三角形，两侧向前收窄，前端尖细，后缘较直（图 6-2-9d）；第 3 节腹刺粗短，末端约达第 2 节前缘；口下板粗短，齿式 5|5，有时为 6|6 或 4|4，齿大小均匀（图 6-2-9c）。

（3）躯体：盾板表面有光泽，颈沟浅而宽，外弧形，末端约达盾板长的 2/3；刻点细而密，分布较均匀；缘垛 9 个（图 6-2-9b）；气门板大，亚圆形，背突相当粗短，气门斑偏前，生殖孔位于足基节 3 水平线上；足长中等；基节 1 内距较长尖，呈锥形（图 6-2-9a、图 6-2-9c）。

2. 生活习性

嗜群血蜱主要栖息环境为针阔混交林与河畔、湖边灌木丛。成蜱主要寄生于大型哺乳动物，如野生狍、鹿、山羊及家畜牛、羊、猪等，也侵袭人。幼蜱和若蜱主要寄生于小型哺乳动物，特别是啮齿动物及鸟类。

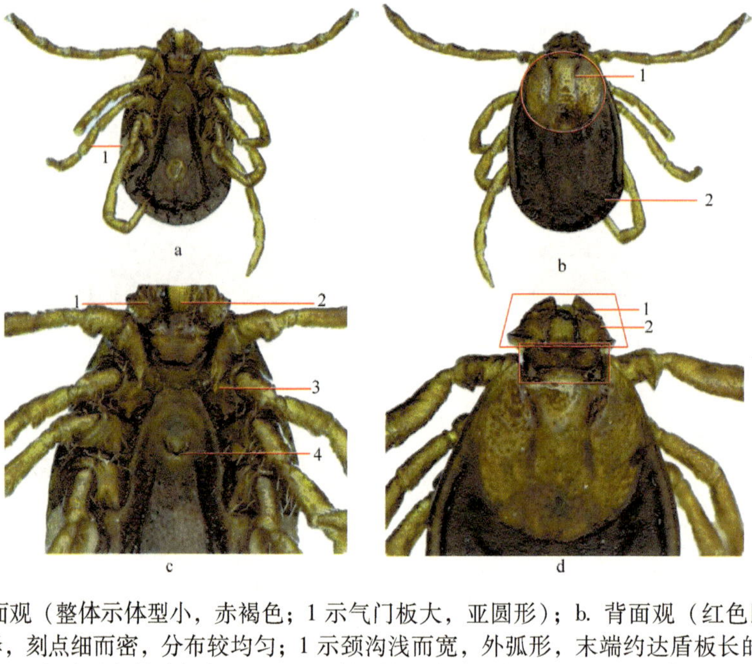

a. 腹面观（整体示体型小，赤褐色；1 示气门板大，亚圆形）；b. 背面观（红色区域示盾板表面有光泽，刻点细而密，分布较均匀；1 示颈沟浅而宽，外弧形，末端约达盾板长的 2/3；2 示缘垛 9 个）；c. 假头及躯体前部腹面观（1 示须肢第 3 节腹刺粗短，末端约达第 2 节前缘；2 示口下板粗短，齿式 5|5，齿大小均匀；3 示基节 1 内距较长尖，呈锥形；4 示生殖孔位于足基节 3 水平线上）；d. 假头及躯体前部背面观（梯形区域示须肢粗短，前窄后宽，第 2 节外缘明显短于第 3 节外缘；1 示须肢第 3 节近宽三角形，前端尖细，后缘较直；2 示须肢第 2 节外侧突出成锐角；矩形区域示假头基矩形，基突粗短，末端钝，孔区较大，亚圆形，间距稍宽，大于其短径）

图 6-2-9 嗜群血蜱（♀）

六、日本血蜱 *Haemaphysalis japonica* Warburton，1908

1. 雄蜱鉴定要点

（1）体型、体色：体型小，体色为褐色（图 6-2-10a、图 6-2-10b）。

（2）假头：假头基矩形，基突发达，末端尖细；须肢粗短，第 2 节与第 3 节外缘接近等长；第 2 节后外角中度突出（图 6-2-10c）；第 3 节相当短宽，三角形，腹刺粗短，末端约达第 2 节前缘；口下板明显短小，齿式 5 | 5，齿小而均匀（图 6-2-10a）。

（3）躯体：盾板卵圆形，向前逐渐收窄，表面有光泽，刻点小而浅，分布不甚均匀；颈沟短而深陷，侧沟细窄，前端伸达基节 3 的水平，后端延至第 1 缘垛；缘垛 11 个（图 6-2-10b）；气门板大，短逗点形，背突窄而短小（图 6-2-10d）；生殖孔位于足基节 2 水平线上；足基节 1 内距稍窄长，末端尖细；基节 2 ～ 4 内距粗短，三角形（图 6-2-10e）。

2. 生活习性

日本血蜱主要栖息生境为针阔混交林与河畔、湖边灌木丛。成蜱主要寄生于大型哺乳动物，如野生狍、鹿及家畜牛、羊等，也侵袭人。

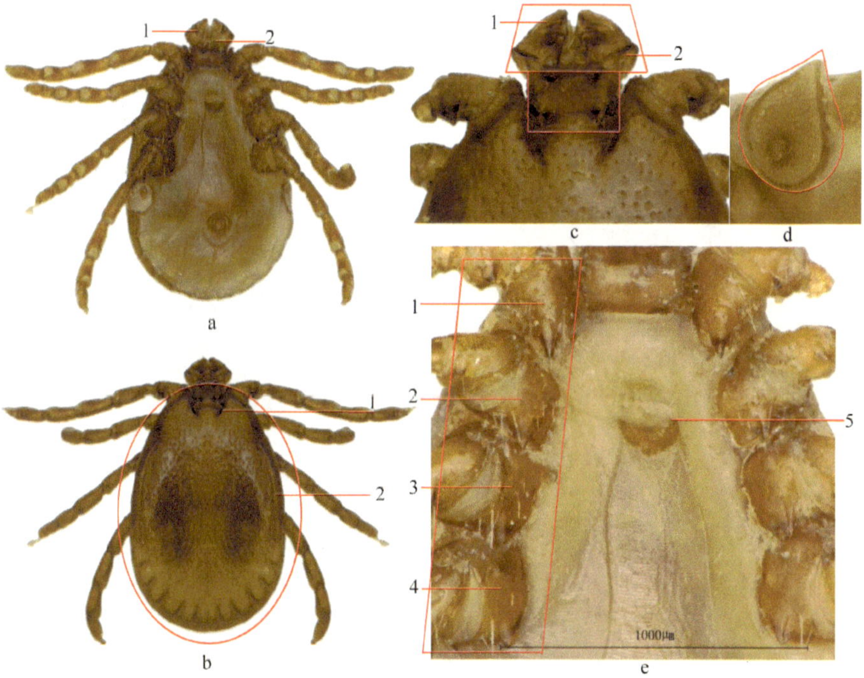

a. 腹面观（体型小，褐色；1 示须肢第 3 节腹刺粗短，末端约达第 2 节前缘；2 示口下板明显短小，齿式 5 | 5，齿小而均匀）；b. 背面观（红色区域示盾板卵圆形，向前逐渐收窄，表面有光泽，刻点小而浅，分布不甚均匀；1 示颈沟短而深陷；2 示侧沟细窄，前端伸达基节 3 的水平，后端延至第 1 缘垛）；c. 假头背面观（矩形区域示假头基矩形，基突发达，末端尖细；梯形区域示须肢粗短，第 2 节与第 3 节外缘接近等长；1 示须肢第 3 节相当短宽，三角形；2 示须肢第 2 节后外角显著突出）；d. 气门板（红色区域示气门板大，短逗点形，背突窄而短小）；e. 躯体前部腹面观（红色区域示足基节 1 ～ 4，其中足基节 1 内距稍窄长，末端尖细；基节 2 ～ 4 内距粗短，三角形）

图 6-2-10　日本血蜱（♂）

七、全沟硬蜱 *Ixodes persulcatus* Schulze，1930

1. 雌蜱鉴定要点

（1）体型、体色：体卵形，体色为黄褐色（图 6-2-11a）。

（2）假头：假头基腹面中部收窄，后缘浅弧形，耳状突大，呈弧形，向外侧明显突出（图 6-2-11c）；须肢中部最宽，外缘略直，内缘弧形凸出，第 2 节比第 3 节略长；孔区亚卵形，两孔区间距略等于其短径（图 6-2-11d）。

（3）躯体：盾板卵形，黄褐色；刻点较小，且在中部较稀（图 6-2-11b）；生殖孔位于基节 4 后部的水平，裂孔平直，生殖沟向后外斜；肛沟马蹄形；气门板大，圆形（图 6-2-11e）；足基节 1 内距细长，末端尖细，超过基节 2 前部 1/3（图 6-2-11a）。

2. 生活习性

全沟硬蜱主要生活在山地林野，宿主为鼠类等小型兽类。

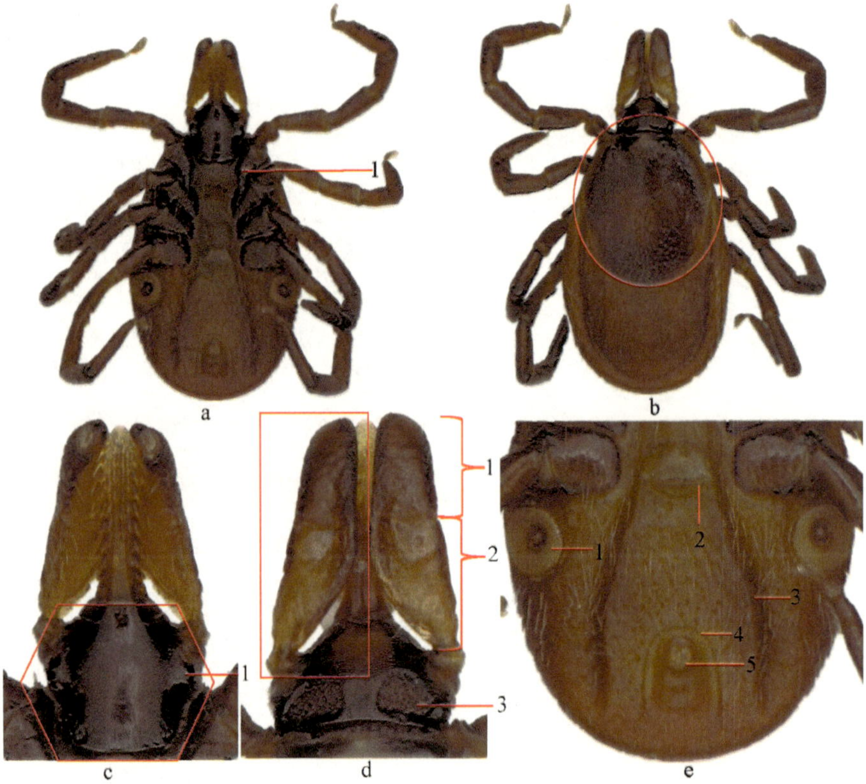

a. 腹面观（整体示体卵形，黄褐色；1 示足基节 1 内距细长，末端尖细，超过基节 2 前部 1/3）；b. 背面观（红色区域示盾板卵形，黄褐色；刻点较小，在中部较稀）；c. 假头腹面观（六边形区域示假头基腹面中部收窄，后缘浅弧形；1 示耳状突大，呈弧形，向外侧明显突出）；d. 假头背面观（矩形区域示须肢中部最宽，外缘略直，内缘弧形凸出；1 示须肢第 3 节，2 示须肢第 2 节，第 2 节比第 3 节略长；3 示孔区亚卵形，两孔区间距略等于其短径）；e. 躯体后部腹面观（1 示气门板圆形；2 示生殖孔位于基节 4 后部的水平，裂孔平直；3 示生殖沟向后外斜；4 示肛沟马蹄形；5 示肛门）

图 6-2-11　全沟硬蜱（♀）

八、卵形硬蜱 *Ixodes ovatus* Neumann，1899

1. 雌蜱鉴定要点

（1）体型、体色：体卵圆形，体色为棕黄色；体表有稀疏细毛（图 6-2-12a）。

（2）假头：假头基背面近五边形；孔区似圆卵形，两孔区间距略小于其短径；须肢长约为宽的 3 倍（图 6-2-12c）；假头基腹面中部隆起；耳状突短小，呈脊状（图 6-2-12b）。

（3）躯体：盾板亚圆形；颈沟宽而浅，末端略及盾板后 1/3；刻点小，分布稀疏，靠后部稍密（图 6-2-12d）；足基节 1 和 2 后部有半透明附膜；基节 3 和 4 有粗短的外距，基节 3 的不明显；生殖孔位于基节 3 和 4 的水平之间，裂孔平直（图 6-2-12e）；生殖沟向后外斜；肛沟前窄后宽，两侧后外斜（图 6-2-12e）；气门板大，亚圆形（图 6-2-12f）。

2. 生活习性

卵形硬蜱主要生活在山地灌木丛或林带。宿主为牛、马、羊、鹿、猪、麝、黄鼬等。

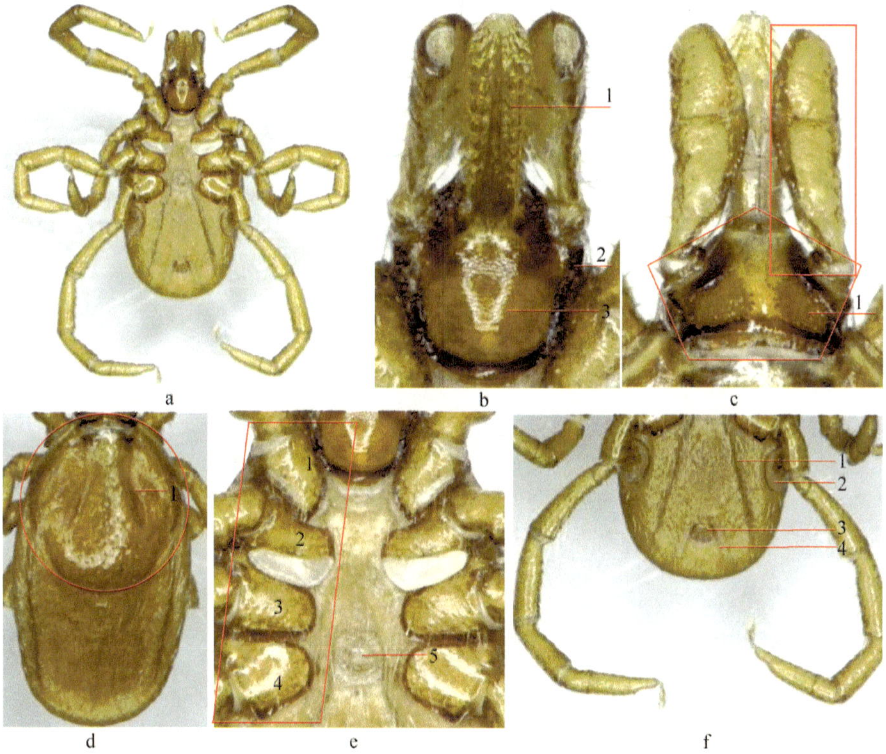

a. 腹面观（示体卵圆形，棕黄色；体表有稀疏细毛）；b. 假头腹面观（1 示口下板；2 示耳状突短小，呈脊状；3 示假头基腹面中部隆起）；c. 假头背面观（五边形区域示假头基背面近五边形；矩形区域示须肢长约为宽的 3 倍；1 示孔区似圆卵形，两孔区间距略小于其短径）；d. 躯体背面观（圆形区域示盾板亚圆形；刻点小，分布稀疏，靠后部稍密；1 示颈沟宽而浅，末端略及盾板后 1/3）；e. 躯体前部腹面观（红色区域中 1 ～ 4 分别示足基节 1 ～ 4，其中基节 1 和 2 后部有半透明附膜；基节 3 和 4 有粗短的外距，基节 3 的不明显；5 示生殖孔位于基节 3 和 4 的水平之间，裂孔平直）；f. 躯体后部腹面观（1 示生殖沟向后外斜；2 示气门板大，亚圆形；3 示肛门；4 示肛沟前窄后宽，两侧后外斜）

图 6-2-12　卵形硬蜱（♀）

九、粒形硬蜱 *Ixodes granulatus* Supino，1897

1. 雌蜱鉴定要点

（1）体型、体色：体长卵形，体色为黄褐色（图6-2-13a）。

（2）假头：假头基背面近三角形；基突付缺；孔区大，圆卵形，两孔区间距略等于其短径；须肢窄长，中部最宽，两端显著窄细；假头基腹面中部隆起；耳状突短小，呈脊状；口下板窄长，前端尖细，齿式3|3，每纵列具齿10～11枚（图6-2-13c、图6-2-13d）。

（3）躯体：盾板卵圆形，刻点大，分布均匀；颈沟很浅，末端达不到盾板后侧缘（图6-2-13b）；足较长，基节1内距长，尖形，外距略短；基节2～4内距付缺；各基节均有一粗短外距，但基节4外距较小；基节1、2靠后缘有半透明附膜，约占后部1/3（图6-2-13e）；生殖孔位于基节4的水平，裂孔平直；生殖沟向后分离，末端不达躯体后缘；肛沟马蹄形，前端窄圆；气门板近圆形，气门斑大，位置偏前（图6-2-13f）。

2. 生活习性

粒形硬蜱主要生活在山地、平原草地和田野等。

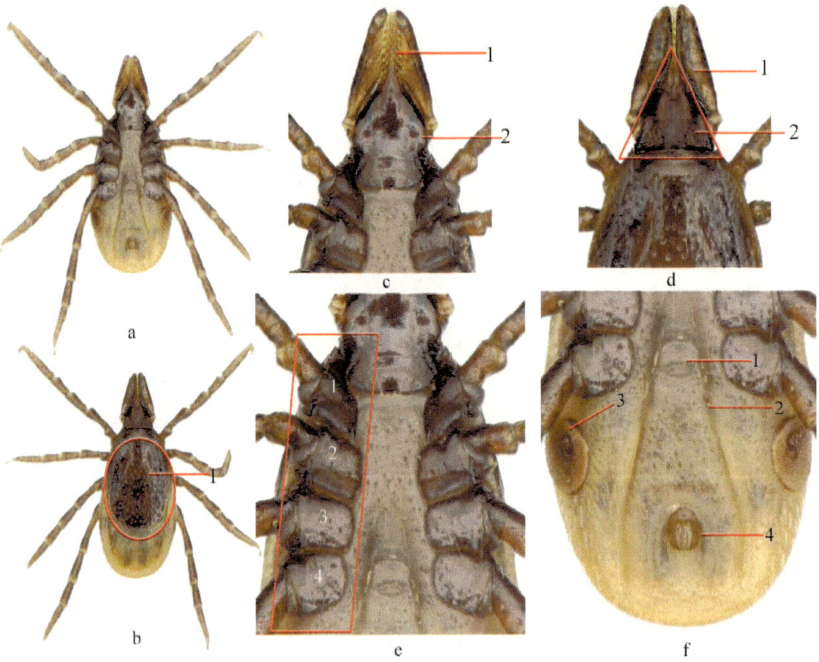

a. 腹面观（体长卵形，黄褐色）；b. 背面观（椭圆形区域示盾板卵圆形，刻点大，分布均匀；1示颈沟很浅，末端达不到盾板后侧缘）；c. 假头腹面观（1示口下板窄长，前端尖细，齿式3|3；2示耳状突短小，呈脊状）；d. 假头背面观（三角形区域示假头基背面近三角形，基突付缺；1示须肢窄长，中部最宽，两端显著窄细；2示孔区大，圆卵形）；e. 躯体前部腹面观（四边形区域中1～4分别示足基节1～4，基节1内距长，尖形；基节2～4内距付缺；各基节均有一粗短外距，但基节4外距较小；基节1、2靠后缘有半透明附膜，约占后部1/3）；f. 躯体后部腹面观（1示生殖孔位于基节4的水平，裂孔平直；2示生殖沟向后分离，末端不达躯体后缘；3示气门板近圆形，气门斑大，位置偏前；4示肛沟马蹄形，前端窄圆）

图6-2-13　粒形硬蜱（♀）

十、锐跗硬蜱 *Ixodes acutitarsus* Karsch，1880

1. 雌蜱鉴定要点

（1）体型、体色：体型大，体色为棕褐色（图 6-2-14a）。

（2）假头：假头长，假头基向后稍窄，假头基腹面宽阔，横缝明显；孔区大，卵圆形，两孔区间距小等于其短径；须肢相当窄长，第 1 节外侧突出，如结节状；口下板剑形，齿式 2∣2，中间有较宽的隆脊分隔，靠侧缘的齿列较发达，端部的细齿为 4∣4（图 6-2-14c、图 6-2-14d）。

（3）躯体：卵圆形，缘沟深，缘褶肥大，后端稍窄；盾板心形，宽大，表面光亮，肩突粗短（图 6-2-14b）；生殖沟向后斜伸；肛沟前缘宽圆，两侧不平行，略外斜（图 6-2-14a）；生殖孔位于基节 3、4 之间的水平线，裂孔平直；足长，基节 1 有两个长距，内距和外距超过基节 2 的前端；基节 2 ～ 4 宽，各具粗短外距，内距均不明显（图 6-2-14e）。

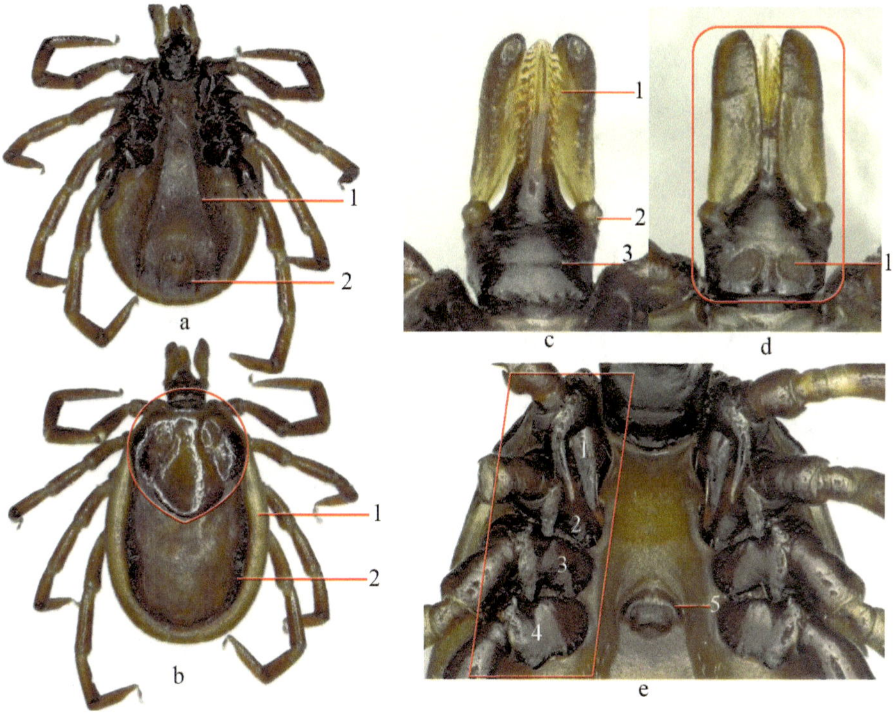

a. 腹面观（示体型大，卵圆形，棕褐色；1 示生殖沟向后斜伸；2 示肛沟前缘宽圆）；b. 背面观（圆形区域示盾板心形，宽大，表面光亮；1 示缘褶肥大；2 示缘沟深，后端稍窄）；c. 假头腹面观（1 示口下板剑形，齿式 2∣2，中间有较宽的隆脊分隔，靠侧缘的齿列较发达，端部的细齿为 4∣4；2 示须肢第 1 节外侧突出，如结节状；3 示假头基腹横缝明显）；d. 假头背面观（四边形区域示假头长，假头基向后稍窄；须肢相当窄长；1 示孔区大，卵圆形）；e. 躯体前部腹面观（四边形区域中 1 ～ 4 分别示足基节 1 ～ 4，基节 1 有 2 长距，内距和外距超过基节 2 的前端；基节 2 ～ 4 宽，各具粗短外距；5 示生殖孔位于基节 3、4 之间的水平线，裂孔平直）

图 6-2-14 锐跗硬蜱（♀）

2. 雄蜱鉴定要点

（1）体型、体色：体型大，卵圆形，体色为棕褐色（图 6-2-15a）。

（2）假头：假头基前宽后窄，似倒置梯形；须肢外缘略直，内缘后段弧形；第 1 节外侧突出，如结节状；假头基腹面宽短，耳状突付缺；口下板剑形，略短；齿式 2∣2，中间有较宽的隆脊分隔，靠侧缘的齿列较发达，每列具齿 7 枚，端部的细齿为 4∣4（图 6-2-15c、图 6-2-15d）。

（3）躯体：盾板光亮，窄卵形，肩突粗短；颈沟前段较短，后段显著外斜（图 6-2-15b）；生殖孔位于基节 3 之间，生殖前板长形，中板近似六边形，后侧缘与后缘连接呈钝角；肛板宽短，前缘圆钝，两侧向后外斜、渐宽；气门板大、卵圆形（图 6-2-15a）；足与雌蜱相近，但基节 2 ～ 4 较窄（按躯体方向）（图 6-2-15e）。

3. 生活习性

锐跗硬蜱主要生活在山林地带。成蜱主要寄生于牛、山羊、绵羊、犬、大熊猫、熊、野猪、林麝和其他鸟类，也侵袭人。幼蜱和若蜱寄生于啮齿类和食虫类动物。

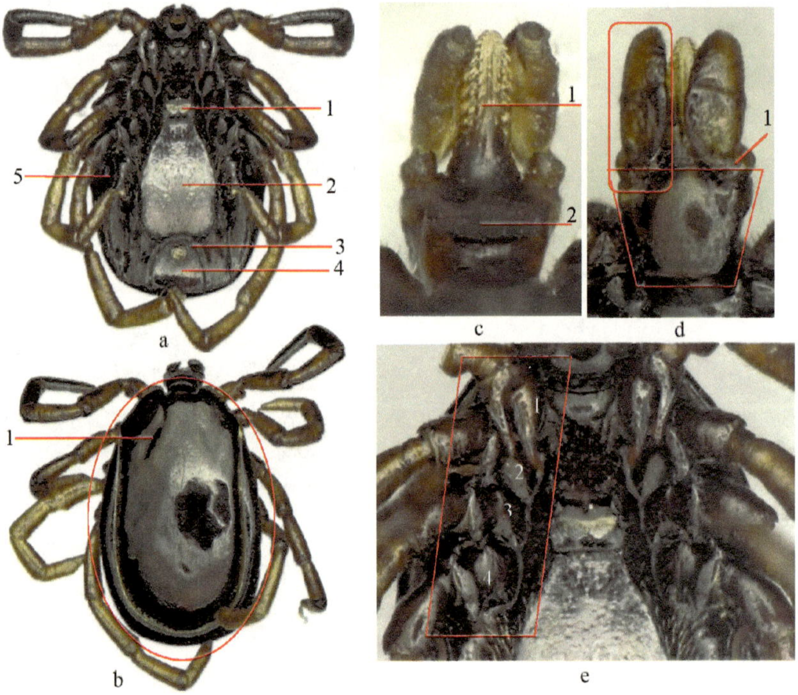

a. 腹面观（整体示体型大，卵圆形，棕褐色；1 示生殖孔位于基节 3 之间，生殖前板长形；2 示中板近似六边形，后侧缘与后缘连接呈钝角；3 示肛沟；4 示肛板宽短，前缘圆钝，两侧向后外斜、渐宽；5 示气门板大、卵圆形）；b. 背面观（椭圆形示盾板光亮，窄卵形，肩突粗短；1 示颈沟前段较短，后段显著外斜）；c. 假头腹面观（1 示口下板剑形，略短；齿式 2∣2，中间有较宽的隆脊分隔，靠侧缘的齿列较发达，每列具齿 7 枚，端部的细齿为 4∣4；2 示假头基腹面宽短，耳状突付缺）；d. 假头背面观（倒置梯形区域示假头基前宽后窄；四边形区域示须肢外缘略直，内缘后段弧形；1 示须肢第 1 节外侧突出，如结节状）；e. 躯体前部腹面观（四边形区域中 1 ～ 4 分别示足基节 1 ～ 4，基节 1 有两个长距，内距和外距超过基节 2 的前端；基节 2 ～ 4 宽，各具粗短外距，内距均不明显）

图 6-2-15　锐跗硬蜱（♂）

十一、银盾革蜱 *Dermacentor niveus* Neumann，1897

1. 雌蜱鉴定要点

（1）体型、体色：体长卵形，珐琅彩浓（图 6-2-16a、图 6-2-16b）。

（2）假头：假头基矩形，后缘平直；基突很短；孔区卵圆形，向外斜置；须肢粗短，背、腹面均无刺（图 6-2-16c、图 6-2-16d）。

（3）躯体：盾板大，似圆形；珐琅彩浓厚，覆盖盾板大部分表面，仅留眼周围褐斑、颈沟后的两对条状褐斑和盾板后方 1/3 的中央不规则的褐斑，刻点小，夹杂有少数大刻点（图 6-2-16d）；基节 4 无内距，外距明显超出基节后缘，略向外弯，且末端尖细；生殖孔有翼状突（图 6-2-16e）；气门板背突略伸出，较短钝；背突前缘有几丁质加厚部（图 6-2-16f）。

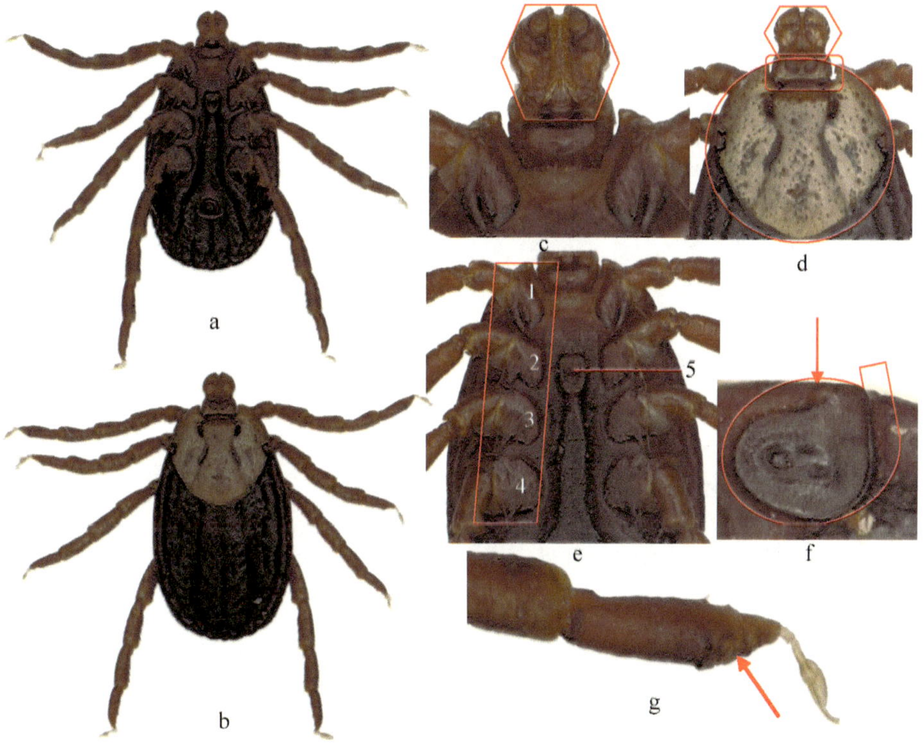

a. 腹面观；b. 背面观；c. 假头腹面观（六边形区域示须肢粗短，腹面无刺）；d. 假头及躯体前部背面观（六边形区域示须肢粗短，背面无刺；矩形区域示假头基矩形，后缘平直；基突很短；孔区卵圆形，向外斜置；圆形区域示盾板大，似圆形；珐琅彩浓厚，覆盖盾板大部分表面，仅留眼周围褐斑、颈沟之后的两对条状褐斑和盾板后方 1/3 中央不规则的褐斑，刻点小，夹杂有少数大刻点）；e. 躯体前部腹面观（四边形区域中 1 ~ 4 分别示足基节 1 ~ 4，其中基节 4 无内距，外距明显超出基节后缘，略向外弯，且末端尖细；5 示生殖孔有翼状突）；f. 气门板（红色区域示气门板背突略伸出，较短钝；箭头指示背突前缘有几丁质加厚部）；g. 足 1（箭头指哈氏器）

图 6-2-16　银盾革蜱（♀）

2. 雄蜱鉴定要点

（1）体型、体色：体长卵形，珐琅彩浓（图 6-2-17a、图 6-2-17b）。

（2）假头：假头短，假头基方形，表面具有珐琅彩和刻点，基突发达。须肢外缘圆弧形，第 2 节背面后缘有细小的刺（图 6-2-17c、图 6-2-17d）。

（3）躯体：盾板整体珐琅彩浓厚，褐斑中带有彩斑，中部褐斑形成的三角形中最小锐角向上（图 6-2-17b）；足基节 4 向后显著伸长；基节 1 小于基节 2；股节、胫节和后跗节腹面具有 3 个齿状突，后跗节齿状突较短（图 6-2-17e）；气门板较长，呈逗点状，背突有几丁质增厚部（图 6-2-17f）。

3. 生活习性

银盾革蜱多见于半荒漠和灌丛、山林以及河岸草地。成蜱寄生于牛、马、绵羊等大型哺乳动物，也侵袭人。幼蜱和若蜱寄生于啮齿类及其他小型哺乳动物。

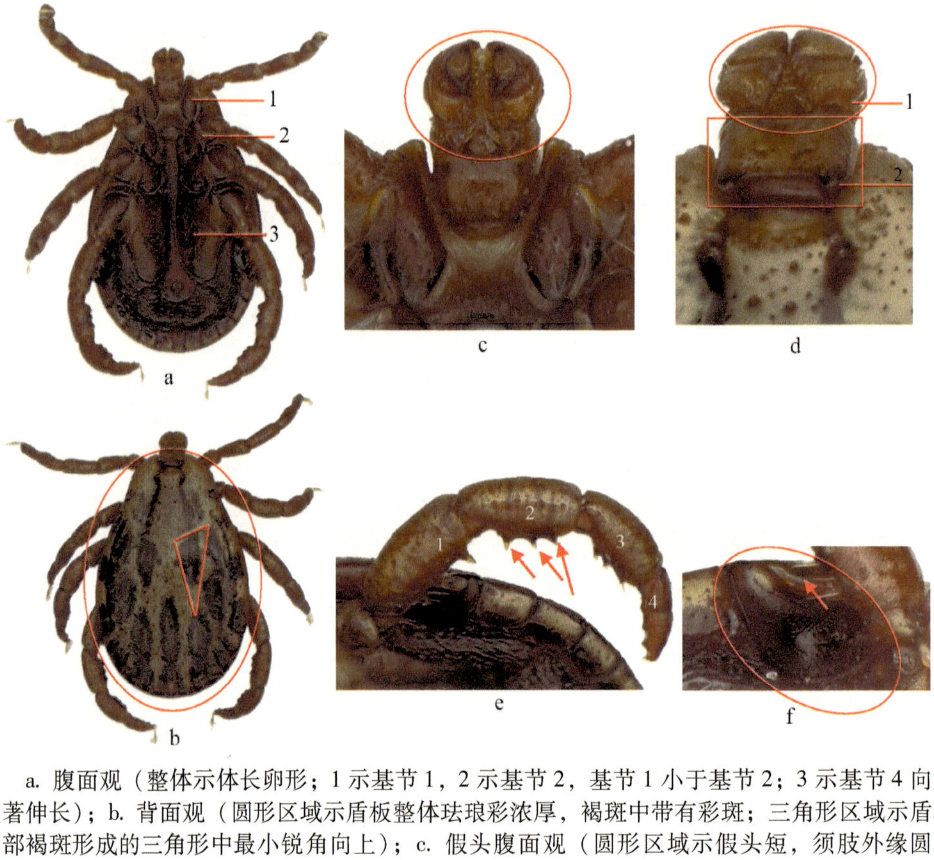

a. 腹面观（整体示体长卵形；1 示基节 1，2 示基节 2，基节 1 小于基节 2；3 示基节 4 向后显著伸长）；b. 背面观（圆形区域示盾板整体珐琅彩浓厚，褐斑中带有彩斑；三角形区域示盾板中部褐斑形成的三角形中最小锐角向上）；c. 假头腹面观（圆形区域示假头短，须肢外缘圆弧形）；d. 假头背面观（圆形区域示假头短，须肢外缘圆弧形；1 示须肢第 2 节背面后缘有细小的刺；四边形区域示假头基方形，表面具有珐琅彩和刻点；2 示基突发达）；e. 足 4（1 示足股节；2 示足胫节；3 示足后跗节；4 示足跗节；股节、胫节和后跗节腹面具有 3 个齿状突，后跗节齿状突较短；箭头指示齿状突）；f. 气门板（红色区域示气门板较长，呈逗点状；箭头指示气门板背突有几丁质增厚部）

图 6-2-17　银盾革蜱（♂）

十二、森林革蜱 *Dermacentor silvarum* Olenev，1927

1. 雌蜱鉴定要点

（1）体型、体色：体长卵形，体色为褐色，珐琅彩淡（图 6-2-18a、图 6-2-18d）。

（2）假头：假头基矩形；基突粗短；须肢第 2 节背面后缘外侧无刺，第 2 节宽略大于第 3 节宽，须肢第 3 节顶端较平（图 6-2-18b、图 6-2-18c）。

（3）躯体：盾板长约等于宽，眼周围和盾板后中部褐斑较大，盾板粗刻点散布于细刻点间（图 6-2-18d）；足基节无珐琅斑，但基节 2 ～ 4 散布有细刻点；足基节 1 外距末端粗钝，基节 4 无内距，基节 4 外距超过该节后缘；生殖孔有翼状突（图 6-2-18e）；转节 1 背距较长尖（图 6-2-18c）；气门板背突略伸出，背突前缘无几丁质增厚部（图 6-2-18f）。

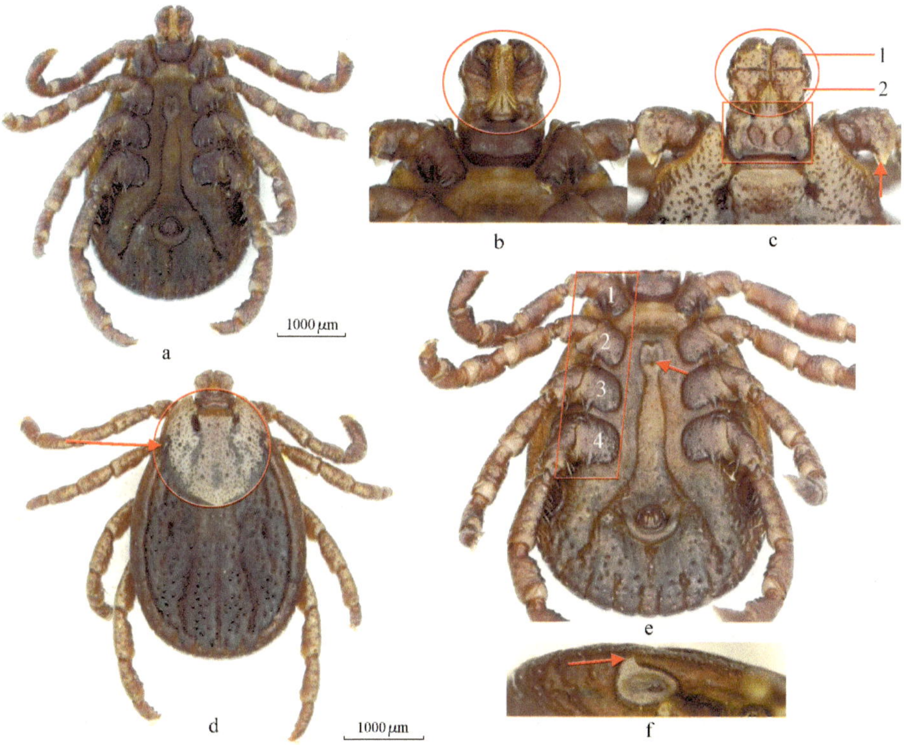

a. 腹面观；b. 假头腹面观（圆形区域示须肢短）；c. 假头及躯体前部背面观（圆形区域示须肢短；1 示须肢第 3 节，顶端较平；2 示须肢第 2 节，背面后缘外侧无刺；第 2 节宽略大于第 3 节宽；四边形区域示假头基矩形，基突粗短；箭头指示足转节 1 背距较长尖）；d. 背面观（圆形区域示盾板长约等于宽，眼周围和盾板后中部褐斑较大，盾板粗刻点散布于细刻点间；箭头指示眼的位置）；e. 躯体腹面观（四边形区域中 1 ～ 4 分别示足基节 1 ～ 4，足基节无珐琅斑，但基节 2 ～ 4 散布有细刻点；足基节 1 外距末端粗钝，基节 4 无内距，基节 4 外距超过该节后缘；箭头指示生殖孔有翼状突）；f. 气门板（箭头指示气门板背突略伸出，背突前缘无几丁质增厚部）

图 6-2-18　森林革蜱（♀）

2. 雄蜱鉴定要点

（1）体型、体色：体长卵形，体色为褐色，珐琅彩淡（图 6-2-19a、图 6-2-19d）。

（2）假头：假头基矩形；基突发达，末端钝；须肢粗短，外缘弧形，第 2 节背面后缘外侧无刺，须肢腹面内侧缘 1、2、3 节均有不太紧密的刚毛，第 3 节最少（图 6-2-19b、图 6-2-19c）。

（3）躯体：盾板卵圆形，表面珐琅彩较淡，不明亮，前半部及中部较多，后半部较少；侧沟较浅，宽而明显，沿沟内有粗、细刻点混杂（图 6-2-19d）；足基节 1 短，外距与内距略微分开；基节 2 内距很短，外距较长而尖；基节 3 内距不明显，外距与基节 2 相似；基节 4 向后方显著伸长，外距超出该节后侧缘；转节 1 背距发达，呈三角形，末端尖细；跗节 4 末端有一小齿，腹面的 3 个齿突短小（图 6-2-19b、图 6-2-19e）；气门板呈逗点形，背突较窄，向背方微弯，背缘无几丁质增厚部（图 6-2-19f）。

3. 生活习性

森林革蜱主要生活于森林地区，次生和森林边缘草原地带也常发现。成蜱多寄生于绵羊、山羊、牛、马等家畜和野生动物，也侵袭人。幼蜱和若蜱主要寄生于啮齿动物。

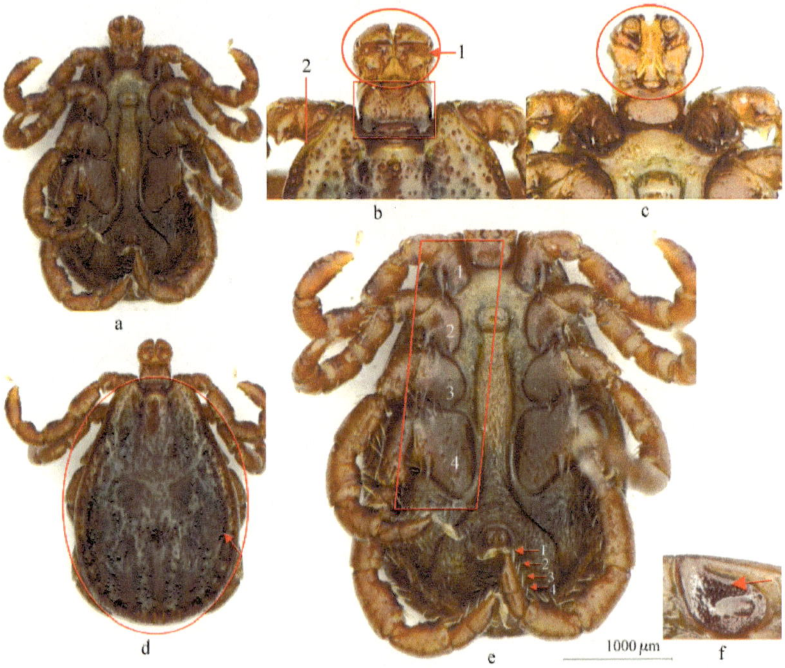

a. 腹面观；b. 假头背面观（圆形区域示须肢短，外缘弧形；1 示须肢第 2 节背面后缘外侧无刺；2 示转节 1 背距发达，呈三角形；矩形区域示假头基矩形；基突发达，末端钝）；c. 假头腹面观（圆形区域示须肢短，腹面内侧缘 1、2、3 节均有不太紧密的刚毛，第 3 节最少）；d. 背面观（圆形区域示盾板卵圆形，表面珐琅彩较淡，不明亮，前半部及中部较多，后半部较少；箭头示侧沟较浅，宽而明显，沿沟内有粗、细刻点混杂）；e. 躯体腹面观（四边形区域中 1 ～ 4 分别示足基节 1 ～ 4，足基节 1 短，外距与内距略微分开；基节 2 内距很短，外距较长而尖；基节 3 内距不明显，外距与基节 2 相似；基节 4 向后方显著伸长，外距超出该节后侧缘；箭头 1 ～ 4 分别示跗节 4 末端小齿和腹面的 3 个短小齿突）；f. 气门板（箭头指示气门板呈逗点形，背缘无几丁质增厚部）

图 6-2-19 森林革蜱（♂）

十三、草原革蜱 *Dermacentor nuttalli* Olenev，1929

1. 雌蜱鉴定要点

（1）体型、体色：体长卵形，珐琅彩淡（图 6-2-20a、图 6-2-20b）。

（2）假头：假头基矩形；基突粗短；孔区卵圆形，向外斜置（图 6-2-20d）。

（3）躯体：盾板大，似长圆多边形，长略胜于宽；珐琅彩浓厚，覆盖盾板大部分表面，颈沟之后有两对条状褐斑，在盾板后方 1/3 的中央还留有不规则的褐斑，刻点小，分布大致均匀，中部夹杂有少数大刻点（图 6-2-20b）；生殖孔有翼状突（图 6-2-20e）；气门板呈椭圆形，背突极短而钝，其背缘无几丁质粗厚部（图 6-2-20g）；足粗细中等，除跗节外各节的背面有珐琅彩。基节 1 小，其外距末端粗钝，略微长于内距，基节 2 ～ 4 外距约等长，基节 4 外距末端不超出该节后缘（图 6-2-20e）；胫节 4、后跗节 4 和跗节 4 腹面各有 3 对小齿（图 6-2-20f）。

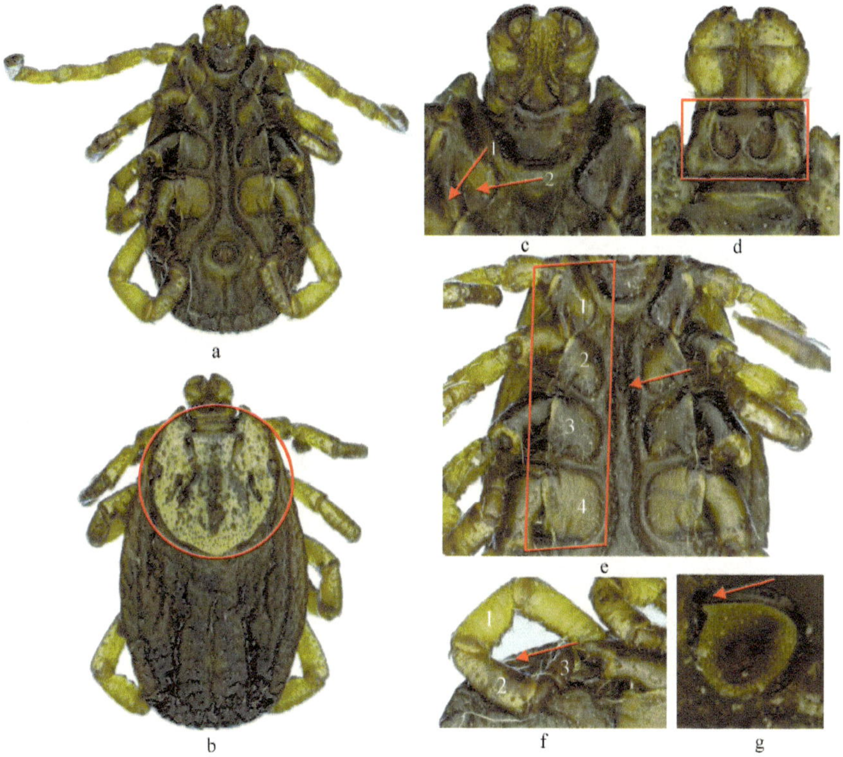

a. 腹面观；b. 背面观（红色区域示盾板似长圆多边形；珐琅彩浓厚，覆盖盾板大部分表面，颈沟后有两对条状褐斑，盾板后 1/3 中央还留下不规则褐斑，刻点小，分布大致均匀，中部夹杂少数大刻点）；c. 假头腹面观（箭头 1 示基节 1 外距，末端粗钝；2 示内距，略短于外距）；d. 假头背面观（矩形区域示假头基矩形；基突粗短；孔区卵圆形，向外斜置）；e. 躯体前部腹面观（四边形区域中 1 ～ 4 分别示足基节 1 ～ 4，基节 1 小，基节 2 ～ 4 外距约等长，基节 4 外距末端不超出该节后缘；箭头指示生殖孔有翼状突）；f. 足 4（1 示胫节；2 示后跗节；3 示跗节，该节背面无珐琅彩；1、2、3 腹面各有 3 对小齿；箭头指示小齿）；g. 气门板（箭头指示气门板呈椭圆形，背突极短而钝，无几丁质粗厚部）

图 6-2-20　草原革蜱（♀）

2. 雄蜱鉴定要点

（1）体型、体色：体长卵形，珐琅彩淡（图 6-2-21a、图 6-2-21b）。

（2）假头：假头短，假头基矩形，两侧几乎平行，后缘平直或微凹；基突发达；须肢粗短，外缘圆弧形；第 2 节背面后缘有很短的刺（图 6-2-21c、图 6-2-21d）。

（3）躯体：盾板卵圆形，表面珐琅彩较淡，前半部及中部较多，后半部较少；颈沟短，深陷；侧沟较浅，宽而明显（图 6-2-21b）；足基节 1 短，基节 4 向后方显著伸长，外距更长，超出该节后侧缘（图 6-2-21e）；爪垫一般达爪长之半（图 6-2-21f）；气门板呈逗点形，背突较窄向背方微弯，其末端接近盾板边缘，背缘无几丁质增厚部（图 6-2-21g）。

3. 生活习性

草原革蜱成蜱主要寄生于家畜如牛、牦牛、犏牛、马、驴、骆驼、绵羊和山羊，有时也侵袭人。幼、若蜱通常寄生于啮齿动物和小型兽类，如五趾跳鼠、黑线仓鼠、草原黄鼠、旱獭、鼠兔、蒙古兔、艾鼬等，有时在猫、犬上也寄生。

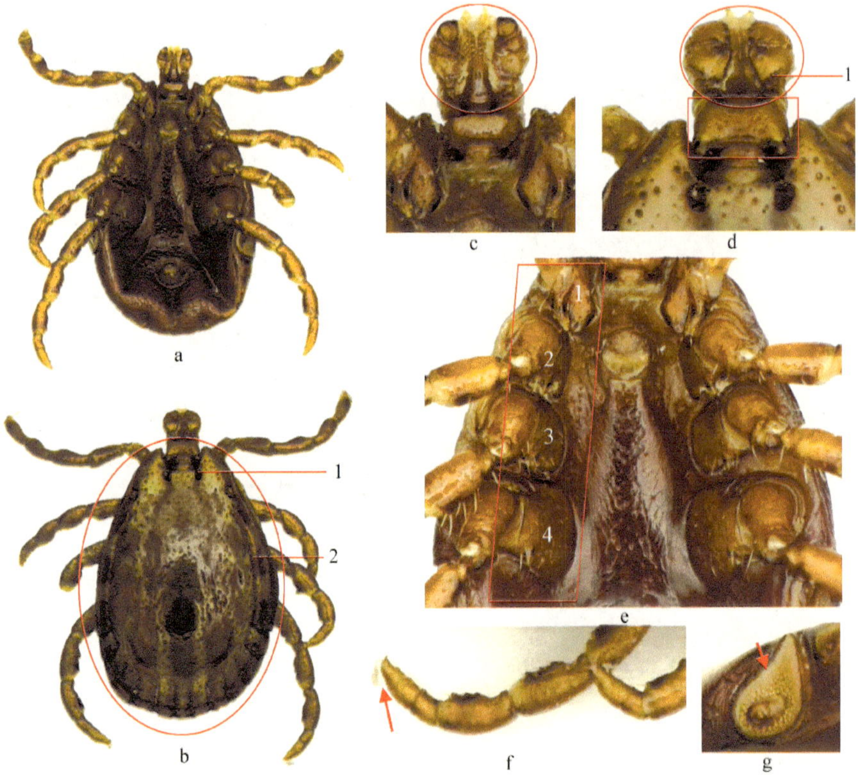

a. 腹面观；b. 背面观（红色区域示盾板卵圆形，表面珐琅彩较淡，前半部及中部较多，后半部较少；1 示颈沟短，深陷；2 示侧沟较浅，宽而明显）；c. 假头腹面观（圆形区域示假头短，须肢粗短，外缘圆弧形）；d. 假头背面观（矩形区域示假头基矩形，两侧几乎平行，后缘平直或微凹；基突发达；圆形区域示须肢粗短，外缘圆弧形；1 示须肢第 2 节背面后缘有很短的刺）；e. 躯体前部腹面观（四边形区域中 1 ～ 4 分别示足基节 1 ～ 4，足基节 1 短，基节 4 向后方显著伸长，外距更长，超出该节后侧缘）；f. 足 4（箭头指示爪垫一般达爪长之半）；g. 气门板（箭头指示气门板呈逗点形，背突较窄，向背方微弯，其末端接近盾板边缘，背缘无几丁质增厚部）

图 6-2-21　草原革蜱（♂）

十四、龟形花蜱 *Amblyomma testudinarium* Koch，1844

1. 雌蜱鉴定要点

（1）体型、体色：体大，体色为黄褐色（图 6-2-22a、图 6-2-22b）。

（2）假头：假头基矩形；基突短钝，不甚明显；孔区大而深；须肢显著窄长，第 2 节长约为第 3 节的 2 倍；口下板窄长，齿式 4 | 4（图 6-2-22c、图 6-2-22d）。

（3）躯体：盾板黄褐色，有珐琅斑，前宽后窄；眼大，明显（图 6-2-22d）；缘垛明显，有 11 个（图 6-2-22b）；足基节 1 具 2 个明显钝距，外距较内距窄长，基节 2、3 各具一很粗的短距；基节 4 外距略长于基节 2 和 3 外距（图 6-2-22e）；气门板呈三角形，背突前缘有几丁质增粗（图 6-2-22f）。

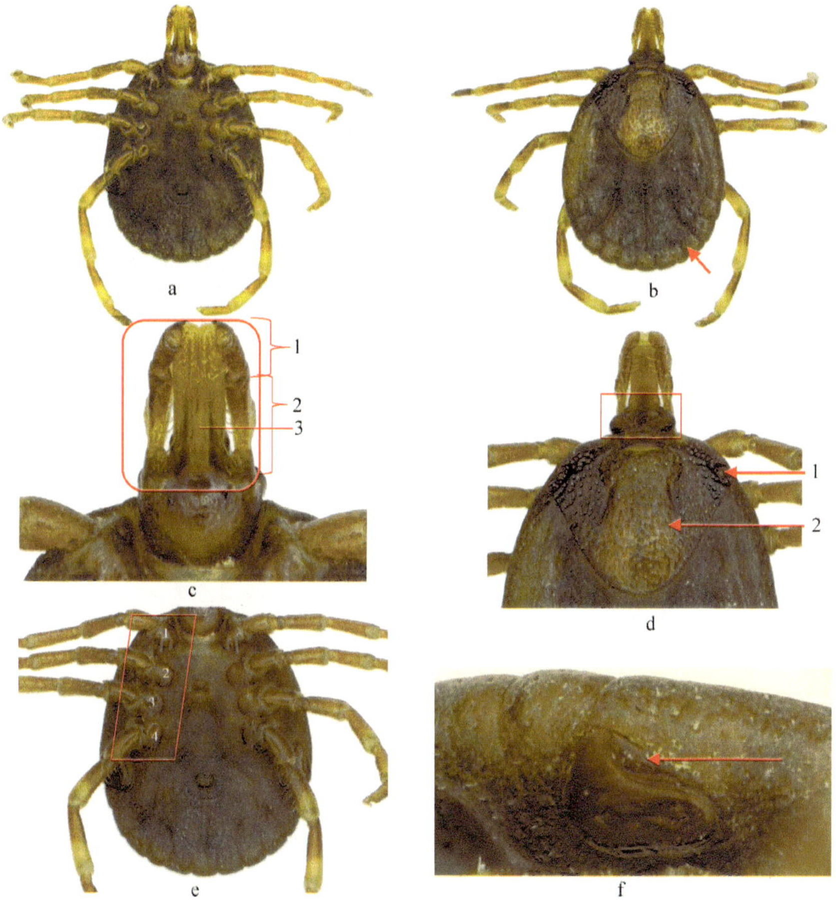

a. 腹面观；b. 背面观（箭头指示缘垛明显，有 11 个）；c. 假头腹面观（四边形区域示须肢显著窄长；1 示须肢第 3 节，2 示须肢第 2 节，须肢第 2 节长约为第 3 节的两倍；3 示口下板齿式 4 | 4）；d. 假头及盾板背面观（矩形区域示假头基矩形；基突短钝，不甚明显；孔区大而深；1 示眼大，明显；2 示盾板黄褐色，有珐琅斑，前宽后窄）；e. 躯体前部腹面观（四边形区域中 1 ～ 4 分别示足基节 1 ～ 4，基节 4 外距略长于基节 2 和 3 外距）；f. 气门板（箭头指示气门板呈三角形，背突前缘有几丁质增粗）

图 6-2-22　龟形花蜱（♀）

2. 雄蜱鉴定要点

（1）体型、体色：体大，体色为黄褐色（图 6-2-23a、图 6-2-23b）。

（2）假头：假头基矩形，侧缘略凸，后缘微凹；基突短钝；须肢显著窄长，前端稍宽，第 2 节长约为第 3 节的 2 倍，表面着生淡黄色细长毛；口下板齿式 4 | 4，且最内纵列齿小于其他纵列齿（图 6-2-23c、图 6-2-23d）。

（3）躯体：盾板黄褐色，有珐琅斑（图 6-2-23b）；眼大，明显（图 6-2-23d）；足基节 4 外距略长于基节 2 和 3 外距（图 6-2-23a）。

3. 生活习性

龟形花蜱生活在山地或田野，主要宿主为大型哺乳动物和家畜。

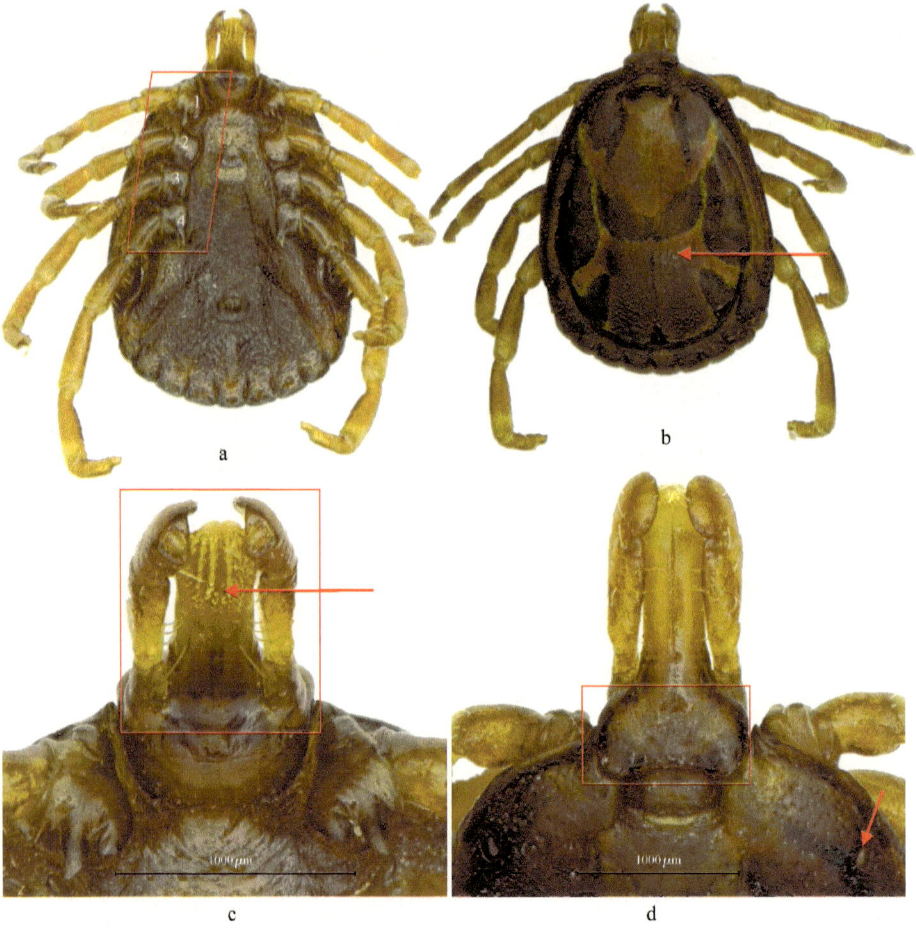

a. 腹面观（整体示体大，黄褐色；四边形区域中 1 ～ 4 分别示足基节 1 ～ 4，基节 4 外距略长于基节 2 和 3 外距）；b. 背面观（箭头示盾板黄褐色，有珐琅斑）；c. 假头腹面观（矩形区域示须肢显著窄长，前端稍宽，第 2 节长约为第 3 节的 2 倍，表面着生淡黄色细长毛；箭头示口下板齿式 4 | 4，且最内纵列齿小于其他纵列齿）；d. 假头背面观（四边形区域示假头基矩形，侧缘略凸，后缘微凹；基突短钝；箭头示眼大，明显）

图 6-2-23　龟形花蜱（♂）

十五、微小扇头蜱 *Rhipicephalus microplus* Canestrini，1887

1. 雌蜱鉴定要点

（1）体型、体色：体型小，体色单一（图 6-2-24a、图 6-2-24b）。

（2）假头：假头基六角形（图 6-2-24b）。

（3）躯体：无缘垛，肛沟不明显；足基节 1 有两个距（图 6-2-24a）。

2. 雄蜱鉴定要点

（1）体型、体色：体型小，体色单一（图 6-2-24c、图 6-2-24d）。

（2）假头：假头基六角形（图 6-2-24f）；口下板齿式 4 | 4；须肢很短，第 2、3 节有横脊（图 6-2-24e）。

（3）躯体：足跗节腹面末端有一齿突（图 6-2-24h）；足基节 1 有两个距，距裂较宽；肛沟不明显，具有肛侧板和副肛板；无缘垛，体后缘有尾突（图 6-2-24g）。

3. 生活习性

微小扇头蜱主要生活在农区，宿主为牛、羊、犬和野兔等野生动物，也攻击人。

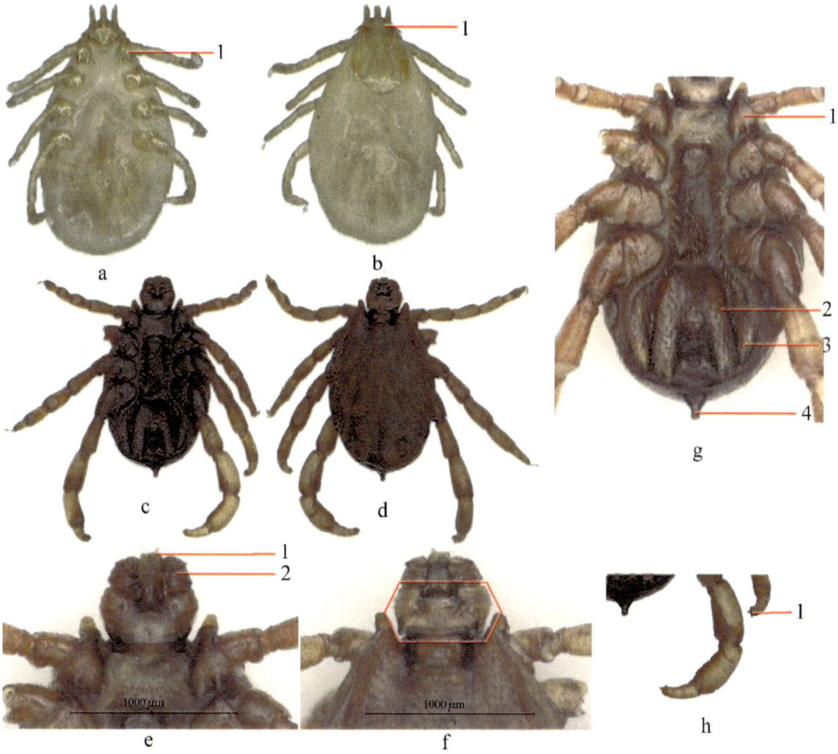

a. ♀腹面观（整体示体型小，体色单一；无缘垛，肛沟不明显；1 示足基节 1 有两个距）；b. ♀背面观（1 示假头基六角形）；c. ♂腹面观；d. ♂背面观；e. ♂假头腹面观（1 示口下板齿式 4 | 4；2 示须肢很短，第 2、3 节有横脊）；f. ♂假头背面观（红色区域示假头基六角形）；g. ♂躯体腹面观（1 示足基节 1 有两个距；2 示肛侧板；3 示副肛板；4 示体后缘尾突）；h. ♂足跗节 3 和 4（1 示跗节腹面末端有一齿突）

图 6-2-24　微小扇头蜱

十六、血红扇头蜱 ***Rhipicephalus sanguineus* Latreille，1806**

1. 雌蜱鉴定要点

（1）体型、体色：卵圆形，体色为深褐色（图 6-2-25a、图 6-2-25b）。

（2）假头：假头基背面六角形，须肢前端较圆钝，须肢第 1、2 节的腹面内缘刚毛较粗，排列较紧密，须肢第 3 节背面呈梯形，较宽，能覆盖螯肢鞘（图 6-2-25c、图 6-2-25d）。

（3）躯体：未吸血个体具缘垛，肛沟明显（图 6-2-25a）；盾板上粗刻点少而零散，细刻点较多；侧沟约达盾板后侧缘（图 6-2-25b）；足基节 1 距裂深，外距不长于内距，爪垫约为爪长的 1/3（图 6-2-25e、图 6-2-25f）；气门板呈逗点形，背突较长，明显伸出（图 6-2-25g）。

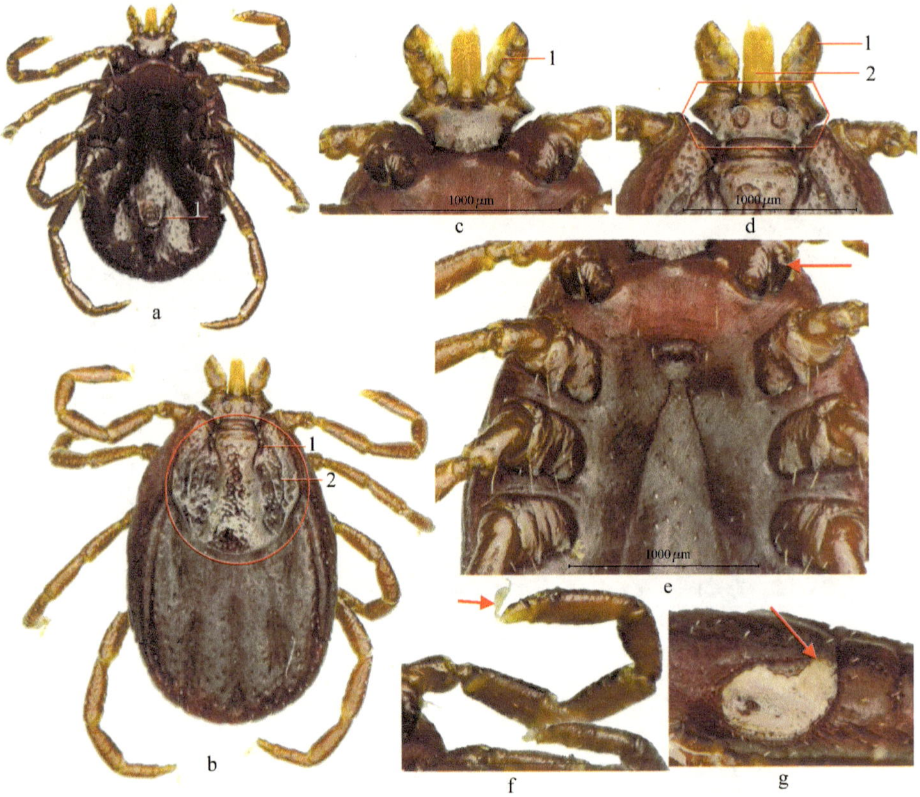

a. 腹面观（整体示卵圆形，深褐色；1 示肛沟明显）；b. 背面观（圆形区域示盾板上粗刻点少而零散，细刻点较多；1 示颈沟；2 示侧沟约达盾板后侧缘）；c. 假头腹面观（1 示须肢第 1、2 节的腹面内缘刚毛较粗，排列较紧密）；d. 假头背面观（红色区域示假头基背面呈六角形；1 示须肢第 3 节，背面呈梯形，较宽，能覆盖螯肢鞘；2 示螯肢鞘）；e. 躯体前部腹面观（箭头示足基节 1 距裂深，外距不长于内距）；f. 爪（箭头示爪垫约为爪长的 1/3）；g. 气门板（箭头示气门板呈逗点形，背突较长，明显伸出）

图 6-2-25 血红扇头蜱（♀）

2. 雄蜱鉴定要点

（1）体型、体色：卵圆形，体色为深褐色（图 6-2-26a、图 6-2-26b）。

（2）假头：假头基六角形，须肢前端较圆钝，须肢第 1、2 节的腹面内缘刚毛较粗，排列较紧密，须肢第 3 节背面呈梯形，较宽，能覆盖螯肢鞘（图 6-2-26c、图 6-2-26d）。

（3）躯体：肛侧板窄长，长度大于宽度的 3 倍，肛侧板后缘较平直；体后缘有尾突（图 6-2-26e）；气门板呈长逗点形，背突渐窄（图 6-2-26f）。

3. 生活习性

血红扇头蜱主要生活在农区、林地或野地。成蜱主要寄生于犬，也寄生于牛、山羊、绵羊、猫等家畜和狐狸、兔、刺猬等野生动物，偶尔也侵袭人。幼蜱和若蜱则发现寄生于犬、兔、刺猬以及啮齿类动物等。

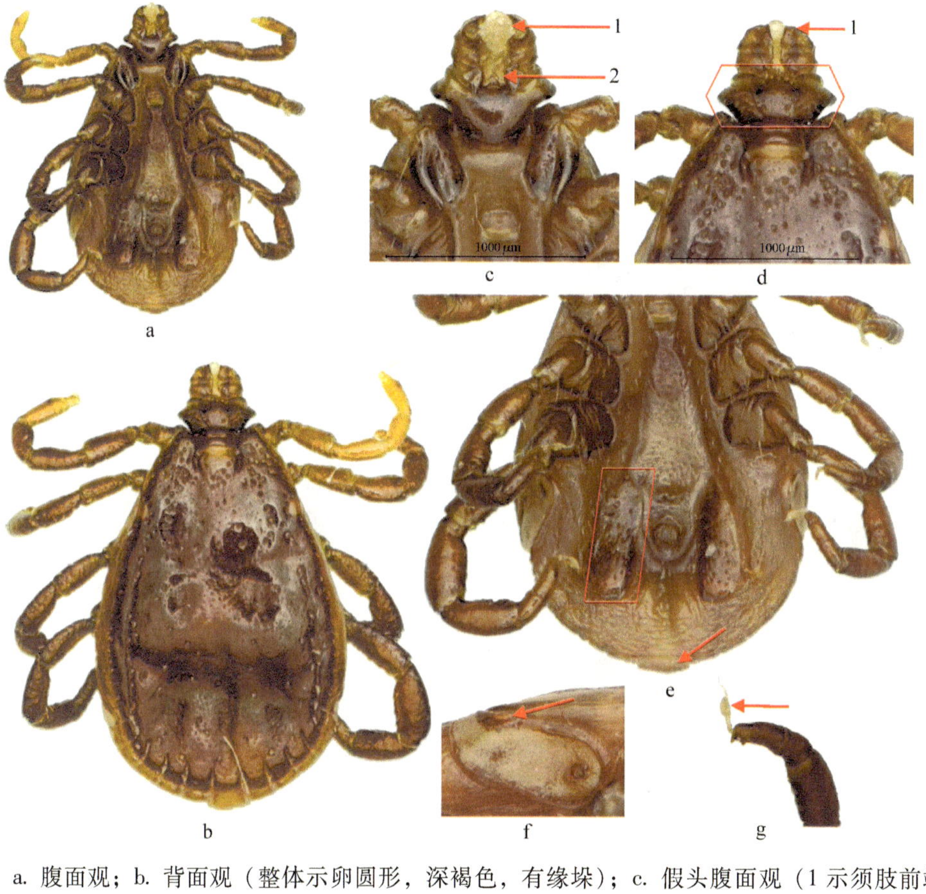

a. 腹面观；b. 背面观（整体示卵圆形，深褐色，有缘垛）；c. 假头腹面观（1 示须肢前端较圆钝，2 示须肢第 1、2 节的腹面内缘刚毛较粗，排列较紧密）；d. 假头背面观（红色区域示假头基六角形；1 示须肢第 3 节背面呈梯形，较宽，能覆盖螯肢鞘）；e. 躯体后部腹面观（红色区域示肛侧板窄长，长度大于宽度的 3 倍，后缘较平直；箭头示体后缘有尾突）；f. 气门板（箭头示气门板呈长逗点形，背突渐窄）；g. 爪（箭头示爪垫约为爪长的 1/3）

图 6-2-26　血红扇头蜱（♂）

十七、短小扇头蜱 *Rhipicephalus pumilio* Schulze，1935

1. 雌蜱鉴定要点

（1）体型、体色：体长卵形，体色为黄褐色（图 6-2-27a、图 6-2-27b）。

（2）假头：假头基六角形；须肢前端较圆钝，须肢第 1、2 节的腹面内缘刚毛较粗，排列较紧密；须肢第 3 节背面呈梯形，较宽，能覆盖螯肢鞘（图 6-2-27c、图 6-2-27d）。

（3）躯体：盾板上粗刻点少而零散，细刻点较多，侧沟约达盾板后侧缘（图 6-2-27f）；具缘垛，肛沟明显足基节 1 外距长于内距（图 6-2-27e）；爪垫约为爪长的 1/2（图 6-2-27h）；气门板长宽约等；背突曲折呈直角（图 6-2-27g）。

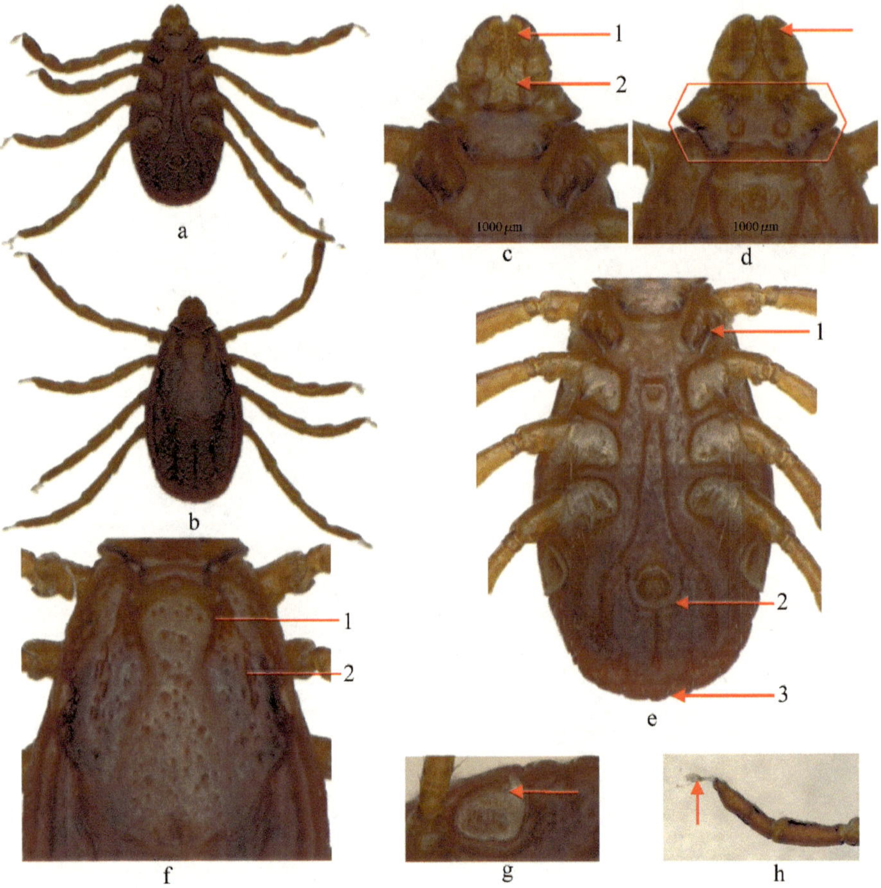

a. 腹面观（整体示长卵形，黄褐色）；b. 背面观；c. 假头腹面观（1 示须肢前端较圆钝，2 示须肢第 1、2 节的腹面内缘刚毛较粗，排列较紧密）；d. 假头背面观（红色区域示假头基六角形；箭头示须肢第 3 节背面呈梯形，较宽，能覆盖螯肢鞘）；e. 躯体腹面观（1 示足基节 1 外距长于内距；2 示肛沟明显；3 示缘垛）；f. 盾板（整体示盾板上粗刻点少而零散，细刻点较多，1 示颈沟；2 示侧沟约达盾板后侧缘）；g. 气门板（箭头示气门板长宽约等，背突曲折呈直角）；h. 爪（箭头示爪垫约为爪长的 1/2）

图 6-2-27　短小扇头蜱（♀）

2. 雄蜱鉴定要点

（1）体型、体色：体长卵形，体色为黄褐色（图 6-2-28a、图 6-2-28b）。

（2）假头：假头基六角形；须肢前端较圆钝，须肢第 1、2 节的腹面内缘刚毛较粗，排列较紧密；须肢第 3 节背面呈梯形，较宽，能覆盖螯肢鞘（图 6-2-28c、图 6-2-28d）。

（3）躯体：肛侧板较宽，略似三角形，长度约为宽度的 2 倍；肛侧板内缘稍凸起；体后缘有缘垛（图 6-2-28f）；气门板呈逗点形，具长不急剧弯曲的背突（图 6-2-28g）。

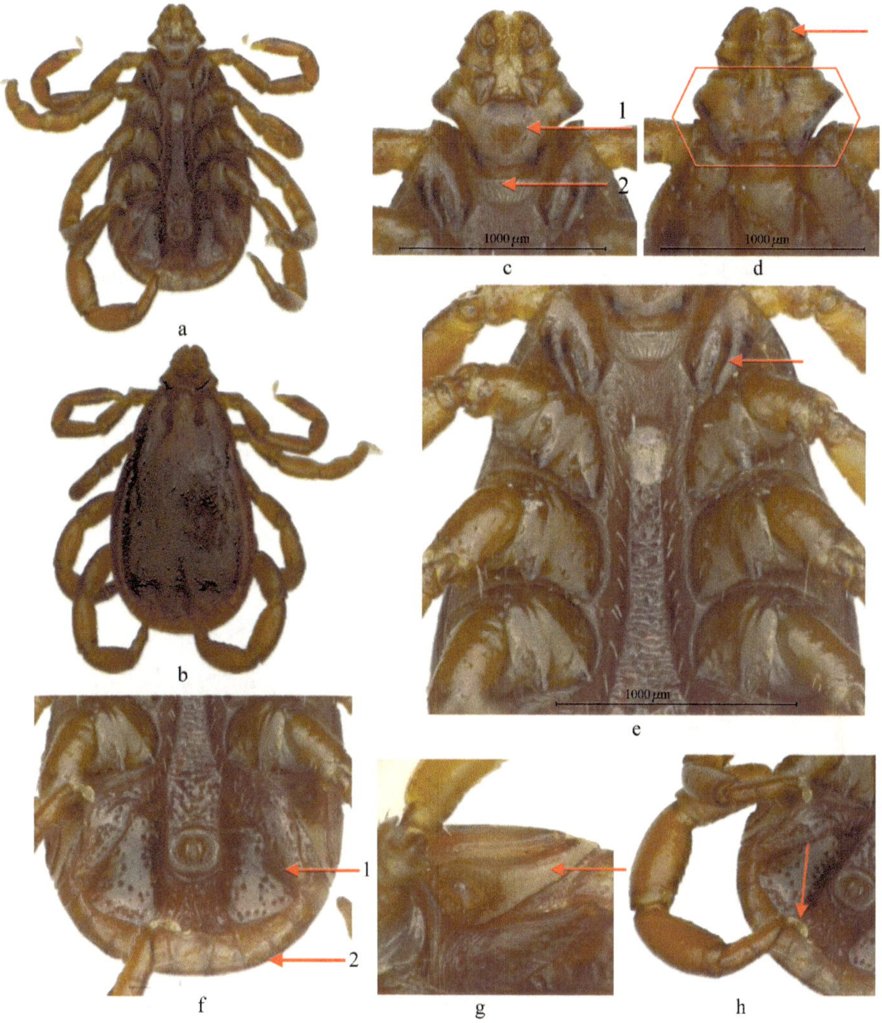

a. 腹面观（整体示长卵形，黄褐色）；b. 背面观；c. 假头腹面观（1 示须肢前端较圆钝，2 示须肢第 1、2 节的腹面内缘刚毛较粗，排列较紧密）；d. 假头背面观（红色区域示假头基六角形；箭头示须肢第 3 节背面呈梯形，较宽，能覆盖螯肢鞘）；e. 躯体前部腹面观（箭头示足基节 1 外距长于内距）；f. 躯体后部腹面观（1 示肛侧板较宽，略似三角形，长度约为宽度的 2 倍；肛侧板内缘稍凸起；2 示体后缘有缘垛）；g. 气门板（箭头示气门板呈逗点形，具长、不急剧弯曲的背突）；h. 爪（箭头示爪垫约为爪长的 1/2）

图 6-2-28　短小扇头蜱（♂）

十八、镰形扇头蜱 *Rhipicephalus haemaphysaloides* Supino，1897

1. 雌蜱鉴定要点

（1）体型、体色：体型大，体色为赤褐色（图 6-2-29a、图 6-2-29b）。

（2）假头：假头基六角形；须肢前端较平钝，须肢第 1、2 节的腹面内缘刚毛较粗，排列较紧密；须肢第 3 节背面呈梯形，较宽，能覆盖螯肢鞘（图 6-2-29c、图 6-2-29d）。

（3）躯体：盾板上粗刻点少而零散，细刻点较多；侧沟约达盾板后侧缘（图 6-2-29f）；具缘垛，肛沟明显（图 6-2-29a）；气门板长宽约等，背突曲折呈直角（图 6-2-29h）；足基节 1 外距短于内距（图 6-2-29e）；爪垫约为爪长的 1/2（图 6-2-29g）。

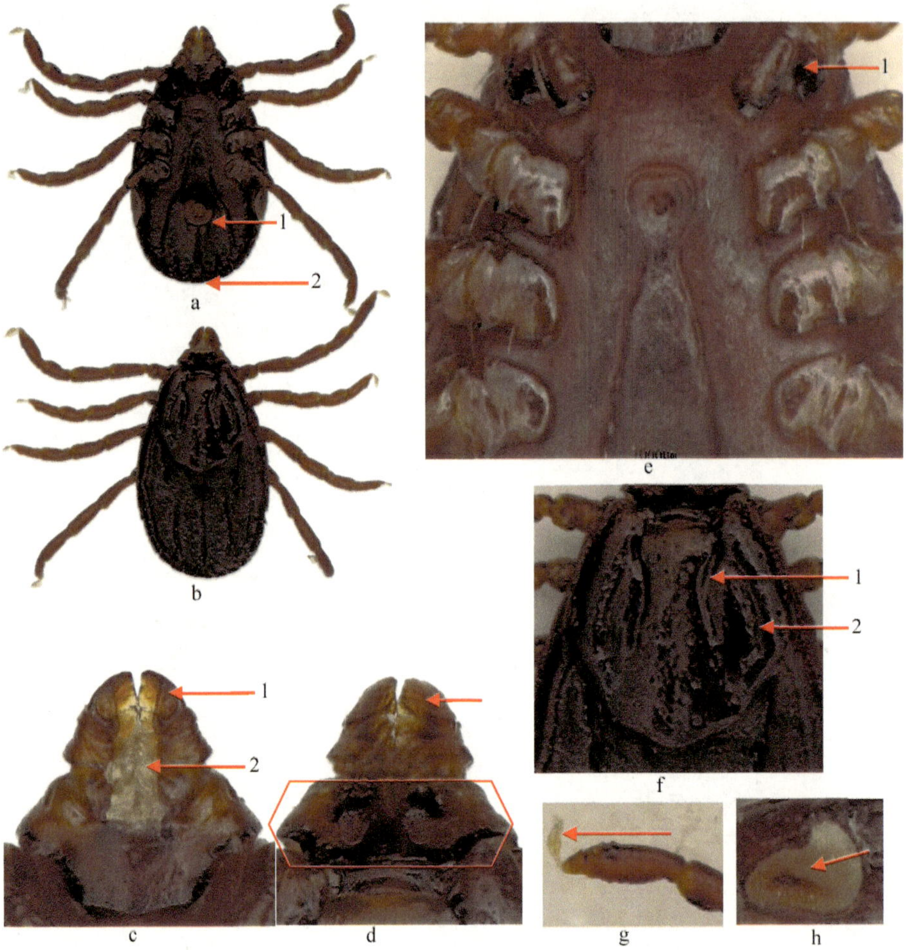

a. 腹面观（整体示体型大，赤褐色；1 示肛沟明显；2 示缘垛）；b. 背面观；c. 假头腹面观（1 示须肢前端较平钝；2 示须肢第 1、2 节的腹面内缘刚毛较粗，排列较紧密）；d. 假头背面观（红色区域示假头基六角形；箭头示须肢第 3 节背面呈梯形，较宽，能覆盖螯肢鞘）；e. 躯体腹面观（1 示足基节 1 外距短于内距）；f. 盾板（整体示盾板上粗刻点少而零散，细刻点较多；1 示颈沟；2 示侧沟约达盾板后侧缘）；g. 爪（箭头示爪垫约为爪长的 1/2）；h. 气门板（箭头示气门板长宽约等，背突曲折呈直角）

图 6-2-29　镰形扇头蜱（♀）

2. 雄蜱鉴定要点

（1）体型、体色：体型大，体色为赤褐色（图 6-2-30a、图 6-2-30b）。

（2）假头：假头基六角形；须肢前端较平钝，须肢第 1、2 节的腹面内缘刚毛较粗，排列较紧密（图 6-2-30c、图 6-2-30d）。

（3）躯体：肛侧板较宽，内缘强度凹入，镰刀形，长度为宽度的 2 倍以下；体后缘有尾突；足基节 1 外距短于内距（图 6-2-30e）；爪垫约为爪长的 1/2（图 6-2-30f）；气门板呈长卵形（图 6-2-30g）。

3. 生活习性

镰形扇头蜱主要生活在农区或山野草地、林缘等。成蜱主要寄生于水牛、黄牛、驴、猪以及野猪、野兔、水鹿等野生动物，偶尔也侵袭人。幼蜱和若蜱则寄生于哺乳动物。

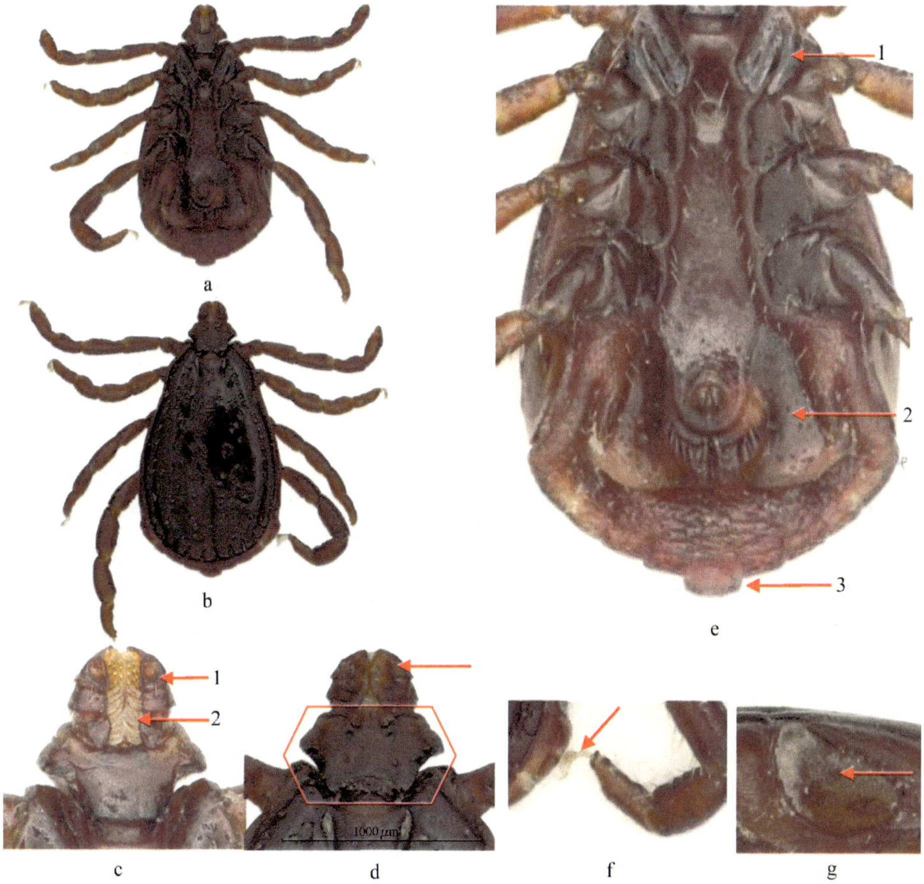

a. 腹面观（整体示体型大，赤褐色）；b. 背面观；c. 假头腹面观（1 示须肢前端较平钝；2 示须肢第 1、2 节的腹面内缘刚毛较粗，排列较紧密）；d. 假头背面观（红色区域示假头基六角形；箭头示须肢前端较平钝）；e. 躯体腹面观（1 示足基节 1 外距短于内距；2 示肛侧板较宽，内缘强度凹入，镰刀形，长度为宽度的 2 倍以下；3 示体后缘有尾突）；f 爪（箭头示爪垫约为爪长的 1/2）；g. 气门板（箭头示气门板呈长卵形）

图 6-2-30　镰形扇头蜱（♂）

十九、亚东璃眼蜱 *Hyalommma asiaticum kozlovi* Olenve，1931

1. 雌蜱鉴定要点

（1）体型、体色：体型大，体色为赤褐色（图 6-2-31a、图 6-2-31b）。

（2）假头：孔区中等大小，间距等于其短径一半（图 6-2-31d）。

（3）躯体：眼球形，外凸；颈沟深，侧沟不明显（图 6-2-31f）；足颜色较浅，在关节附近有明显的浅色环带的淡色纵带（图 6-2-31a、图 6-2-31b）；爪垫短小（图 6-2-31g）；气门板背突明显（图 6-2-31h）。

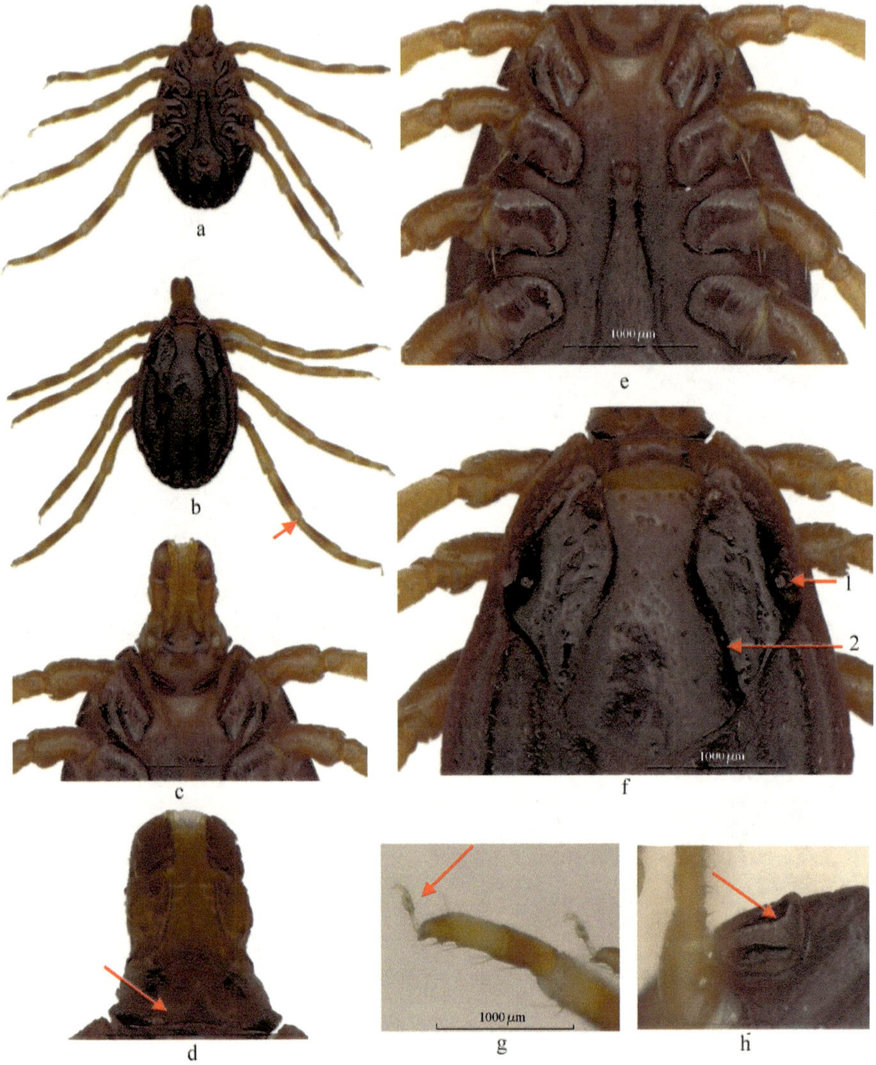

a. 腹面观（整体示体型大，赤褐色）；b. 背面观（箭头示足关节附近有明显的浅色环带）；c. 假头腹面观；d. 假头背面观（箭头示孔区中等大小，间距等于其短径的一半）；e. 躯体前部腹面；f. 盾板（1 示眼球形，外凸；2 示颈沟深，侧沟不明显）；g. 爪（箭头示爪垫短小）；h. 气门板（箭头示气门板背突明显）

图 6-2-31　亚东璃眼蜱（♀）

2. 雄蜱鉴定要点

（1）体型、体色：体型大，体色为赤褐色（图6-2-32a、图6-2-32b）。

（2）假头：假头基后缘呈弧形内凹，基突粗短而钝。须肢较宽短，第2、3节共长约为宽的2.5倍，两侧缘近于平行，末端较平钝（图6-2-32c、图6-2-32d）。

（3）躯体：盾板刻点在中部格外稀少；中垛明显，呈淡黄色；颈沟和后侧沟深且非常明显，后中沟达不到中垛，后中沟与后侧沟间的细刻点稠密且明显（图6-2-32b）；肛下板小，较副肛侧板窄，位于肛侧板正下方（图6-2-32f）；爪垫短小（图6-2-32g）气门板的后缘在背突基部弯曲形成浅凹（图6-2-32h）。

3. 生活习性

亚东璃眼蜱主要生活在荒漠或半荒漠地区，在戈壁滩胡杨林和柳沙丘附近出现最多。成蜱主要寄生于牛、绵羊、山羊、骆驼，也侵袭人。幼蜱和若蜱宿主为小型兽类。

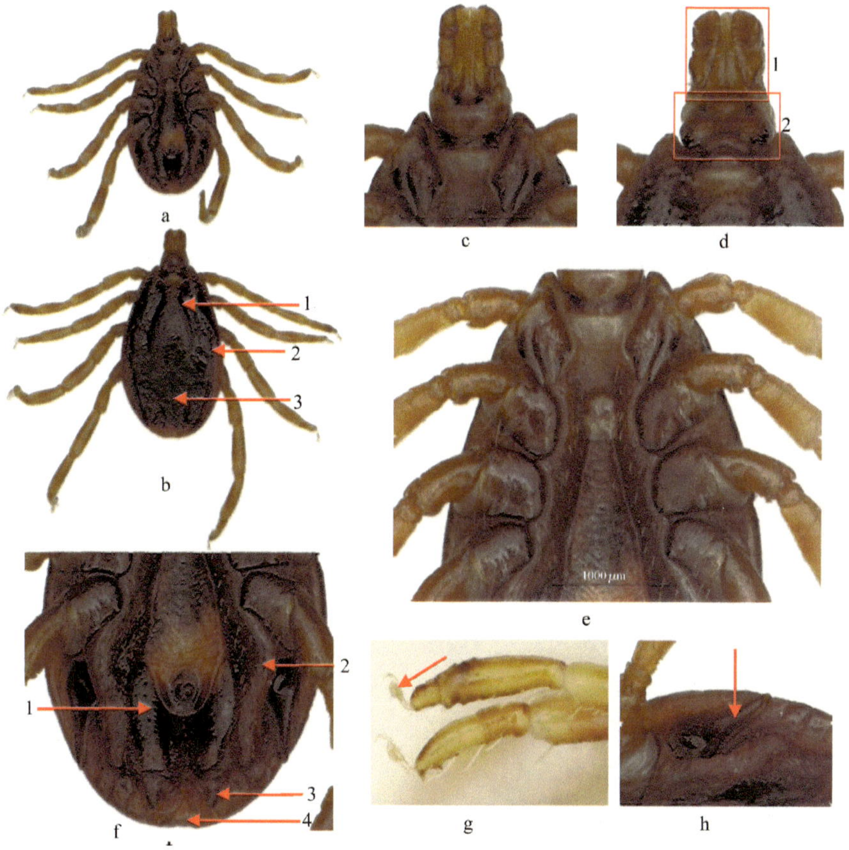

a. 腹面观；b. 背面观（盾板刻点在中部格外稀少；1示颈沟；2示后侧沟；颈沟和后侧沟深且非常明显；3示后中沟，达不到中垛；后中沟与后侧沟间的细刻点稠密且明显）；c. 假头腹面观；d. 假头背面观（矩形区域1示须肢较宽短，第2、3节共长约为宽的2.5倍，两侧缘近于平行，末端较平钝；矩形区域2示假头基后缘呈弧形内凹，基突粗短而钝）；e. 躯体前部腹面观；f. 躯体后部腹面观（1示肛侧板；2示副肛侧板；3示肛下板，较小，较副肛侧板窄；4示中垛明显，呈淡黄色）；g. 爪（箭头示爪垫短小）；h. 气门板（箭头示气门板后缘在背突基部弯曲形成浅凹）

图6-2-32　亚东璃眼蜱（♂）

第三节　常见蜱类分类检索表

雌蜱

1　肛沟围绕在肛门之前 ………………………………………………………………… 2

肛沟围绕在肛门之后或很浅而不明显 ……………………………………………… 7

2　足基节 1 内距较短，末端钝；基节 1 ～ 2 后部有半透明附膜；基节 3 ～ 4 有粗短的外距，基节 3 的不明显 ………………………………………………………… 卵形硬蜱

足基节 1 内距较长，末端尖；基节 1 ～ 4 外距明显，呈粗齿状 ………………… 3

3　足基节 1 有两个长距，内距和外距超过基节 2 的前端；盾板心形 …… 锐跗硬蜱

足基节 1 外距短或无，盾板非心形 …………………………………………………… 4

4　须肢窄长，中部最宽，两端显著窄细 ……………………………………… 粒形硬蜱

须肢或长或短，但两端不明显窄细 ………………………………………………… 5

5　耳状突显著凸出，似半圆形；盾板刻点在四周较粗且密，在中部则极稀少，表面光滑 ……………………………………………………………………………… 基刺硬蜱

耳状突短，钝齿形或浅弧形；盾板刻点小，中部略为稀疏 ……………………… 6

6　耳状突粗短，钝齿形；足基节 1 内距细长，末端尖细，超过基节 2 前部 1/3 ……………………………………………………………………………………… 全沟硬蜱

耳状突较短，圆钝；足基节 1 内距稍短，末端略超过基节 2 前缘 …… 中华硬蜱

7　须肢前窄后宽，第 2 节后外角突出，超过假头侧缘 ……………………………… 8

须肢不超过假头侧缘 ………………………………………………………………… 13

8　须肢前窄后宽，第 2 节后外角强烈突出，显著超过假头侧缘，两侧须肢外缘相合成锐楔形 ……………………………………………………………………………… 9

须肢前窄后宽，第 2 节后外角中度突出，略超过假头侧缘，两侧须肢外缘相合成钝楔形 ………………………………………………………………………………… 10

9　盾板亮褐色或黄色，心形，前部最宽 ……………………………………… 铃头血蜱

盾板椭圆形；基节 4 内距尖窄，末端尖细，指向后内侧 ………………… 雉鸡血蜱

10　须肢第 3 节背面后缘有三角形刺突 ……………………………………… 长角血蜱

须肢第 3 节背面后缘无刺突 ……………………………………………………… 11

11　基节 2 ～ 4 内距长，三角形，末端尖细，超出各节后缘 ………………… 褐黄血蜱

基节 2 ～ 4 内距短，不超出各节后缘；颈沟末端达盾板后 1/3 ……………… 12

12　基节 1 内距较长且尖，明显长于基节 2 ～ 4 内距 ……………………… 嗜群血蜱

基节 1 内距稍窄长，末端尖细 …………………………………………… 日本血蜱

13　须肢显著长于假头基 …………………………………………………………… 14

须肢与假头基接近等长 …………………………………………………………… 15

14　体较大，卵形；足基节 1 两个距窄长而靠近 ………………………… 亚东璃眼蜱

体型前窄后宽，足基节 1 两个距粗短；盾板黄褐色，有珐琅斑；缘垛明显，有 11 个；足基节 4 外距略长于基节 2、3 外距 ………………………… 龟形花蜱

15 假头基六角形 …………………………………………………………………… 16
假头基矩形 ……………………………………………………………………… 19

16 肛沟不明显；足基节 1 有两个粗短距，大小相等 ………………… 微小扇头蜱
肛沟明显；足基节 1 有两个发达距，大小不等 ……………………………… 17

17 须肢前端平；爪垫中等大小，爪垫约为爪长的 1/2 ……………… 镰形扇头蜱
须肢前端圆钝 …………………………………………………………………… 18

18 足基节 1 外距长于内距 ………………………………………………… 短小扇头蜱
足基节 1 外距短于内距 ………………………………………………… 血红扇头蜱

19 足转节 1 背面后缘具一粗短的距；足基节 4 外距短且末端多数不超出该节后缘，如超出，则基节 1 距裂很浅且外距末端明显尖细 ……………………… 20
足转节 1 背距略长，且末端尖细；足基节 4 外距末端超出该节后缘 ……… 21

20 气门板背突略明显；基节 1 外距粗短 ………………………………… 草原革蜱
气门板背突明显突出；基节 1 外距尖细 ……………………………… 阿坝革蜱

21 气门板背突前缘具几丁质增厚区；基节 4 外距略微外弯 ……………… 22
气门板背突前缘无上述区域；基节 4 外距直并指向后方 ……………… 23

22 盾板珐琅色斑浓厚，几乎覆盖整个盾板；转节 2 ～ 3 无腹距 ……… 银盾革蜱
盾板珐琅色较浅，后中部具小片褐斑；转节 2 ～ 3 具细小腹距 …… 边缘革蜱

23 生殖孔具翼状突 …………………………………………………………… 森林革蜱
生殖孔无翼状突 …………………………………………………………… 中华革蜱

第七章

其他常见病媒生物分类鉴定

本书所称的其他病媒生物是指蚊、蝇、蜚蠊、鼠之外与人类健康和生活密切相关的生物。这些生物既可能传播疾病又影响人类的生活，如跳蚤、臭虫；或者是重要的致敏源，如尘螨。

第一节　常见臭虫分类鉴定

臭虫也叫木蚤、床虱、壁虱。臭虫属昆虫纲，半翅目异翅亚目臭虫科是半翅目昆虫中具有医学重要性的一个类群。臭虫科有 22 个属，74 个种，绝大多数寄生于蝙蝠和鸟类，仅有 2 种臭虫吸食人血，即温带臭虫（*Cimex lectularius*）和热带臭虫（*C. hemipterus*）；它们除了吸食人血外，也能吸食其他动物的血，如老鼠、猫、兔、蝙蝠等。臭虫为世界性分布昆虫。臭虫对人类的危害主要是骚扰吸血，引起人的过敏，通过携带传播部分病原体。

一、臭虫基本形态结构

温带臭虫基本形态与热带臭虫相似。

1. 成虫　成虫身体扁平，椭圆形，红棕色或淡棕色，体长 4 ～ 6 mm，宽约 3 mm，遍体有短而粗的毛，头、胸、腹三部分分明（图 7-1-1）。

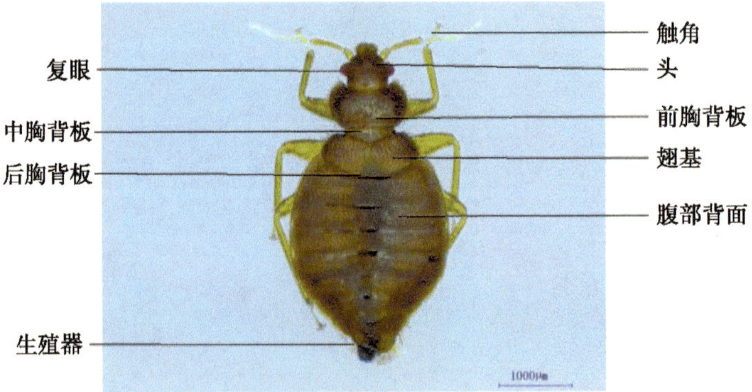

图 7-1-1　温带臭虫成虫

（1）头部：较宽，其基部嵌在前胸前缘所形成的凹陷中。两侧有突出的复眼 1 对，无单眼。触角 1 对，能弯曲，分 4 节，第 1 节短，第 2 节粗壮，等长或长于第 3、4 节。喙由上唇、下唇及上、下颚各一对组成，分 3 节，为刺吸式口器，其构造为双通道管吸式，吸血时喙与身体呈直角，不吸血时喙隐藏于头胸部腹面的前足基节间。

（2）胸部：分前胸、中胸、后胸。前胸背板大而明显，前胸背侧毛的形状具分类特征。中胸小，背板为三角形骨片，后胸虽较中胸大，但大部分后胸背板被一对椭圆形翅基遮掩。臭虫翅退化，仅留 1 对前翅基。足有 3 对，足的胫节顶端具纤细的软毛簇及粗刺，跗节分三节，末端有一对爪。后胸腹面，第 2、3 对足的基部之间有 1 对具有花纹的臭腺挥发区，边缘有新月形的臭腺孔，在受惊时会放出臭气，以防御天敌及促进交配，臭虫也因此得名。中、后胸各有气门 1 对。

（3）腹部：腹宽阔，腹部从背面看有 10 节，第 1 腹节部分被翅基覆盖。第 2 ～ 8 节腹侧各具气门 1 对。雄虫腹部尾端窄而尖，第 10 腹节腹面左侧有一新月形的阳茎槽，内有一镰刀状阳茎。雌虫腹部尾端圆阔，其第 5 节腹面右后缘有一个三角形凹陷，为交合口。

2. *卵*　卵圆形，乳白色，长 0.8 ～ 1.3 mm，宽 0.44 ～ 0.62 mm。卵盖向一侧倾斜，盖上有通气细孔，卵壳有明显的网状花纹。温带臭虫的花纹由点状突起连成，较浅细；热带臭虫花纹由线状突起连成，较粗壮，易区分。卵常贴附于缝隙和粗糙表面上。

3. *若虫*　刚孵化和新蜕皮的若虫为淡褐色，后渐变深，若虫形似成虫，体型小，色浅，体毛细短，无翅基，触角第 2 节短，足跗节仅有两节，胸部中央有一蜕皮的缝线，腹背第 3 ～ 5 节后缘各有一宽大的臭腺孔，有的可见馒头形臭腺囊（图 7-1-2）。

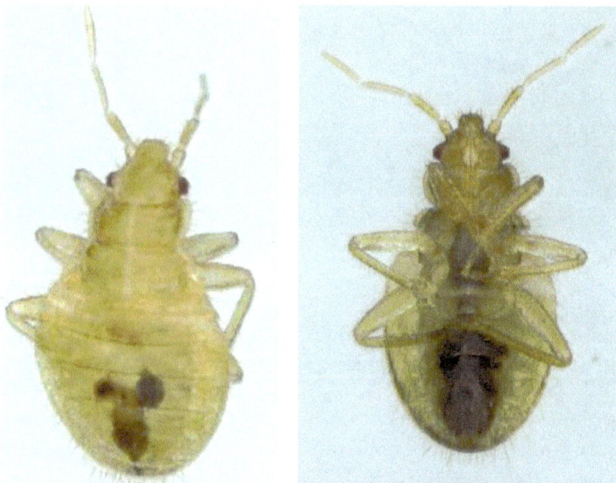

背面　　腹面

图 7-1-2　温带臭虫若虫

雌性臭虫的外生殖器结构特殊，第 5 腹节腹面右后缘有一个交合口，交合口内为交合囊，此囊的外侧部分由外胚层发育而来，也叫外胚层交合囊或芮氏器，向内延伸则为中胚层交合囊或称柏氏器。产卵的生殖孔位于第 9 腹节生殖板中央。

二、常见臭虫分类鉴定

（一）温带臭虫

1. 鉴定要点

（1）体型、体色：卵圆形，褐色或棕色，个体略小（图 7-1-3）。

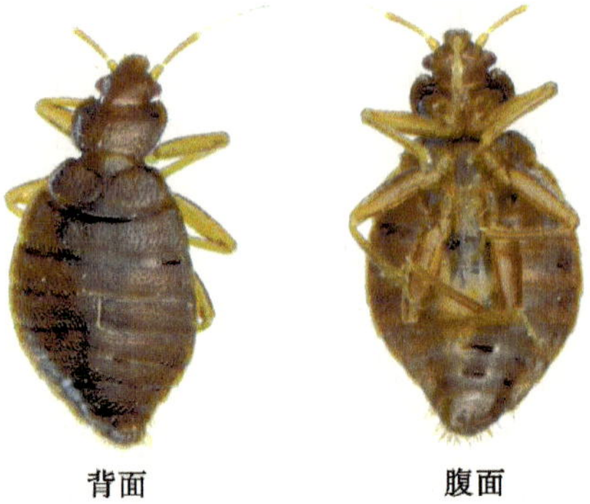

图 7-1-3　温带臭虫成虫

（2）前胸背板：宽约为中线长度的 3 倍；侧缘扁平，前缘深凹，两侧角向前突出，遮挡部分复眼，与头的连线呈水平状（图 7-1-4、图 7-1-5）。

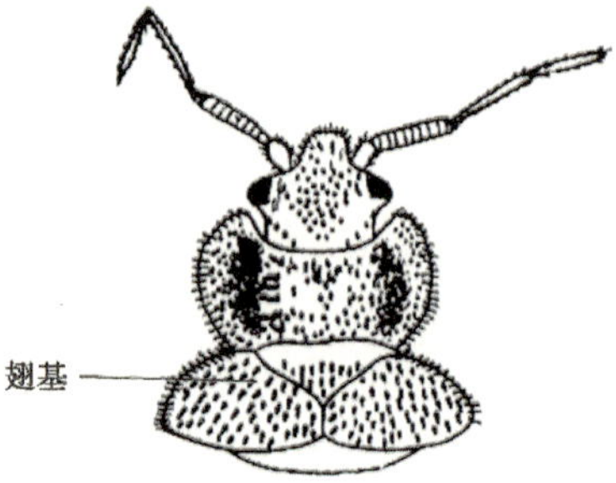

图 7-1-4　温带臭虫的头部和胸部特征

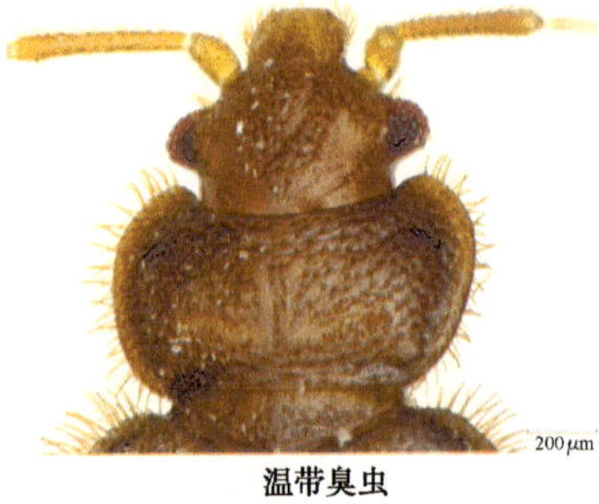

图 7-1-5　温带臭虫的前胸背板

（3）胫端毛簇：密，刺粗短，排列整齐（图 7-1-6）。

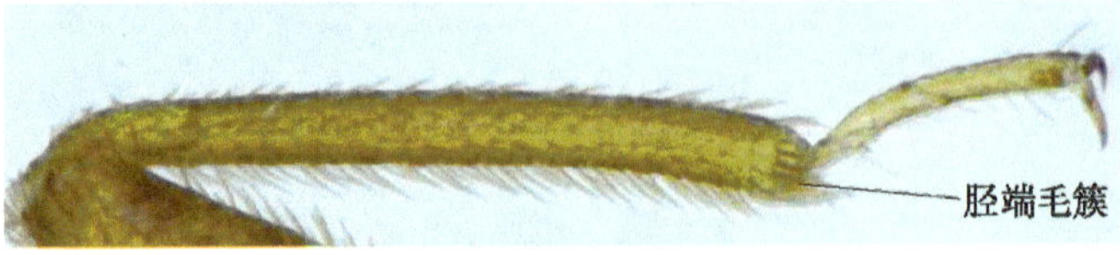

图 7-1-6　温带臭虫足部特征

（4）翅基：较大，掩盖第 1 腹节背板的大部分。

（5）鬃毛：前胸和翅基周围的鬃毛外侧缘呈锯齿状。

（6）腹部：较短胖，第 4 腹节最宽。雌虫的交合口较浅，柏氏器呈管状，外观不明显。

2. 分布

我国温带臭虫全国均有分布，主要在长江以北各省及华东、华中地区等。

（二）热带臭虫

1. 鉴定要点

（1）体型、体色：长椭圆形，深褐色，个体略大（图 7-1-7）。

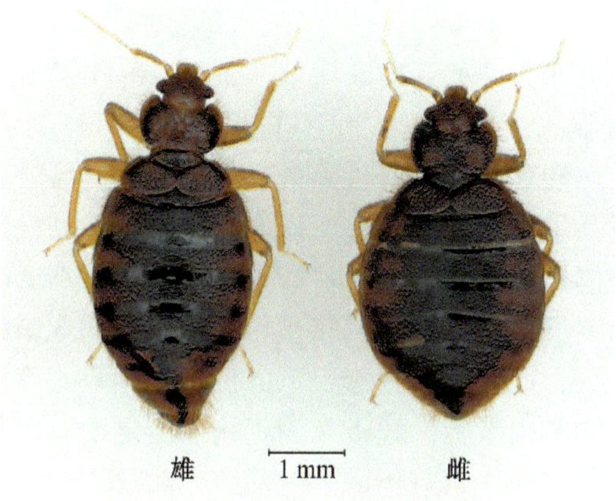

图 7-1-7　热带臭虫雄、雌背面观

（2）前胸背板：宽为中线长度的 2.5 倍以下；侧缘隆起，前缘凹陷较浅，两侧角不遮挡复眼，与头的连线呈弧形（图 7-1-8）。

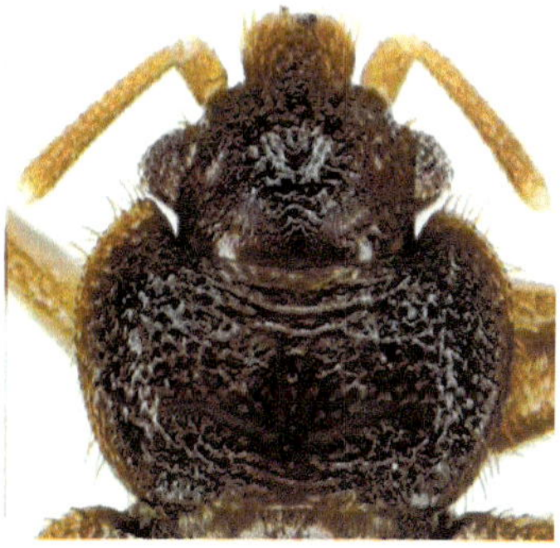

热带臭虫

图 7-1-8

（3）胫端毛簇：较稀，刺长而分散（图 7-1-9）。

（4）翅基：较小，掩盖第 1 腹节背板的面积小。

（5）鬃毛：前胸和翅基周围的鬃毛外侧缘不呈锯齿状，在毛的顶端分叉。

（6）腹部：较瘦长，第 3 腹节最宽。雌虫的交合口深，柏氏器呈块状，外观明显。

2. 分布

热带臭虫主要分布于亚洲南部、非洲、南美洲等热带地区。我国热带臭虫主要分布在海南、广东、广西等华南地区。

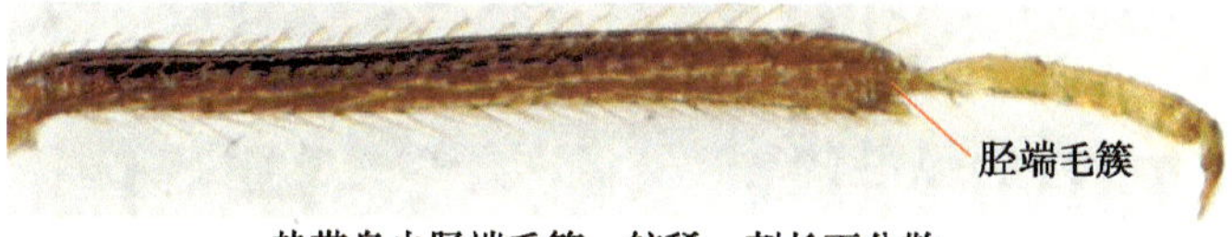

热带臭虫胫端毛簇：较稀，刺长而分散

图 7-1-9

第二节　常见蚤类分类鉴定

一、蚤类基本形态结构

蚤，俗称跳蚤，属于昆虫纲蚤目，全世界已发现约2500种和亚种，隶属5总科16科239属；我国已发现近650种和亚种，隶属4总科10科75属。蚤类为全变态昆虫。幼虫蛆状，为咀嚼式口器，营自由生活，多在成蚤宿主栖息的洞巢或宿主活动场所生活，取食成蚤未消化的血便和周围的有机碎屑。成蚤寄生，雌雄蚤均吸血，并能传播多种病原体，有的蚤种还是腺鼠疫和地方性斑疹伤寒等重要传染病的传播媒介。

成蚤无翅，侧扁，体棕黄至深褐色；多数蚤种体长2～4 mm，通常雌蚤长于雄蚤。体分头、胸、腹三部分（图7-2-1）。头部略呈三角形，触角3节，末节膨大；触角窝将头分为前头和后头两部分，前头上方称额，下方称颊；刺吸式口器。胸部分前胸、中胸和后胸3个胸节，每个胸节由背板、腹板及侧板构成。足3对，长而发达，善跳跃；由基节、转节、股节、胫节和5个跗节构成。腹部10节，每节由背板和腹板各一块构成。第1～7节为正常腹节，称生殖前节；雄蚤第8～9腹节、雌蚤第7～9腹节变形为生殖节（变形节），第10腹节为肛节（生殖后节）（图7-2-2、图7-2-3）。

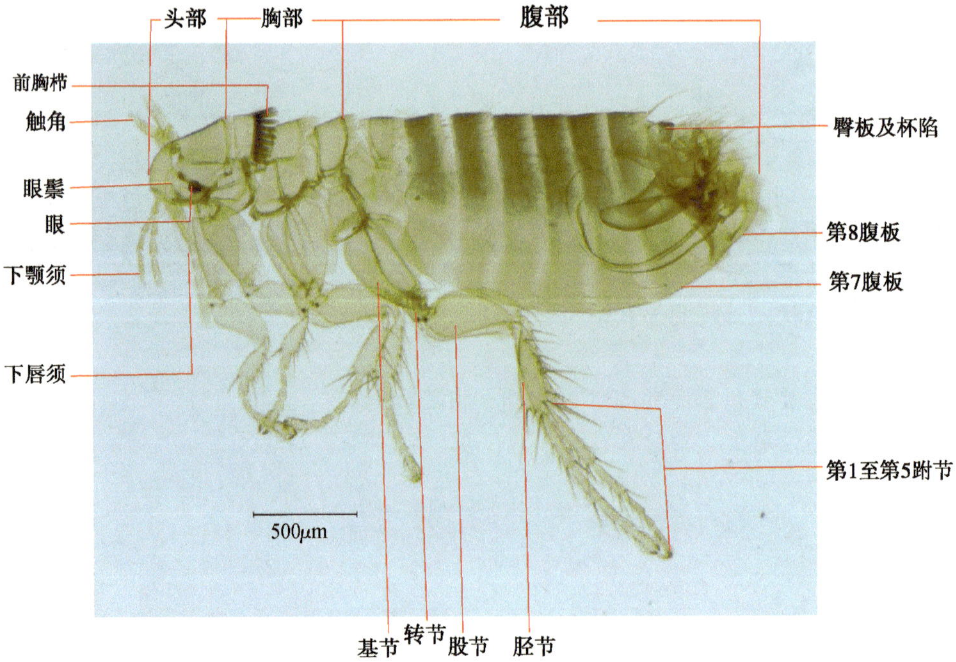

图7-2-1　方形黄鼠蚤蒙古亚种（雄）

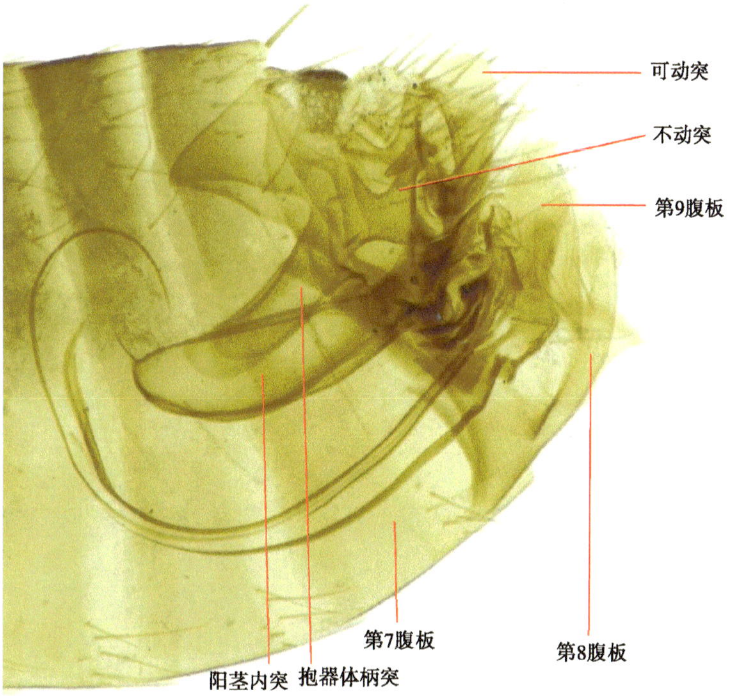

图 7-2-2　方形黄鼠蚤蒙古亚种雄蚤腹部第 5 ～ 7 节及变形节

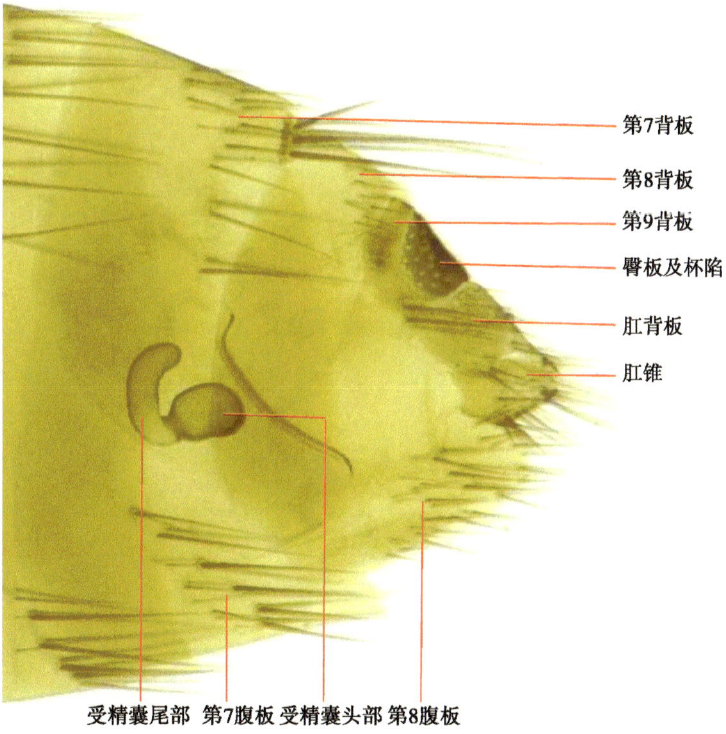

图 7-2-3　秃病蚤蒙翼亚种雌蚤腹部第 7 节及变形节

二、常见蚤类分类鉴定

（一）人蚤 *Pulex irritans* Linnaeus，1758

1. 鉴定要点

（1）体型：椭圆形，体长约 2.0 mm，黄褐色（图 7-2-4a）。

（2）头、胸部：无颊栉及前胸栉；眼大，圆而色深（图 7-2-4a、图 7-2-4b）；眼鬃 1 根，位于眼的前下方（图 7-2-4b）。

（3）腹部：第 2 ～ 7 腹节背板仅具鬃 1 列（图 7-2-4a）；受精囊头部近圆形，较小，尾部细长弯曲（图 7-2-4c）。

2. 分布

世界性分布。

3. 生活习性

宿主广，嗜吸狗、猪和人血，对人骚扰性较大。孳生场所为狗窝、猪圈、羊厩、獭洞等动物巢穴及卫生条件欠佳的人类居住、活动场所。可传播鼠疫，是犬复孔绦虫、长膜壳绦虫的中间宿主。

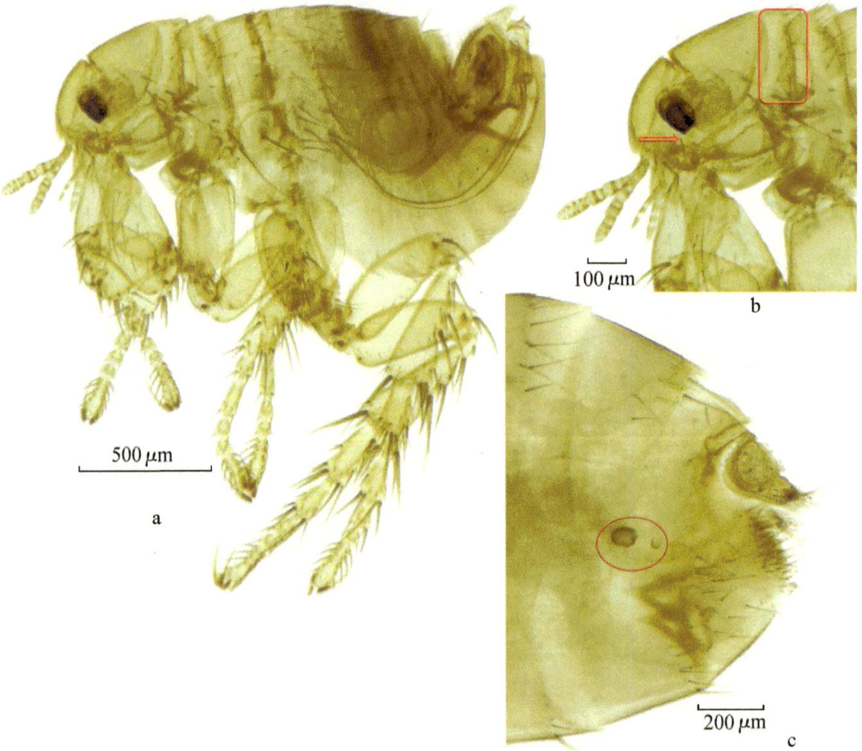

a. 雄蚤（体黄褐色，无颊栉和前胸栉）；b. 雄蚤头部（右向箭头示眼鬃 1，位于眼前下方；矩形区域示前胸无前胸栉）；c. 雌蚤腹部变形节（椭圆形区域示受精囊）

图 7-2-4　人蚤

（二）中华昔蚤 *Archaeopsylla sinensis* Jordan & Rothschild，1911

1. 鉴定要点

（1）体型、体色：长椭圆形，体长约 3.0 mm，黄褐色（图 7-2-5a、图 7-2-5c）。

（2）头、胸部：雄蚤颊栉每侧 1 ～ 2 根（图 7-2-5c），雌蚤颊栉每侧 2 ～ 3 根（图 7-2-5b）；前胸栉每侧 2 ～ 3 根（图 7-2-5b）；眼鬃 1 根，在眼的前上方（图 7-2-5b）；雄下唇须较下颚须短（图 7-2-5c），雌下唇须与下颚须近等长或略短（图 7-2-5b）。后足基节内侧具 6 ～ 12 根小刺鬃（图 7-2-5c）。

（3）腹部：第 2 ～ 7 腹节各背板仅具鬃 1 列（图 7-2-5a、图 7-2-5c）；雄蚤抱器第 1 突起很宽，略似方形；柄突狭长，端部略膨大、近圆形（图 7-2-5c）；雌蚤受精囊头部长度和宽度为尾部的 2 倍（图 7-2-5a）。

2. 分布

分布于河北、内蒙古、辽宁、陕西、宁夏等省（自治区）。

3. 生活习性

主要寄生于刺猬，大耳猬，达乌尔黄鼠也能寄生。

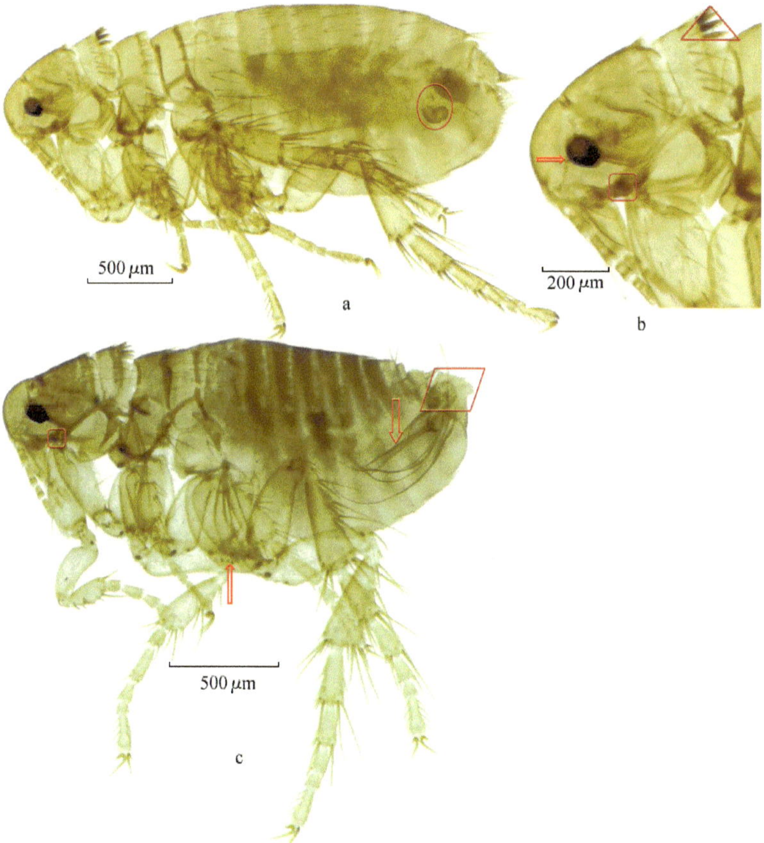

a. 雌蚤（椭圆形区域示受精囊）；b. 雌蚤头部、胸部部分（右向箭头示眼鬃 1 根，位于眼前上方；三角形区域示前胸栉每侧 3 根；方形区域示雌蚤颊栉 2 根）；c. 雄蚤（方形区域示雄蚤颊栉 1 根，平行四边形区域示抱器第 1 突起略似方形；下向箭头示柄突；上向箭头示后足基节内侧刺鬃）

图 7-2-5　中华昔蚤

（三）猫栉首蚤指名亚种 *Ctenocephalides felis felis*（Bouche，1835）

1. 鉴定要点

（1）体型、体色：体长约 2.0 mm，棕黄色（图 7-2-6a）。

（2）头、胸部：长头型，额缘与颊缘呈锐角；眼发达，大而色深，眼鬃位于眼前方；颊栉 8 根，前胸栉每侧 8 根（图 7-2-6c）。

（3）腹部：雄抱器柄突末端不膨大或仅略膨大；不动突较宽长；可动突小，呈三角形位于不动突基腹缘下方（图 7-2-6d）。雌受精囊头部较短而圆，尾部长于头部（图 7-2-6b）。

2. 分布

我国除青海、宁夏、西藏外，其余各地均有分布。

3. 生活习性

宿主较广，主要为食肉类动物，如猫、犬、狐狸等，以家猫体表寄生最多；偶见于家栖鼠、家兔、野兔等；对人畜、宠物骚扰大，可能是鼠型斑疹伤寒的重要传播媒介。

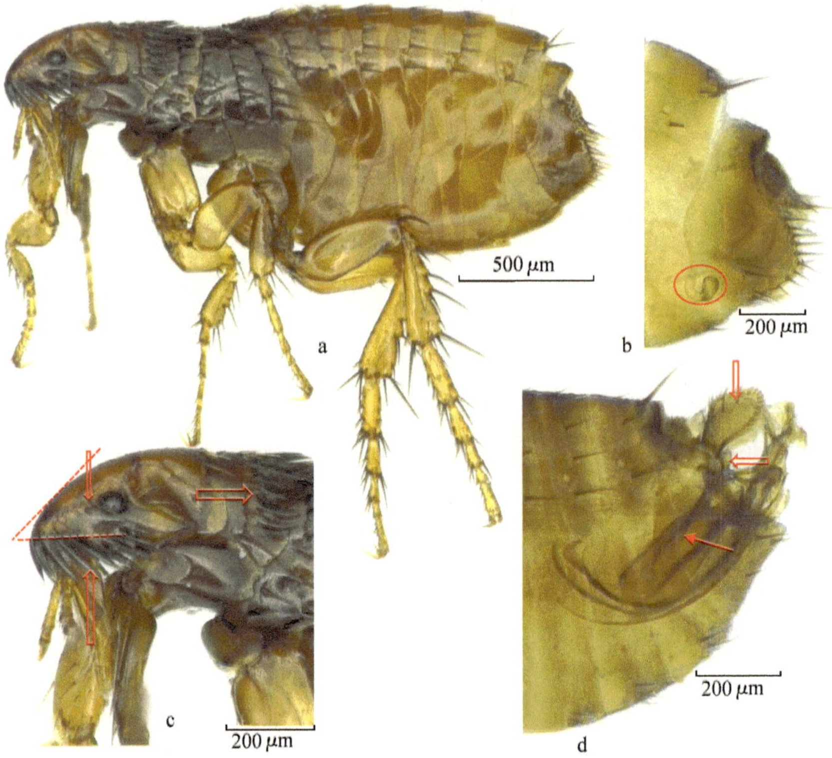

a. 雌蚤（示体棕黄色）；b. 雌蚤变形节（椭圆形区域示受精囊）；c. 雌蚤头部及胸部部分（角形虚线示额缘与颊缘呈锐角，下向箭头示眼鬃位于眼前方，上向箭头示颊栉 8 根，右向箭头示前胸栉每侧 8 根）；d. 雄蚤腹部第 5 ～ 7 节及变形节（下向箭头示不动突，左向箭头示可动突，左上向箭头示柄突）

图 7-2-6　猫栉首蚤指名亚种

（四）印鼠客蚤 *Xenopsylla cheopis*（Rothschild，1903）

1. 鉴定要点

（1）体型、体色：体短圆，体长约 2.5 mm，棕黄色（图 7-2-7a）。

（2）头、胸部：无颊栉及前胸栉；眼鬃 1 根，位于眼的前上方（图 7-2-7b）；中胸侧板宽，被骨化的垂直侧杆分为前、后两部分（图 7-2-7a）。

（3）腹部：第 2 ～ 7 腹节背板仅具 1 列鬃（图 7-2-7a、图 7-2-7c）。雌受精囊呈“C”形，头部不宽于尾部的基段，尾部约 1/2 暗色，头部和尾部的下缘约平行（图 7-2-7a）；雄抱器不动突略呈三角形，第 9 腹板后臂部的末段略膨大。

2. 分布

我国除宁夏、西藏外，全国广布。

3. 生活习性

主要宿主是家栖鼠类，如小家鼠、褐家鼠和黄胸鼠等，亦吸人血；是人间鼠疫的重要传播媒介，也传播鼠源性斑疹伤寒和缩小膜壳绦虫病。

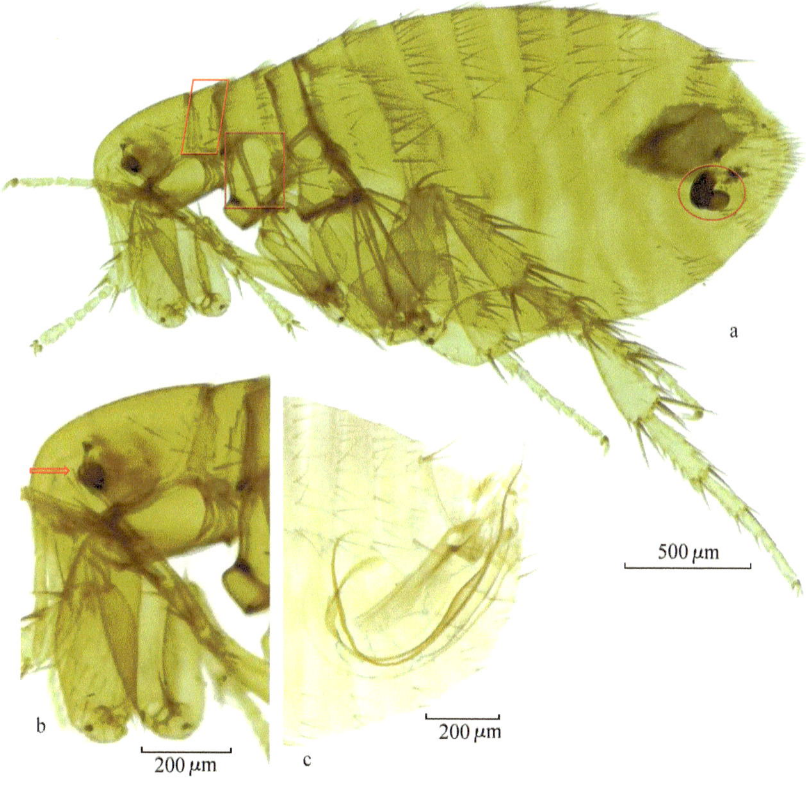

a. 雌蚤（平行四边形区域示无前胸栉，矩形区域示中胸侧板被其骨化垂直杆分为前后两部分，椭圆形区域示受精囊）；b. 雌蚤头部、胸部部分（右向箭头示眼鬃位于眼前方）；c. 雄蚤腹部第 6 ～ 7 节及变形节

图 7-2-7　印鼠客蚤

（五）同型客蚤指名亚种 *X. conformis conformis*（Wagner，1903）

1. 鉴定要点

（1）体型、体色：体卵圆形，体长约 1.5 mm，黄褐色（图 7-2-8a、图 7-2-8c）。

（2）头、胸部：头长约为高的 1.6 倍；无颊栉及前胸栉；下唇须短，远不达前足基节末端；眼大，眼鬃位于眼的前上方（图 7-2-8b）。中胸背板长于前胸背板但短于第 1 腹节背板，中胸侧板很宽，具骨化的垂直侧杆（图 7-2-8a）。

（3）腹部：第 2 ～ 7 腹节各背板仅具 1 列鬃（图 7-2-8a、图 7-2-8c）；雄蚤抱器有 3 个发达的指突，第 3 指突短（图 7-2-8c）；雌蚤受精囊头部不太大，但头尾界限明显（图 7-2-8a）。

2. 分布

陕西、宁夏、甘肃、青海、山西、内蒙古、新疆等省（自治区）。

3. 生活习性

主要宿主为长爪沙鼠、子午沙鼠、红尾沙鼠、怪柳沙鼠、阿拉善黄鼠、喜马拉雅旱獭、大仓鼠、灰仓鼠等。

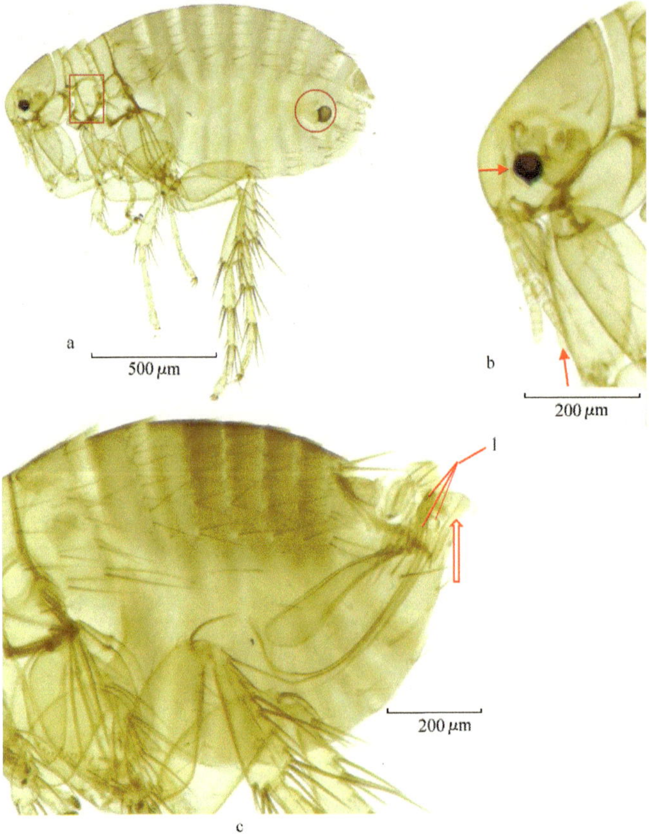

a. 雌蚤（矩形区域示中胸侧板被其骨化垂直杆分为前后两部分；圆形区域示受精囊）；b. 雌蚤头部、胸部部分（右向箭头示眼鬃 1 根，位于眼前上方；上向箭头示下唇须）；c. 雄蚤腹部（上向箭头示第 9 腹板；“1”中三斜线从上至下依次示第 1、第 2、第 3 指突）

图 7-2-8　同型客蚤指名亚种

（六）臂突客蚤　*X. minax* Jordan，1926

1. 鉴定要点

（1）体型、体色：体长型，体长约 3.0 mm，黄褐色（图 7-2-9a）。

（2）头、胸部：无颊栉和前胸栉（图 7-2-9a、图 7-2-9b）；雄后足胫节及第 1 跗节无异常的长鬃（图 7-2-9c）。

（3）腹部：雄第 7 腹板后缘在臀前鬃后方有明显的突起，抱器 3 突起之间明显分开（图 7-2-9c）；雌受精囊头部小而圆，头部和尾部间的收缩较深（图 7-2-9a）。

2. 分布

内蒙古、新疆。

3. 生活习性

为准噶尔盆地大沙鼠主要媒介蚤种。

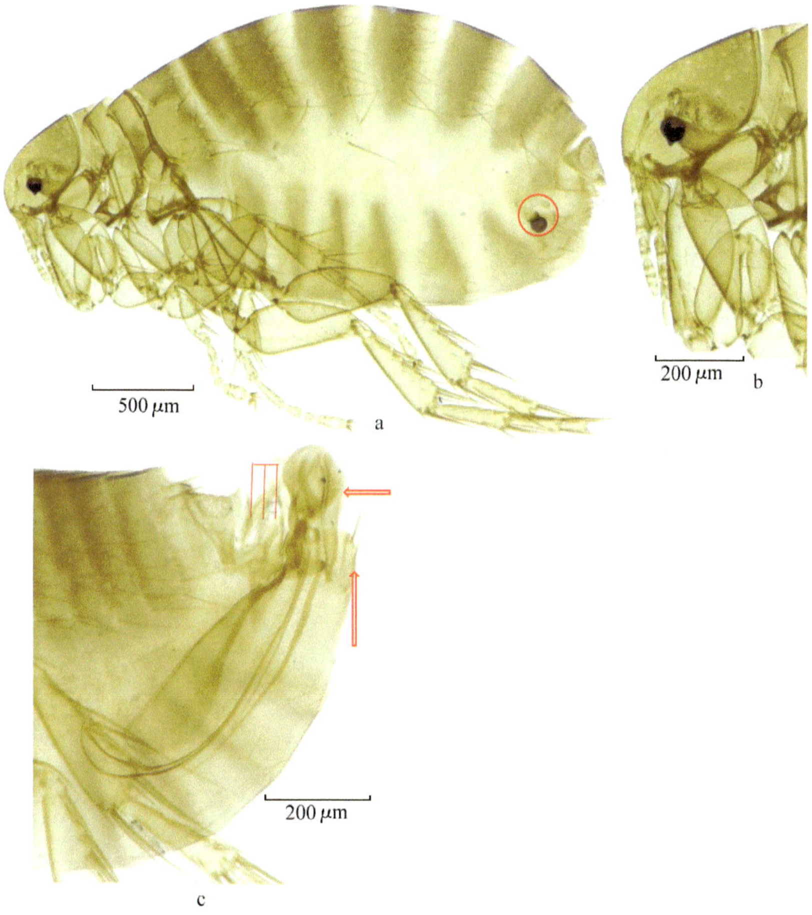

a. 雌蚤（圆形区域示受精囊）；b. 头部、胸部部分；c. 雄蚤腹部部分（上向箭头示第 8 腹板；左向箭头示第 9 腹板；倒“山”字形示抱器的 3 个突起）

图 7-2-9　臂突客蚤

（七）特新蚤指名亚种 *Neopsylla specialis specialis* Jordan，1932

1. 鉴定要点：

（1）体型、体色：体长型，体长约 3 mm，黄褐色（图 7-2-10a）。

（2）头、胸部：额突位于额缘中央稍下；颊栉 2 根，交叉；眼退化，眼鬃列 4 根；前胸栉一般每侧 9 ~ 10 根（图 7-2-10a、图 7-2-10c）；后足胫节后缘鬃呈梳状（图 7-2-10a）。

（3）腹部：雄可动突较宽，略呈长圆锥形、端尖，后缘明显向后呈弧形凸出（图 7-2-10b）；雌受精囊尾部约为头部长的 1.7 ~ 2 倍（图 7-2-10d）。

2. 分布

北京、河北、山东、湖北、甘肃、四川、云南等省市。

3. 生活习性

宿主为黑线姬鼠、社鼠、白腹鼠、针毛鼠、大绒鼠，是云南野鼠鼠疫疫源地的主要传播媒介。

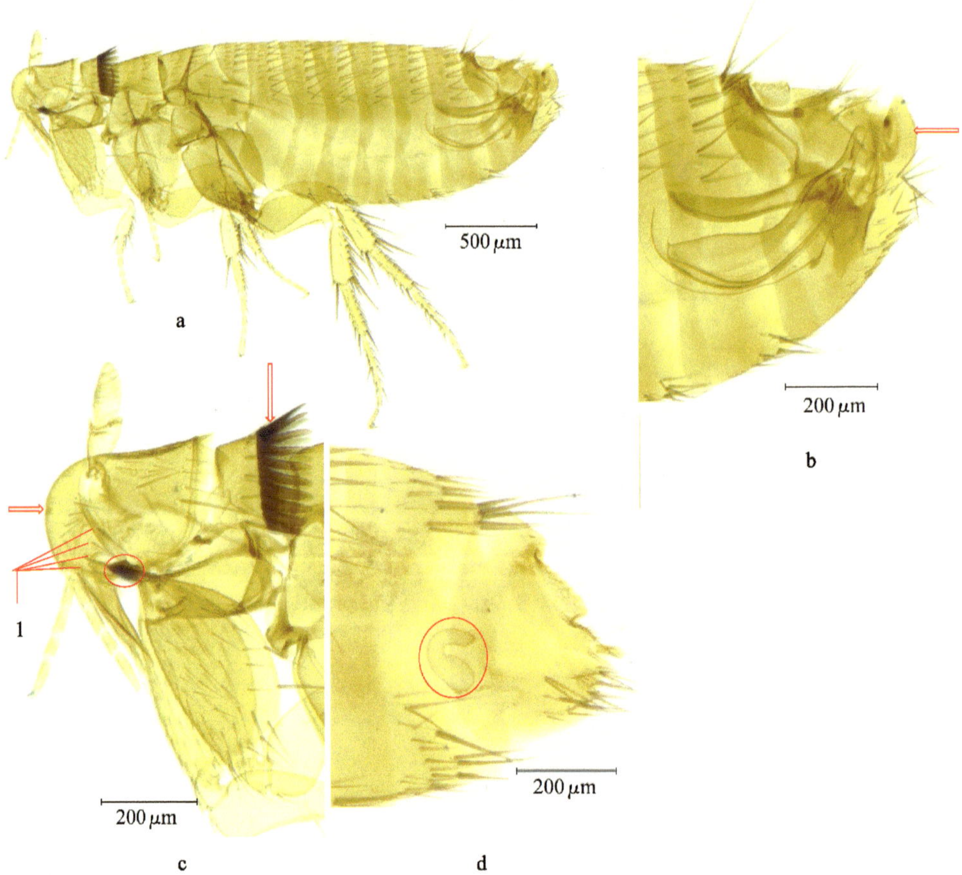

a. 雄蚤；b. 雄蚤腹部第 7 节及变形节（左向箭头示可动突后缘明显向后呈弧形凸出）；c. 头部、胸部部分（椭圆形区域示颊栉 2 根；右向箭头示额突；"1" 示眼鬃列 4 根；下向箭头示前胸栉）；d. 雌蚤第 6 节及变形节（椭圆形区域示受精囊）

图 7-2-10　特新蚤指名亚种

（八）二齿新蚤 *N. bidentatiformis*（Wagner，1883）

1. 鉴定要点

（1）体型、体色：体长型，体长约 2.5 mm，黄褐色（图 7-2-11a）。

（2）头、胸部：颊栉 2 根，重叠；前胸栉每侧 9 根，栉前方有鬃 2 列（图 7-2-11a、图 7-2-11c）。

（3）腹部：雄第 8 腹板末端圆形；第 9 腹板后臂呈棒形，腹缘具 1 列刺形鬃且明显分为 2 组；抱器不动突前叶短小，后叶宽圆（图 7-2-11b）；雌第 7 腹板后缘有突出的上叶，侧鬃甚多；受精囊头部略呈筒形，尾部较细，稍长于头部（图 7-2-11d）。

2. 分布

黑龙江、吉林、辽宁、内蒙古、河北、陕西、山西、宁夏、甘肃、青海、四川、山东等省（自治区）。

3. 生活习性

广泛寄生于黑线姬鼠、大林姬鼠、东方田鼠、褐家鼠、黑线仓鼠、五趾跳鼠、达乌尔黄鼠等多种啮齿动物，为多宿主跳蚤，属“巢蚤型”，秋季繁殖最盛。它是鼠间鼠疫重要传播媒介之一。

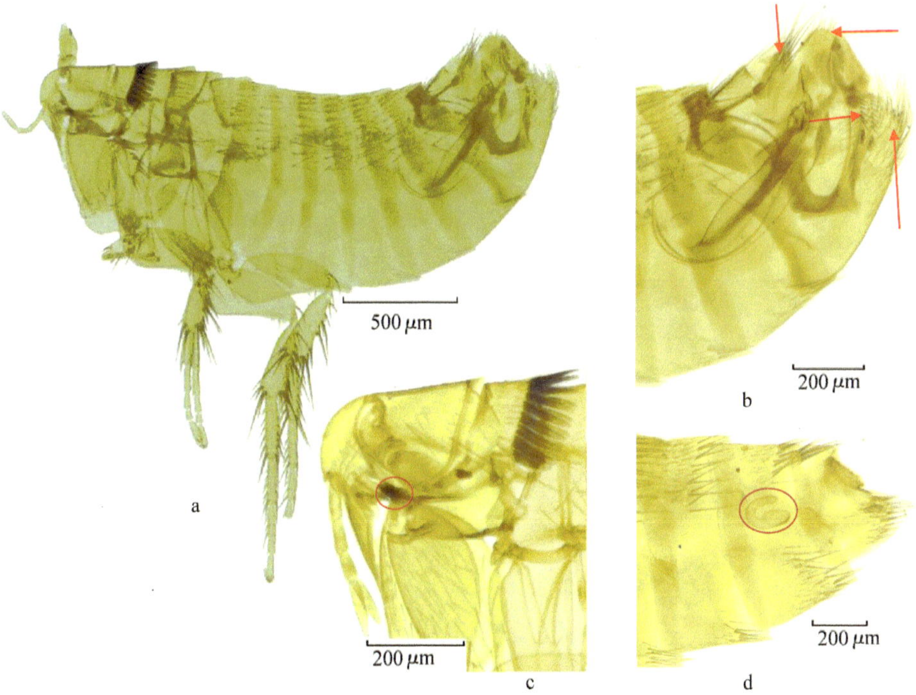

a. 雄蚤；b. 雄蚤腹部第 6 ～ 7 节及变形节（下向箭头示抱器不动突前叶短小，左向箭头示抱器不动突后叶宽圆；上向箭头示第 8 腹板末端圆形；右向箭头示第 9 腹板后臂棒形，且腹缘具 1 列刺形鬃）；c. 雌蚤头部、胸部部分（椭圆形区域示颊栉 2 根，重叠）；d. 雌蚤腹部第 6 节及变形节（椭圆形区域示受精囊）

图 7-2-11　二齿新蚤

（九）缓慢细蚤 *Leptopsylla segnis*（Schionherr，1811）

1. 鉴定要点

（1）体型、体色：体型较小，体长约 1.5 mm，黄棕色（图 7-2-12a）。

（2）头、胸部：头呈裂首型（即触角窝基部的角间缝横跨头顶，将额和后头骨片完全分离），额前缘圆，亚前缘具 2 根短刺鬃；颊部几乎垂直，颊栉每侧 4 根、横位、末端钝圆、自上而下第 2 根最长；眼退化；前胸栉每侧 10 ～ 12 根；后足胫节后缘鬃排列成梳形（图 7-2-12a）。

（3）腹部：雄蚤第 8 腹板后缘鬃 3 根左右，第 9 腹板后臂端部较短而平截（图 7-2-12a）。雌蚤受精囊头部的后端略宽于前端（图 7-2-12b）。

2. 分布

我国除新疆外各地均有，但多见于南方及沿海地区。

3. 生活习性

宿主为小家鼠、褐家鼠、黄胸鼠、田鼠等鼠类动物，也寄生于松鼠、兔、鼩鼱、树鼩等动物，并叮人。可传播鼠间鼠疫、鼠源性斑疹伤寒等疾病。

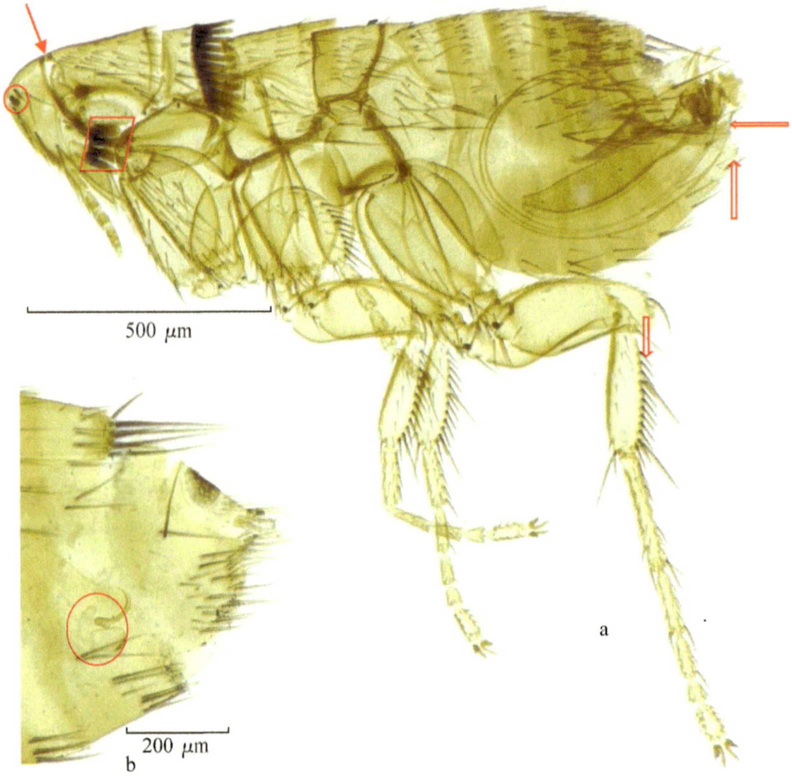

a. 雄蚤（右下向箭头示触角窝基部的角间缝横跨头顶，将额和后头骨片完全分离，头呈裂首型；椭圆形区域示额亚前缘两根短刺鬃；平行四边形区域示横位 4 颊栉，其前方眼退化；下向箭头示后足胫节梳形后缘鬃；上向箭头示第 8 腹板，左向箭头示第 9 腹板）；b. 雌蚤腹部变形节（椭圆形区域示受精囊）

图 7-2-12　缓慢细蚤

（十）前凹眼蚤 *Ophthalmopsylla jettmari* Jordan，1929

1. 鉴定要点：

（1）体型、体色：体长约 3 mm，黄褐色（图 7-2-13a）。

（2）头、胸部：头呈全首型（即额与后头间无明显分界）；无颊栉，前胸栉每侧多于 10 根；眼大，其下缘有凹，分前后两部分，眼鬃列 4 根（图 7-2-13a）。

（3）腹部：第 2 ～ 7 腹节背板具鬃 2 列；雌蚤第 7 腹板端缘有一波状的广凹（图 7-2-13a）。雄蚤可动突前缘上段窄而直，下段长而圆凹，端缘刺形鬃端钝；第 9 腹板后臂腹面膨大，略呈新月形（图 7-2-13c）。

2. 分布

内蒙古、陕西、山西、黑龙江、吉林、宁夏、甘肃等省（自治区）。

3. 生活习性

宿主有三趾跳鼠、荒漠毛足鼠、灰仓鼠、达乌尔黄鼠、长爪沙鼠等。

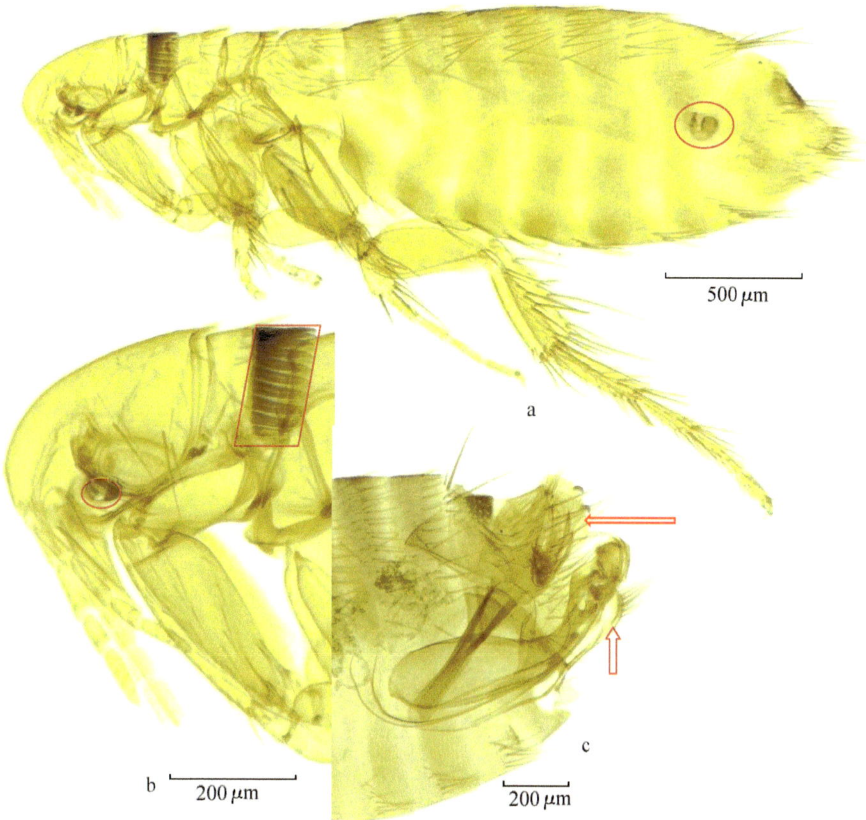

a. 雌蚤（椭圆形区域示生殖囊）；b. 头部及胸部部分（四边形区域示前胸栉多于 10 根；椭圆形区域示眼下缘有凹，分前后两部分）；c. 雄蚤腹部第 6 ～ 7 腹节及变形节（上向箭头示第 9 腹板后臂，左向箭头示可动突）

图 7-2-13　前凹眼蚤

（十一）方形黄鼠蚤蒙古亚种 *Citellophilus tesquorum mongolicus*（Jordan & Rothschild，1911）

1. 鉴定要点

（1）体型、体色：长约 3 mm，黄褐色（图 7-2-14a）。

（2）头、胸部：无颊栉，前胸栉每侧 8 ～ 9 根；眼发达；下唇须长，超过前足基节末端（图 7-2-14a）。

（3）腹部：雄蚤可动突窄，近斧形，其端缘向前延伸差，后缘处有 2 根短刺鬃（图 7-2-14c）；雌蚤受精囊骨化弱，受精囊头部略呈椭圆形，尾部略呈锥状并略长于头部（图 7-2-14b）。

2. 分布

青海、甘肃、宁夏、陕西、内蒙古、山西及河北省（自治区）。

3. 生活习性

黄鼠的特异寄生蚤，也可寄生于各种沙鼠、跳鼠、仓鼠、旱獭、鼢鼠、鼠兔等野生哺乳动物以及沟鼠、小家鼠等，是黄鼠鼠疫疫源地的最主要传播媒介。

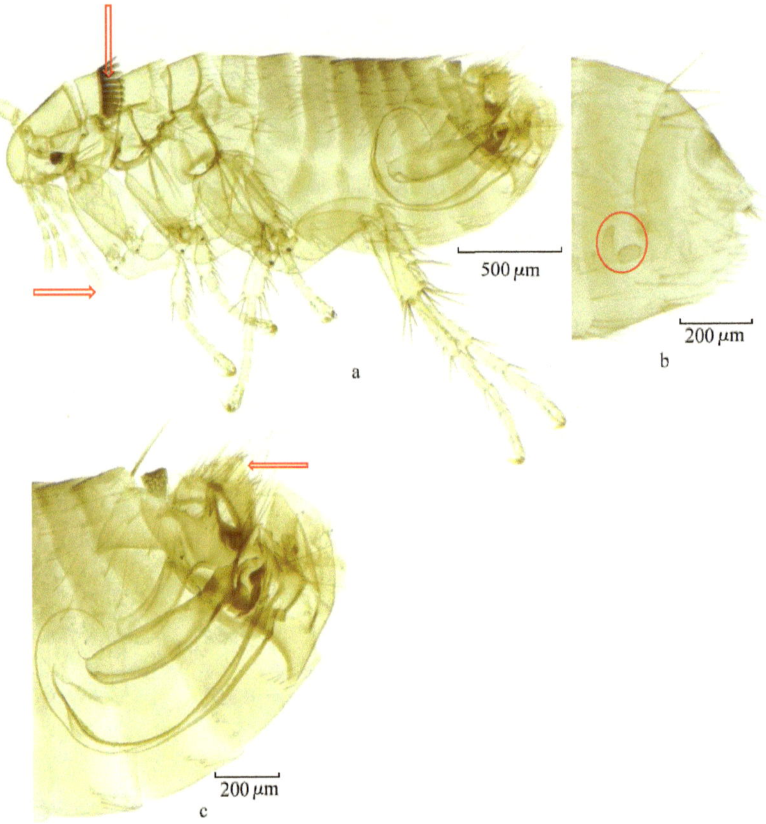

a. 雄蚤（右向箭头示下唇须超过前足基节末端，下向箭头示前胸栉每侧不少于 8 根）；b. 雌蚤变形节（椭圆形区域示受精囊）；c. 雄蚤腹部第 5 ～ 7 节及变形节（左向箭头示可动突窄，其端缘向前延伸差，后缘处有 2 根短刺鬃）

图 7-2-14　方形黄鼠蚤蒙古亚种

（十二）秃病蚤蒙冀亚种 *Nosopsyllus laeviceps kuzenkovi*（Jagubiants，1953）

1. 鉴定要点：

（1）体型、体色：体长型，长约 3 mm，黄褐色（图 7-2-15a）。

（2）头、胸部：下唇须达前足基节端部；前胸栉每侧多于 9 根（图 7-2-15a、图 7-2-15b）。

（3）腹部：雄蚤不动突长度小于基部宽度；可动突粗短，约与不动突等高（图 7-2-15c）；雌蚤第 7 腹板后缘略浅凹，上叶钝，下叶尖；受精囊头部卵圆形（图 7-2-15d）。

2. 分布

内蒙古、甘肃、宁夏、河北、陕西、辽宁。

3. 生活习性

寄生于长爪沙鼠、短耳仓鼠、达乌尔黄鼠、黑线仓鼠、黄兔尾鼠、褐家鼠、三趾跳鼠、五趾跳鼠。

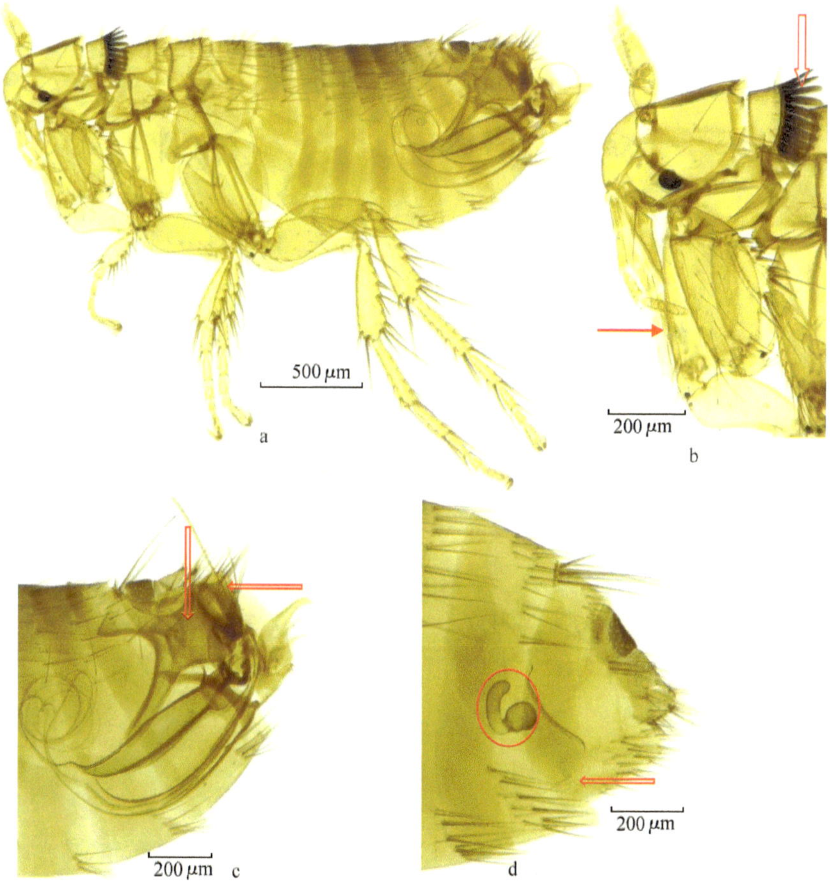

a. 雄蚤；b. 头部及前胸（右向箭头示下唇须达前足基节端部，下向箭头示前胸栉）；c. 雄蚤腹部第 5 ~ 7 节及变形节（下向箭头示不动突；左向箭头示可动突）；d. 雌蚤腹部第 6 节及变形节（椭圆形区域示受精囊，左向箭头示第 7 腹板后缘浅凹）

图 7-2-15 秃病蚤蒙冀亚种

（十三）不等单蚤　*Monopsyllus anisus*（Rothschild，1907）

1. 鉴定要点

（1）体型、体色：体长约 2.5 mm，浅黄褐色（图 7-2-16a）。

（2）头、胸部：无颊栉；前胸栉每侧 9 ~ 11 根；下唇须达到或超出前足基节末端（图 7-2-16a、图 7-2-16b）。

（3）腹部：雄蚤第 8 腹板狭长杆形，端末叶小，不分裂成穗状；抱器不动突短小、锥形；可动突为上下约等宽的刀形；第 9 腹板前臂向后弯曲近 90°角，后缘在末端膨大，后臂中段膨大部分有多数小鬃（图 7-2-16a）；雌第 7 腹板后缘突出为圆形；受精囊头部大，呈略弯的长筒形，约为尾长的 3 倍（图 7-2-16c）。

2. 分布

除新疆和西藏外，遍布我国其他各省区。

3. 生活习性

主要宿主为黄胸鼠和褐家鼠，也寄生于黄毛鼠、青毛鼠、社鼠等鼠类，以及家犬、家猫、兔，也吸人血；是我国云南、福建等南方省区家鼠鼠疫疫源地的传播媒介。

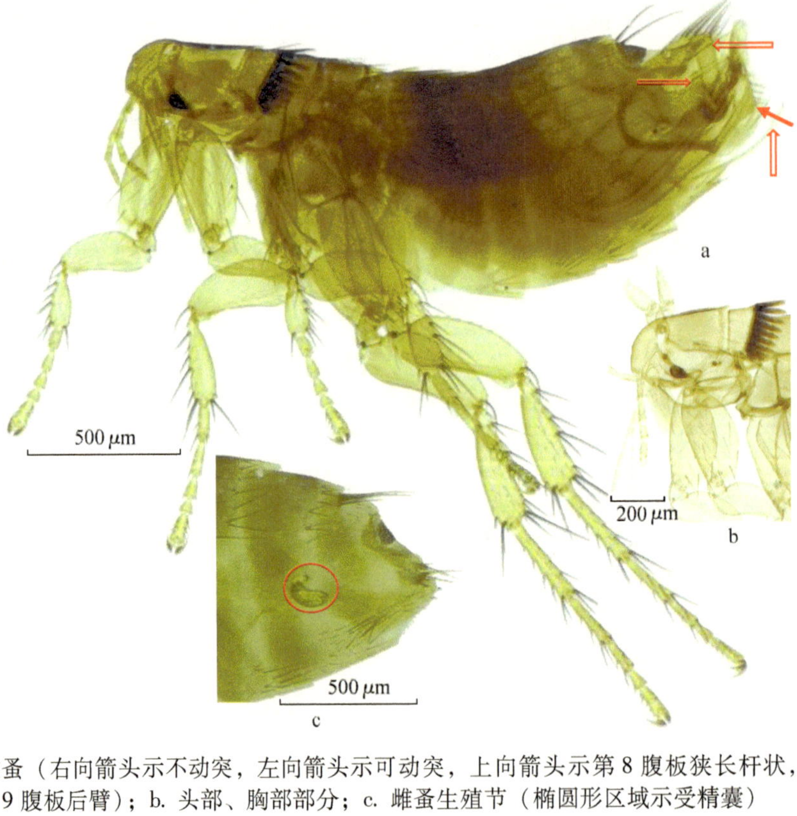

a. 雄蚤（右向箭头示不动突，左向箭头示可动突，上向箭头示第 8 腹板狭长杆状，左上向箭头示第 9 腹板后臂）；b. 头部、胸部部分；c. 雌蚤生殖节（椭圆形区域示受精囊）

图 7-2-16　不等单蚤

三、常见蚤类分类检索表

1 头、胸皆无栉 …………………………………………………………… 2
头、胸皆有栉或仅有前胸栉 …………………………………………… 5
2 中胸侧板无侧板杆……………………………………………………… 人蚤
中胸侧板有侧板杆 ……………………………………………………… 3
3 后头鬃 2 列鬃…………………………………………………………… 印鼠客蚤
后头鬃 1 列鬃 …………………………………………………………… 4
4 下唇须短，仅达前足基节 3/4 处……………………………… 同型客蚤指名亚种
下唇须长，达到或略超过前足基节末端………………………………… 臀突客蚤
5 头、胸皆有栉 …………………………………………………………… 6
仅有胸栉………………………………………………………………… 10
6 颊栉 2 根，基部交叉重叠 ……………………………………………… 7
颊栉多余 3 根，基部无交叉重叠 ……………………………………… 8
7 后足胫节不呈梳状；雄蚤第 9 腹板后臂端部膨大，在后腹缘处具两组刺鬃；雌蚤第 7 腹板后缘背叶呈指状后凸……………………………………………… 二齿新蚤
后足胫节呈梳状；雄蚤第 9 腹板后臂端部不膨大，在后腹缘处无两组刺鬃；雌蚤第 7 腹板后缘背叶通常分叉………………………………………… 特新蚤指名亚种
8 额部有两根短刺鬃……………………………………………………… 缓慢细蚤
额部无短刺鬃 …………………………………………………………… 9
9 前胸栉 3 根，前胸栉每侧 2 ～ 3 根；第 2 ～ 7 腹节各背板仅具鬃 1 列…… 中华昔蚤
前胸栉 8 根，眼发达……………………………………………… 猫栉首蚤指名亚种
10 眼前有幕骨拱 …………………………………………………………… 前凹眼蚤
眼前无幕骨拱 …………………………………………………………… 11
11 ♂第 8 腹板退化消失，♀交配囊卷曲成螺旋状 ……………… 秃病蚤指名亚种
♂第 8 腹板不消失，♀交配囊不卷曲成螺旋状 ………………………… 12
12 ♂可动突后缘有两支相距较远的刺形鬃 ……………… 方形黄鼠蚤蒙古亚种
♂可动突后缘无上述刺鬃 …………………………………………… 不等单蚤

第三节 常见螨类分类鉴定

螨，属蛛形纲蜱螨亚纲。较常见的有革螨、恙螨、蠕形螨、疥螨、粉螨、尘螨等类群。其中革螨和恙螨，因其种类较多，分布较广，且具吸血习性，故有医学重要性。革螨属于寄螨目中气门亚目革螨总科，目前全世界已知革螨 1000 多种，我国革螨有 21 科 82 属 720 多种（2000 年）。恙螨属于真螨目前气门螨亚目绒螨总科的恙螨科和列恙螨科，世界已知恙螨有 3000 余种，我国有 450 多种。恙螨中仅幼螨具医学重要性，因此对幼虫研究较多，虫种鉴定也多以幼虫形态为依据。

一、螨类基本形态结构

（一）革螨

革螨成虫呈卵圆形或圆形，黄色、黄褐色或棕褐色，吸血后为鲜红色至紫红色。长0.2～0.5 mm，个别种类可达1.5～3.0 mm。头、胸、腹三部分分界不明显，分颚体和躯体两部分，躯体不分节。表皮为较厚的革质，体表被刚毛（图7-3-1、图7-3-2）。

颚体位于躯体前端，由颚基、螯肢、须肢和口器组成。具螯肢1对，由螯杆和螯钳组成。雄螨的螯钳演变为导精趾。因食性不同，螯肢的形状各异。营寄生生活者，螯肢末端较细，呈剪刀状或针状，适于刺吸血液或体液；营自由生活者，螯肢末端呈钳状，适于掠食。具须肢1对，呈指状，可活动。

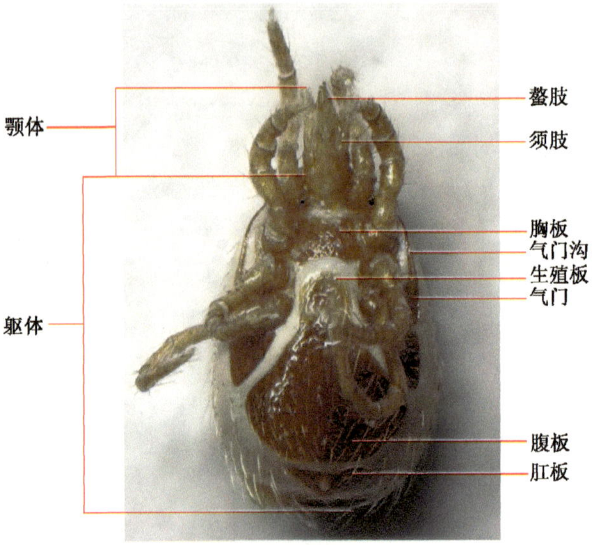

图7-3-1　厩真厉螨腹面观（♀）

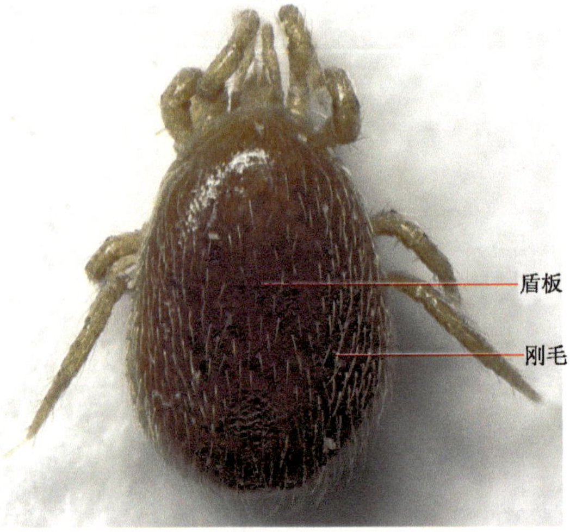

图7-3-2　厩真厉螨背面观（♀）

躯体背面有盾板。腹面有胸叉、胸板、生殖板、腹板、肛板、气门板等。盾板有的种类为一块，有的种类盾板两侧中部有缺刻的凹陷，有的种类则分为前后两块。雌螨的胸板呈六角形，亦有扁方形或三角形。生殖板的前端有生殖孔，有的种类生殖板与腹板愈合。肛板上有肛门。气门板位于腹面前端的两侧。雄螨的胸板、生殖板、腹板、肛板常合而为一，称为全腹板，生殖孔位于胸板区的前缘，呈漏斗状。成螨具足 4 对，幼螨具足 3 对。

（二）恙螨

幼虫：体型很小，椭圆形，一般长 0.3 ～ 0.6 mm，宽 0.2 ～ 0.4mm。体色以沙红色为主，亦有橘红、淡黄或乳白色。虫体分颚体和躯体两部分。颚体位于虫体的前端，由螯肢和须肢各 1 对组成。躯体背面的前端有背板 1 块，大多呈宽扁长方形，少数呈长舌形、五角形等。盾板上通常有刚毛 5 根，前中毛 1 根，前侧毛和后侧毛各 1 对。背板中部有 2 个圆形的感觉基，各着生感觉毛 1 根，其形状有丝状、羽状或棒状等。足 3 对，端部 3 节有的特化，爪末端一般有 2 个爪及 1 个爪状的爪垫（图 7-3-3）。

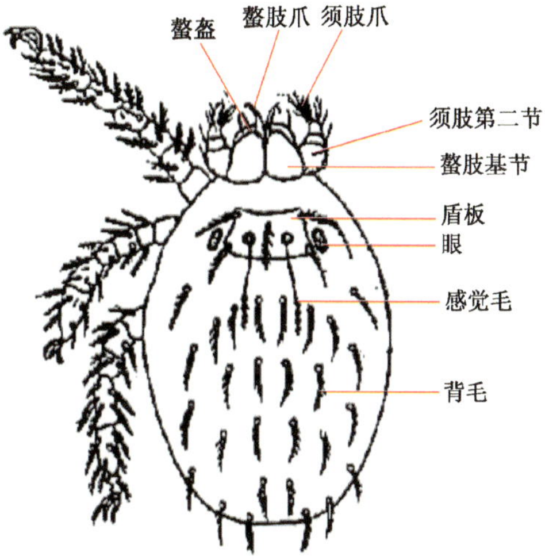

图 7-3-3　恙螨幼螨

（引自陆宝麟、吴厚永《中国重要医学昆虫分类与鉴别》，河南科学技术出版社，2003）

成虫和若虫：成虫和若虫的体型相似，均呈葫芦状。全身密被细毛，状如绒球，具光泽，呈棕黄色或棕红色。颚体构造基本与幼虫相同，但大而狭长。背部盾板很小。感器亦可呈丝状或扁宽。多数无眼，少数有 1 对。足 4 对。生殖区位于腹面基节 4 后方，正中为精胞产置器或纵裂状的产卵孔。肛门位于生殖区之后（图 7-3-4）。

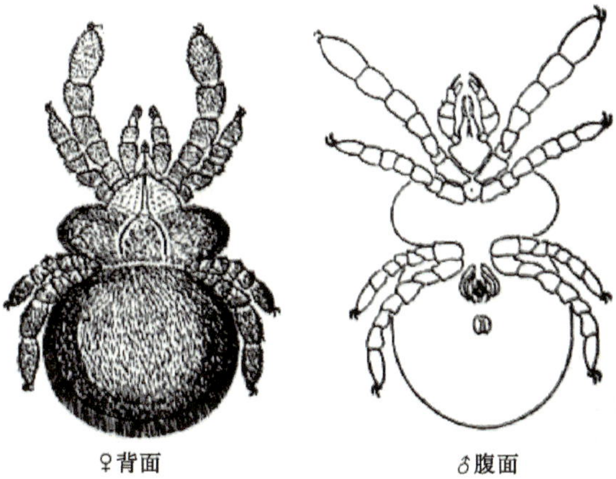

图 7-3-4　地里纤恙螨成螨

（引自陆宝麟《中国重要医学动物鉴定手册》，人民卫生出版社）

二、常见螨类分类鉴定

（一）格氏血厉螨 *Haemolaelaps glasgowi*（Ewing，1925）

1. 鉴定要点

（1）体型、体色：中型螨种，淡黄色（图 7-3-5a、图 7-3-5b）。

（2）颚体：螯肢发达，钳齿毛中部膨大，末端尖细呈弯钩状（图 7-3-5c）。

（3）躯体：胸板扁宽，后缘内凹；生殖腹板较短，具 1 对刚毛，生殖腹板与肛板的间距大于肛孔之长（图 7-3-5d）。

2. 生活习性

见于黑线姬鼠、黄胸鼠、小家鼠、黑线仓鼠、大仓鼠和黄鼠等鼠体及其巢穴内。

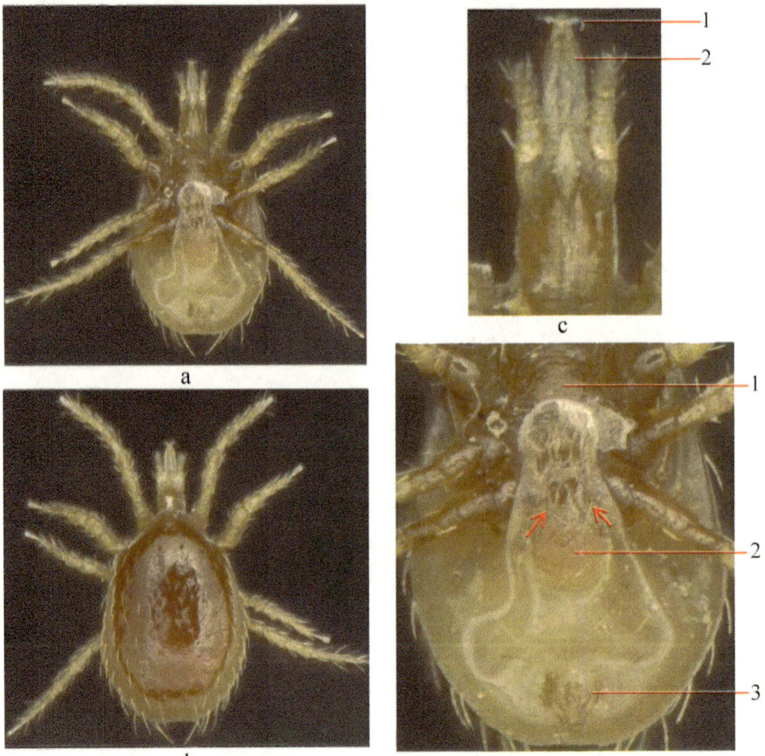

a. 腹面观；b. 背面观；c. 鄂体腹面观（1 示钳齿毛中部膨大，末端尖细呈弯钩状；2 示螯肢，发达）；d. 躯体腹面观（1 示胸板扁宽，后缘内凹；2 示生殖腹板较短；箭头示刚毛 1 对；3 示肛板；生殖腹板与肛板的间距大于肛孔之长）

图 7-3-5　格氏血厉螨（♀）

（二）柏氏禽刺螨 *Ornithonyssus bacoti*（Hirst，1913）

1. 鉴定要点

（1）体型、体色：中型螨种，棕黄色（图7-3-6a、图7-3-6b）。

（2）颚体：螯肢不发达（图7-3-6a）。

（3）躯体：盾板狭长而尖（图7-3-6b）。胸板扁短；生殖腹板狭窄，末端尖细；肛板狭长，呈卵圆形（图7-3-6a）。

2. 生活习性

宿主主要为褐家鼠、小家鼠、黄胸鼠、黄毛鼠等啮齿类动物。在动物饲养房小白鼠笼内可大量繁殖。

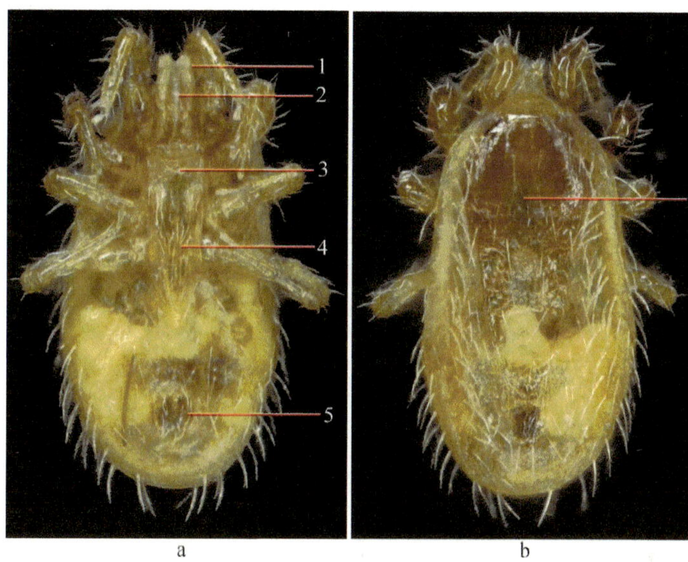

a. 腹面观（1示须肢；2示螯肢不发达；3示胸板扁短；4示生殖腹板狭窄，末端尖；5示肛板狭长，呈卵圆形）；b. 背面观（1示盾板狭长而尖）

图7-3-6 柏氏禽刺螨（♀）

（三）毒棘厉螨 *Laelaps echidninus*（Berlese，1887）

1. 鉴定要点

（1）体型、体色：体长超过 1 mm，棕褐色（图 7-3-7a、图 7-3-7b）。

（2）躯体：胸板长大于宽（最窄处）；生殖腹板后缘深凹，与肛板凸出的前缘相隔很窄（图 7-3-7a）。

2. 生活习性

宿主为黄毛鼠、针毛鼠、褐家鼠、黄胸鼠、社鼠、青毛鼠、小泡巨鼠、小家鼠、黑线姬鼠等。

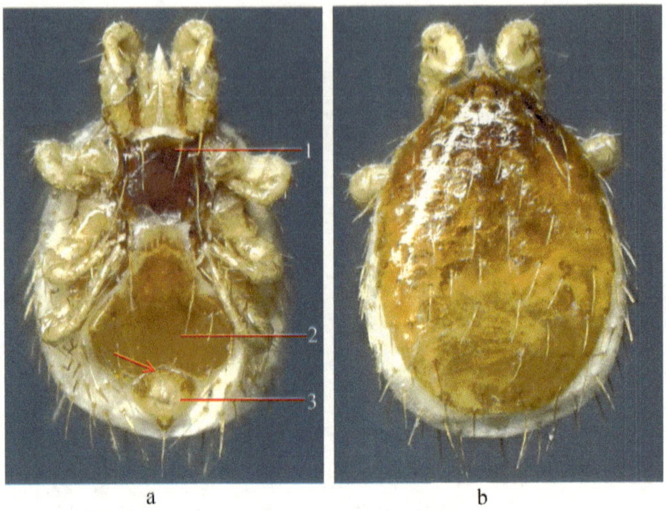

a. 腹面观（1 示胸板，长大于宽的最窄处；2 示生殖腹板；3 示肛门；箭头示生殖腹板后缘深凹，与肛板凸出的前缘相隔很窄）；b. 背面观

图 7-3-7　毒棘厉螨（♀）

（四）厩真厉螨 *Eulaelaps stabularis*（Koch，1836）

1. 鉴定要点

（1）体型、体色：中型螨种，黄褐色（图 7-3-8a、图 7-3-8b）。

（2）躯体：体毛密布（图 7-3-8b）；足后板显著大，呈三角形；气门板宽阔，后端膨大；生殖腹板在足 4 基节后显著膨大；肛板宽短，三角形；生殖腹板与肛板间距小于肛门长度（图 7-3-8a）。

2. 生活习性

宿主为黄毛鼠、褐家鼠、黄胸鼠、社鼠、小家鼠、黑线姬鼠等。

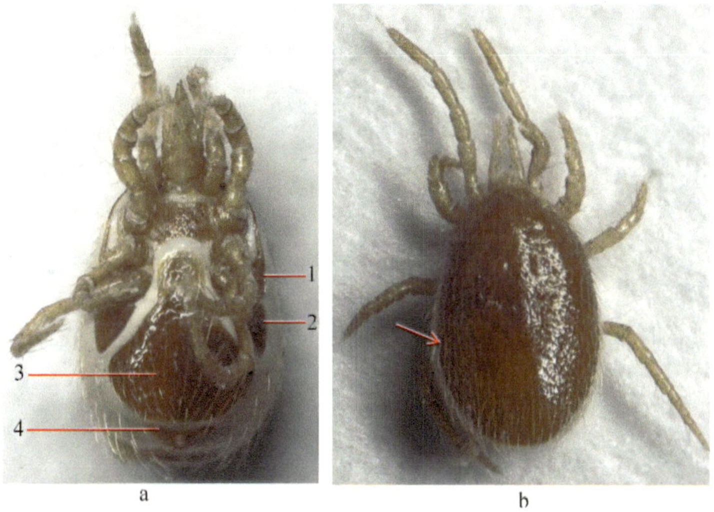

a. 腹面观（1 示气门板宽阔，后端膨大；2 示足后板显著大，呈三角形；3 示生殖腹板在足 4 基节后显著膨大；4 示肛板宽短，三角形，生殖腹板与肛板间距小于肛门长度）；b. 背面观（箭头示体毛密布）

图 7-3-8 厩真厉螨（♀）

（五）小盾纤恙螨 *Leptotrombidium scutellare*（Nagayo *et al*，1921）

1. 鉴定要点

（1）体型、体色：中型螨种，活体未饱食标本为橘红色，饱食后全身呈均匀的粉红色（图 7-3-9a）。

（2）躯体：盾板较大、长方形，前缘和侧缘向内凹，后缘向后呈弧形凸出，感觉毛端部 1/3 有 7 ～ 8 个细长分支（图 7-3-9b）。

2. 生活习性

出现在冬、春季。宿主为黄毛鼠、黑线姬鼠、斯氏家鼠、大足鼠、大仓鼠、白腹巨鼠、青毛鼠、社鼠、针毛鼠、松鼠、竹鼠等。

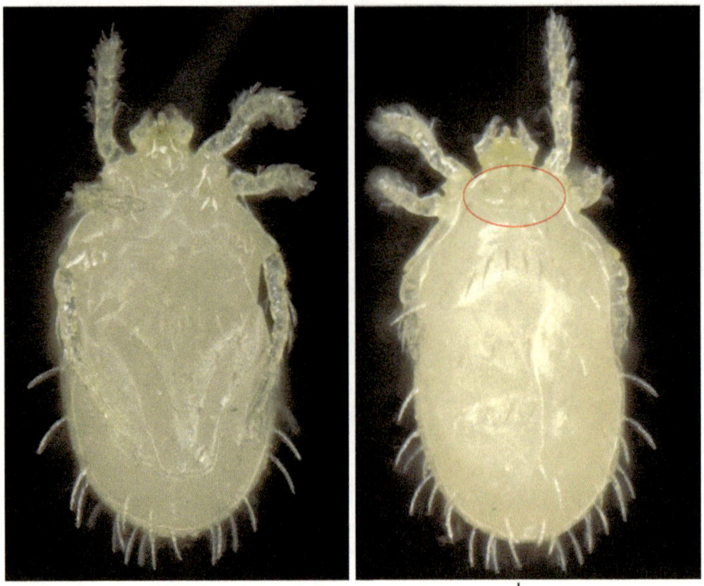

a　　b

a. 腹面观；b. 背面观（红色区域示盾板较大、长方形，前缘和侧缘向内凹，后缘向后呈弧形凸出）

图 7-3-9　小盾纤恙螨（♀）

（六）棘楔叶片恙螨 *Trombiculindus acanthosphenus*（Wang，Li *et* Shi，1988）

1. 鉴定要点

（1）体型、体色：小型螨（图 7-3-10）。

（2）躯体：盾板呈四边形，后侧毛和背毛扁平宽阔，形似胡萝卜，后侧毛长宽比为 6∶1（图 7-3-10）。

2. 生活习性

宿主为黑线姬鼠。

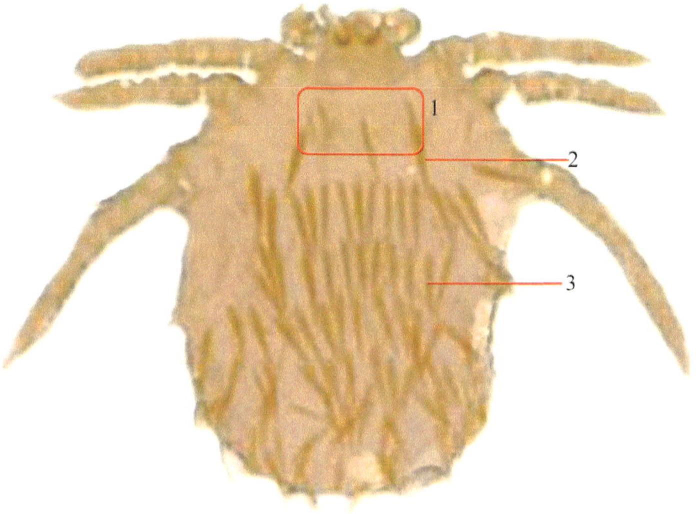

1 示盾板呈四边形；2 示后侧毛，长宽比为 6∶1；3 示背毛；后侧毛和背毛扁平宽阔，形似胡萝卜

图 7-3-10　棘楔叶片恙螨（幼螨）

第八章

常见病媒生物标本采集和制作

鉴定昆虫首先要有完整的标本，所以标本的采集和制作是最基础、最重要的工作。在了解昆虫生物学和生态学的基础上，对不同种类的昆虫掌握正确的标本采集、标本制作和标本保存方法才能进行大量有价值的科学研究。本章重点介绍常见病媒生物的标本制作。

第一节　标本采集常用方法

一、蚊虫标本的采集

成蚊采集可使用诱蚊灯法和吸蚊管法。

（一）诱蚊灯法

适用于畜禽棚内或其附近按蚊属、库蚊属等成蚊的采集。

器具：诱蚊灯（图 8-1-1）。

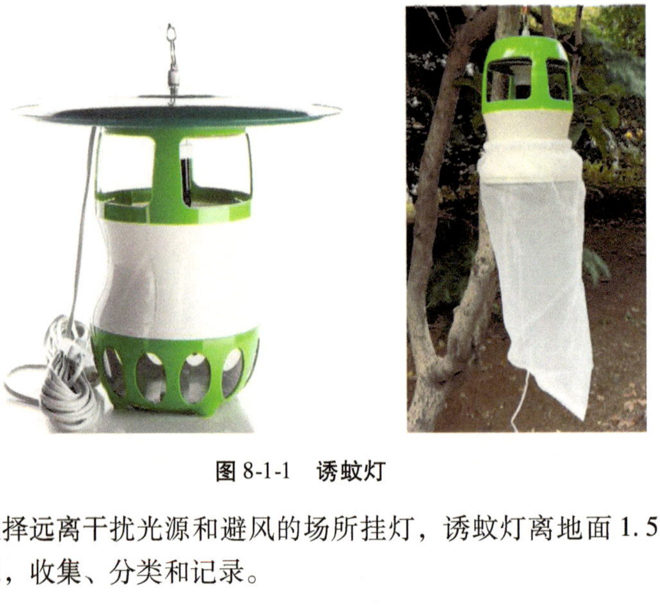

图 8-1-1　诱蚊灯

操作步骤：选择远离干扰光源和避风的场所挂灯，诱蚊灯离地面 1.5m。密闭收集器后，再关闭电源，收集、分类和记录。

（二）二氧化碳诱蚊灯法

根据二氧化碳对蚊虫的引诱作用设计而成，适用于按蚊属、库蚊属等成蚊的采集。

器具：二氧化碳诱蚊灯（图 8-1-2）。

操作步骤：选择远离干扰光源且避风的场所挂灯，诱蚊灯离地面 1.5 m。接通电源，贴近光源悬挂干冰或把二氧化碳气瓶出气口靠近光源，二氧化碳的流量为 100 ~ 500 mL/min，开启诱蚊灯诱捕蚊虫。密闭收集器后，再关闭电源，收集、分类和记录。

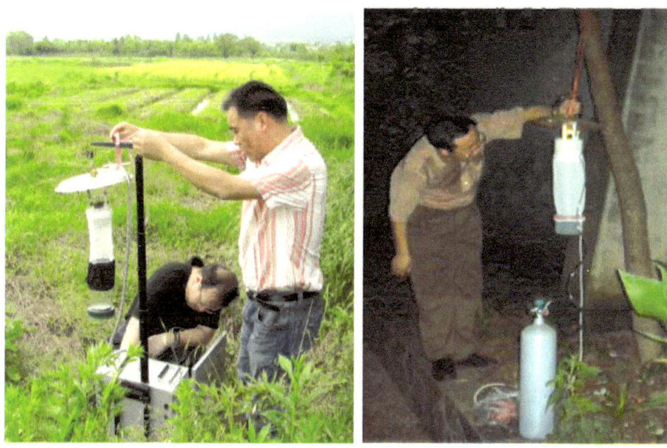

图 8-1-2　二氧化碳诱蚊灯

（三）人工捕捉法

适用于人房或动物厩舍中栖息成蚊的采集。

器具：吸蚊器（图 8-1-3）、手电筒。

操作步骤：依据不同蚊种的生态习性，选择蚊虫栖息时间及栖息场所，在手电筒的照明下，使用电动吸蚊器采集栖息的蚊虫。最后收集、分类和记录。

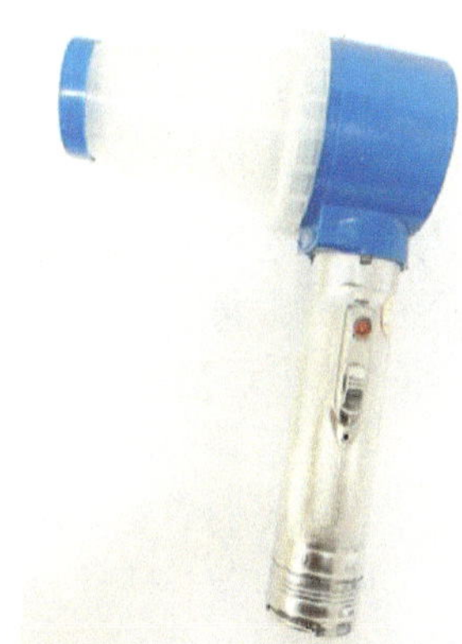

图 8-1-3　电动吸蚊器

二、蝇类标本的采集

（一）诱捕法

蝇类采集可使用捕蝇笼诱捕法。

器具：诱蝇笼（图 8-1-4）。

操作步骤：每个捕蝇笼诱饵盘内放置 50 g 红糖、50 mL 食醋和 50 mL 水，或者按照监测目的采用其他诱饵。诱饵盘与捕蝇笼下沿的间隙为 10 ~ 20 mm。将捕获蝇类麻醉后分类、计数。

（二）网捕法

蝇类采集可使用网捕法。

器具：捕虫网（图 8-1-5）。

操作步骤：挥动捕虫网，当昆虫入网后，转动网柄，使网口向下翻，将昆虫封闭在网底部。将捕获蝇类麻醉后分类、计数。

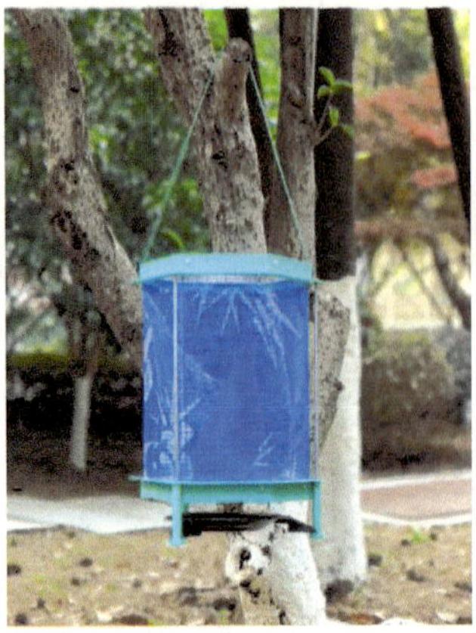

图 8-1-4　诱蝇笼

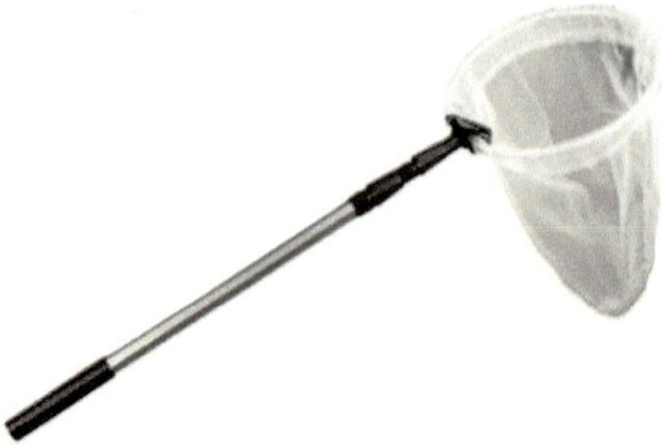

图 8-1-5　捕虫网

三、蜚蠊标本的采集

（一）瓶诱法

蜚蠊采集可使用瓶诱法。

器具：500 mL 的广口瓶（图 8-1-6）。

操作步骤：瓶内放新鲜面包 2 g 左右，瓶口插 1 只用牛皮纸制作的漏斗。漏斗做法：根据监测场所蟑螂可能的种类，将牛皮纸漏斗的小口剪去一段，并压扁，内口形成 1 条与蟑螂宽度相近的长缝。将漏斗插入广口瓶中，小口离瓶底 5 cm 以上，将伸出瓶口的纸翻扣在瓶外，用橡皮筋扎紧。最后收集、分类和记录。

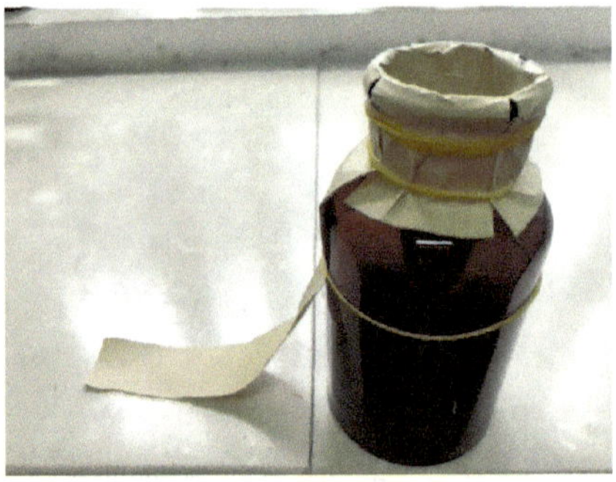

图 8-1-6　广口瓶

（二）诱捕盒法

蜚蠊采集可使用诱捕盒进行采集。

器具：蟑螂诱捕盒。

操作步骤：诱捕盒内放入食物诱饵，并将诱捕盒放在有蟑螂出没的场所。最后收集、分类和记录。

四、鼠标本的采集

鼠类采集地的选择很重要，需要根据鼠种及其栖息环境差异进行选择。鼠类采集可使用鼠笼。

器具：鼠笼（图 8-1-7）。

操作步骤：以当地鼠类喜食食物为诱饵，在其栖息活动场所沿一定地势放置鼠笼，间距 5 ～ 10 m，行距 20 ～ 50 m。室内沿墙基放置。

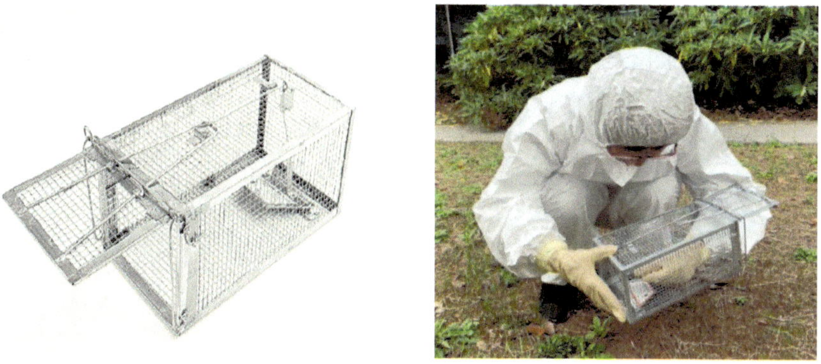

图 8-1-7 鼠笼采集

五、蜱虫标本的采集

蜱虫标本的采集应选择蜱虫活动较为活跃的时间，可以使用布旗法、牲畜体表检蜱法和鼠洞掏蜱法。

（一）布旗法

采集硬蜱可以使用布旗法。

工具：白绒布旗（规格 1 m×1 m）、采集管。

操作步骤：拖蜱时，手持旗杆伸向一侧，使布旗平铺于草丛上，匀速缓步向前行走，每步行 10 m 观察一次，将附于旗上的蜱拣入采集管。同时检查拖蜱者身上的蜱，如有，则拣入另一采集管（图 8-1-8）。

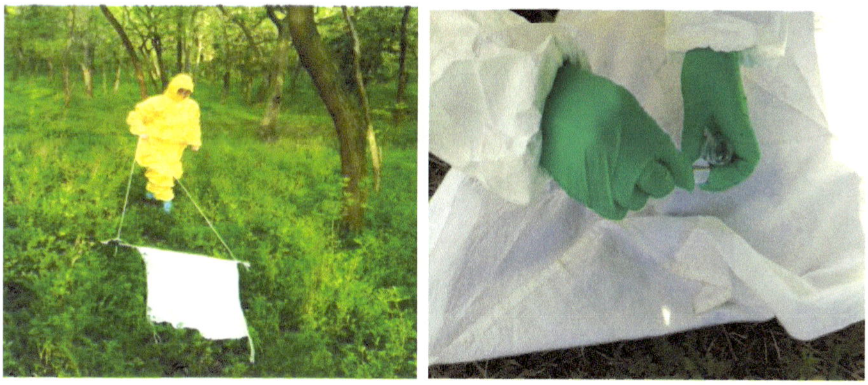

图 8-1-8 布旗法拖蜱

（二）宿主体表检蜱法

工具：镊子、采集管。

操作步骤：肉眼观察宿主体表并用手触摸蜱的主要寄生部位（颈、耳背、股内侧、肛周等），用镊子将蜱逐只摘下（图 8-1-9）。

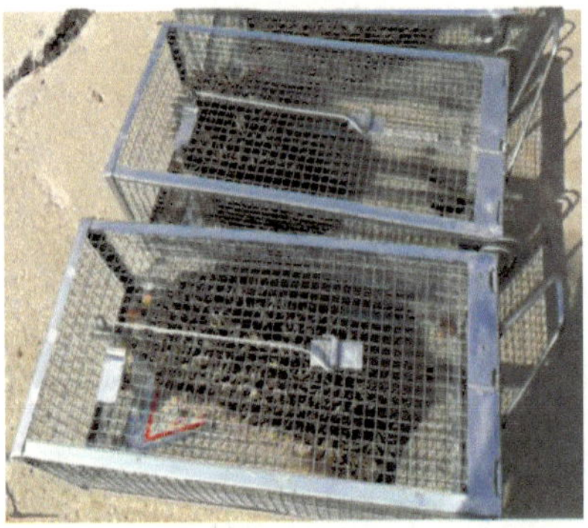 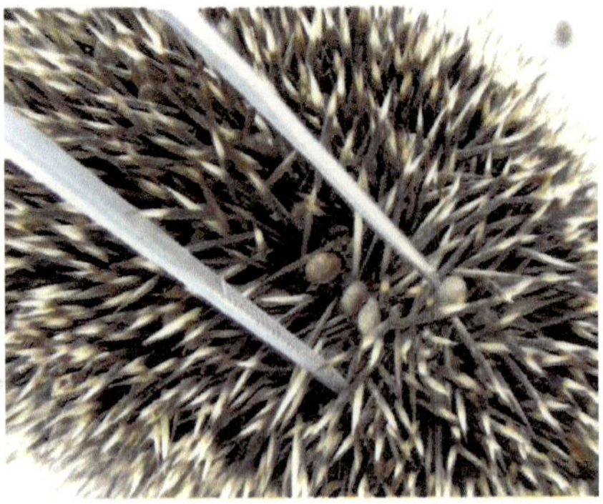

图 8-1-9 动物体表拣蜱

（三）鼠洞掏蜱法

工具：长柄铲或勺。

操作步骤：将洞穴中的浮土，包括四壁浅层土壤铲入筛内，在光线充足的平坦地面上筛去细土，静待片刻，在筛上寻找成、若蜱，在筛下细土表层寻找若蜱。用镊子将蜱拣入玻璃管。

六、臭虫标本的采集

工具：镊子、采集管、手电筒。

操作步骤：使用手电筒在臭虫主要栖息场所（图 8-1-10），如床缝、墙缝等处检查，发现后用镊子将臭虫拣入采集管。

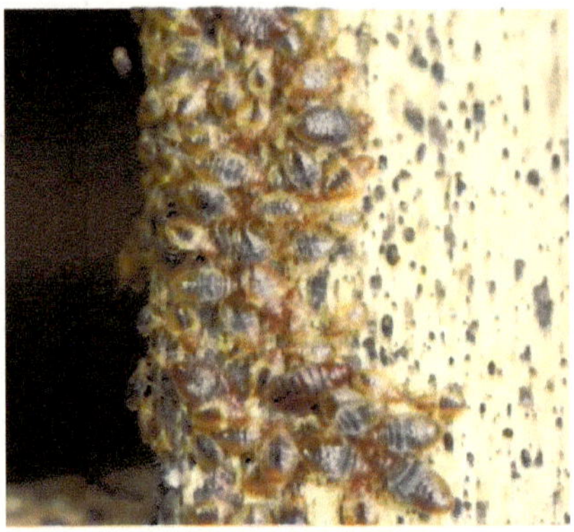

图 8-1-10 臭虫栖息场所

七、蚤类标本的采集

采集蚤类可以使用鼠体蚤采集法、游离蚤采集法和鼠洞蚤采集法。

（一）鼠体蚤采集法

工具：鼠笼、布袋、镊子、采集管、75% 乙醇。

操作步骤：采用捕鼠笼捕获活鼠，把捕获的活鼠连同鼠笼放入布袋内，以防蚤逃逸，使用乙醚或氯仿将活鼠麻醉杀死，将死鼠置于白纸上或搪瓷盘内，一手用镊子夹住尾巴，另一手用篦子或毛刷反复刷鼠毛，如有跳蚤，便会落到纸上或盘内。然后用湿毛笔沾蚤放入 75% 乙醇管内。若有活蚤，可用乙醚棉球按住后放入乙醇管内。装鼠的布袋必须仔细检查，如有跳蚤，也拣入乙醇管内。

（二）游离蚤采集法（方盘法）

工具：粘蚤纸、镊子、采集管、75% 乙醇。

操作步骤：将粘蚤纸放在地面上，经过一段时间后用镊子将粘获的蚤拣到 75% 乙醇管内。

（三）鼠洞蚤采集法

工具：掏蚤勺，规格长 70 ~ 80 cm、白色搪瓷盘、毛笔、塑料袋、采集管、75%

乙醇。

操作步骤：先将洞口附近的浮土收集起来装入塑料袋内，然后用掏蚤勺顺洞道深入洞中，将洞内物掏出洞口，装入塑料袋内。将袋内物倒入白色搪瓷盘中，此盘须先置于盛少量水的大型白盆中，然后用湿毛笔沾蚤放入75%乙醇管内。

八、恙螨标本的采集

采集螨虫可采用小黑板法。

工具：小黑板（规格 15 cm×15 cm×0.5 cm）、毛笔、采集管、75%乙醇。

操作步骤：将小黑板平放在草地等有螨虫的地方，检查时将小黑板轻轻拿起，用手握住板的两个对角，按从上至下、从左至右的顺序观察板的正面和侧面（图 8-1-11）。然后用湿毛笔沾螨放入75%乙醇管内。

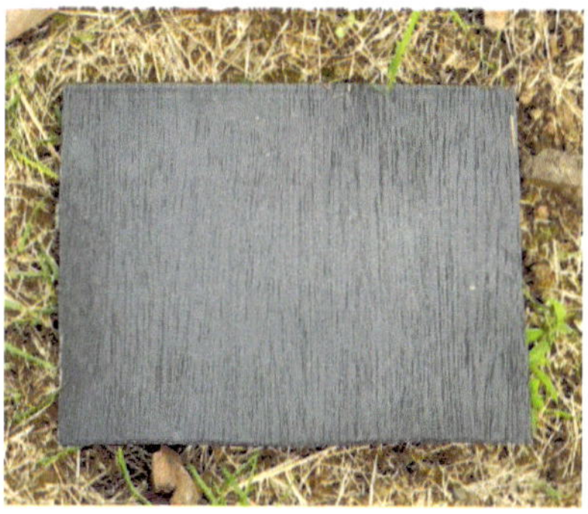
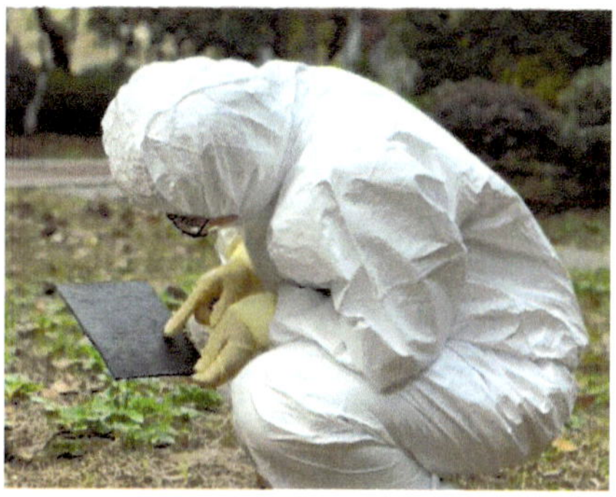

图 8-1-11　小黑板采集恙螨

第二节　标本制作常用工具

一、昆虫针

昆虫针的材质为不锈钢，型号按粗细和长短分为00、0、1、2、3、4、5等七种（图 8-2-1）。0和00号也称二重针，针长1 cm，无针帽；1～5号针的针长均为4 cm，其主要用途见表 8-2-1。昆虫针可存放在木制昆虫针盒中。不同型号昆虫针应分开存放，避免针尖损坏。

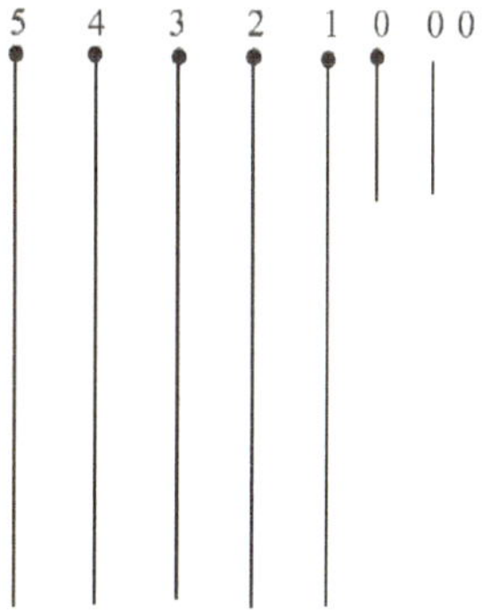

图 8-2-1　昆虫针

表 8-2-1　各型号昆虫针主要用途

昆虫针型号	主要用途
00	一般用于小型或微小型昆虫，如蚊、蝇、小蜂类昆虫标本的制作。
0	使用情况较少，用法同 00 型号的昆虫针。
1	用于较小型昆虫标本的制作。
2	用于小型或中型昆虫标本的制作，如中小体型的经济七目（鞘翅目、鳞翅目、直翅目、膜翅目、双翅目、同翅目、半翅目）等。
3	用于中型昆虫标本的制作，如体型适中的经济七目、蜻蜓类等。
4	用于中型或较大型昆虫标本的制作，如体型较大或分量较重的蝉、甲虫、蝶蛾类等。
5	用于较大型或大型昆虫标本的制作，如体型超大或分量超重的金龟、锹甲、天牛类等。

二、三级台

三级台是由高度相等、长度不等的木质或板材玻璃合在一起做成的，每级高度为 0. 8 cm，其中央有小孔（图 8-2-2）。标本制作时最高的位置是用来确定标本的位置；中间一级用来确定采集标签的位置；最低一级用来确定鉴定标签的位置，同时也可以用来再次调整昆虫的位置。

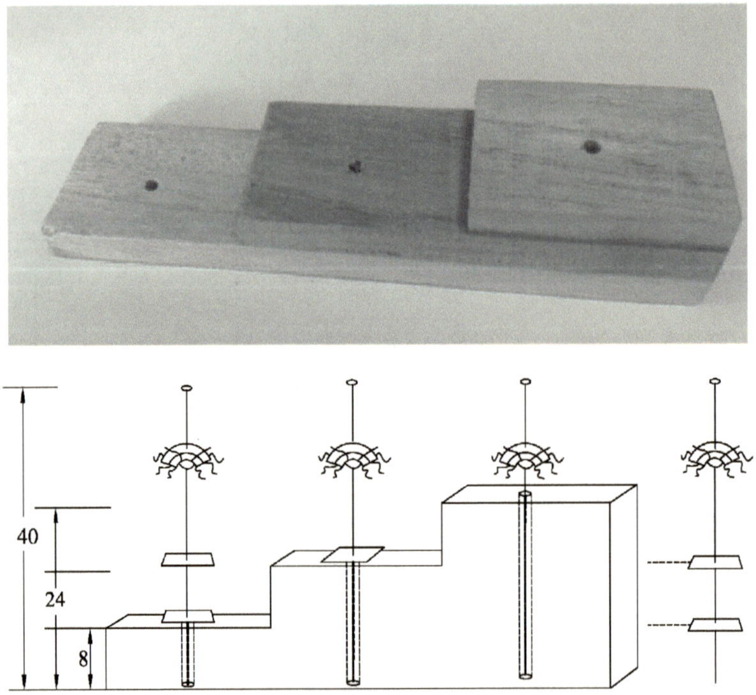

图 8-2-2　三级台（图中单位均为 mm）（仿 Upton 1991）

三、展翅板

展翅板（图 8-2-3）是用来展开昆虫翅膀的工具，材质软而轻。便于插针。展翅板的底部是一块整木板，上面装两块可以活动的木板，以便于调节板间缝隙的宽度。展翅板长约 35 cm，宽不等。也可用硬泡沫塑料板制成简易的展翅板：取厚约 4 cm 的塑料板，裁成和木制展翅板一样大小，用锋利的小刀在塑料板的中央刻一条槽沟，其宽度与虫体大小相适应。

四、还软器

还软器又名还原器（图 8-2-4），可用来还软干燥的昆虫标本。还软器底部覆盖潮湿的沙子，并加适量石炭酸以防长霉。将需要还软的标本放置在隔板上，干燥的标本即可软化，便于展翅整姿针插。

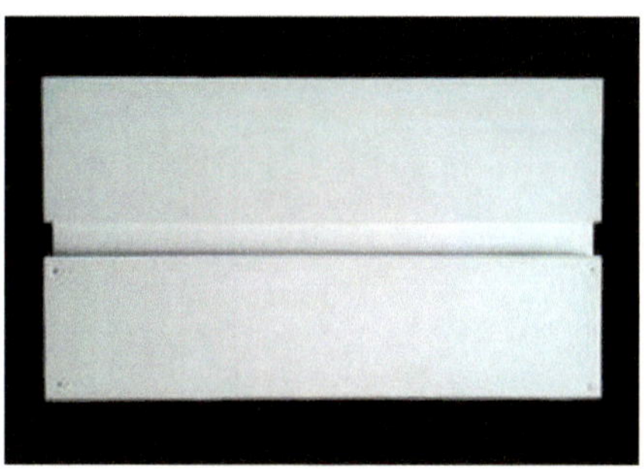

图 8-2-3　展翅板

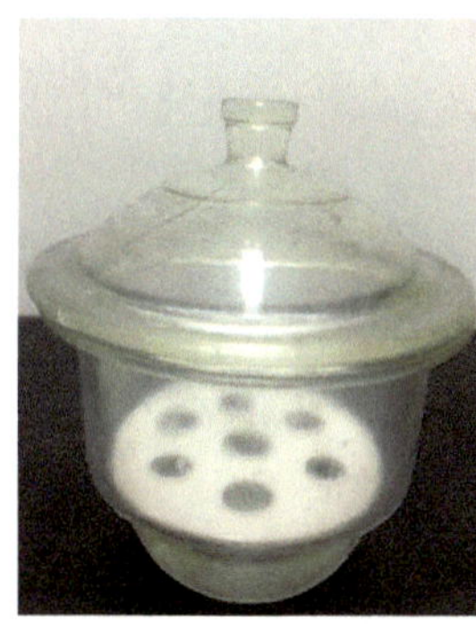

图 8-2-4　还软器

五、三角台纸、玻璃纸、大头针及粘虫胶等

用厚的道林纸或胶卷底片剪成规格为 12 cm × 3 mm 的小三角台纸或规格为 12 cm × 4 mm 的长方纸片，用来粘放蚊、蝇等小型昆虫。展翅固定时最好用玻璃纸压在翅上。一般用 95% 的乙醇溶解虫胶（或称漆片）成粘虫胶使用，用万能胶或其他快干的胶粘着蚊、蝇等小型昆虫标本。

六、整姿台

整姿台（图 8-2-5）是用松软木材或硬泡沫塑料板制成的，规格约 30 cm × 15 cm，两侧各钉一块高 35 mm 的板条。

七、解剖刀

解剖刀是解剖操作时的器械（图 8-2-6）。解剖时，刀刃用于切开皮肤和肌肉，刀尖用于修剪血管和神经，刀柄用于钝性分离。

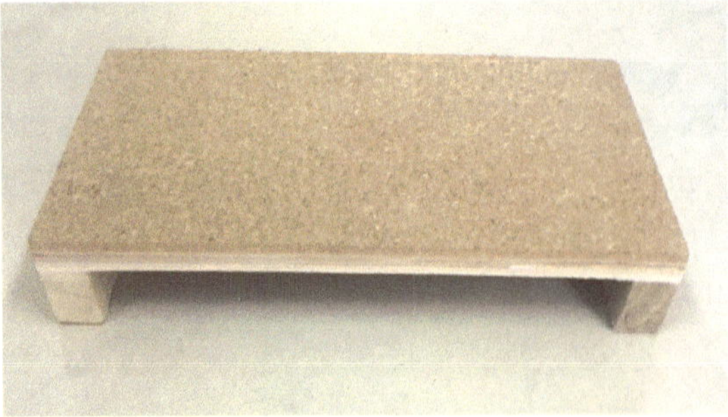

图 8-2-5　整姿台

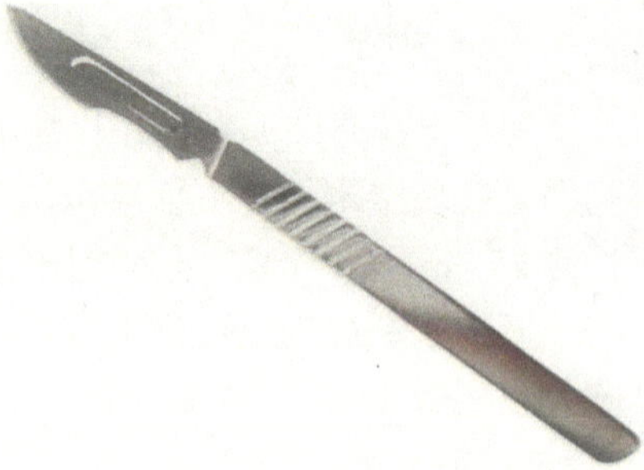

图 8-2-6　解剖刀

八、解剖剪

解剖剪（图 8-2-7）用于剥离动物外皮。准备大、小号和直、弯头解剖剪刀各若干。

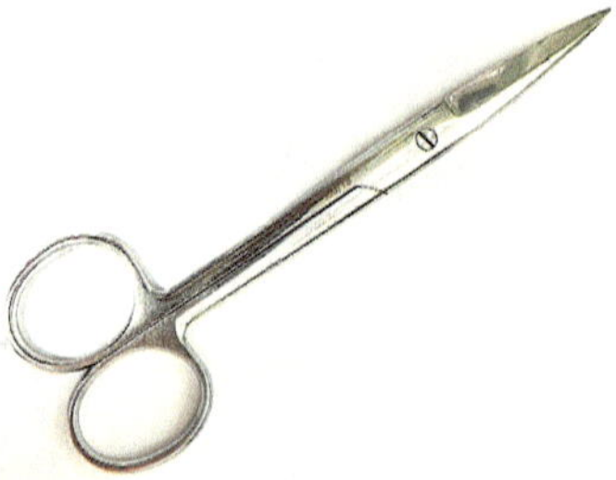

图 8-2-7　解剖剪

九、镊子

镊子用于解剖和夹取动物身体组织器官，需准备大小不一的解剖镊子（图 8-2-8）和眼科镊子（图 8-2-9）各若干。

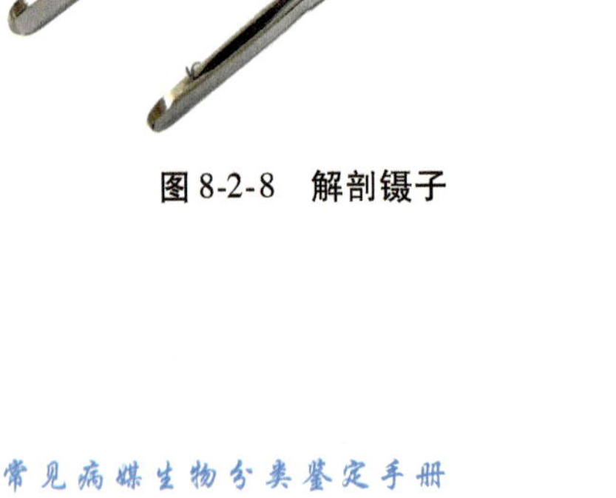

图 8-2-8　解剖镊子

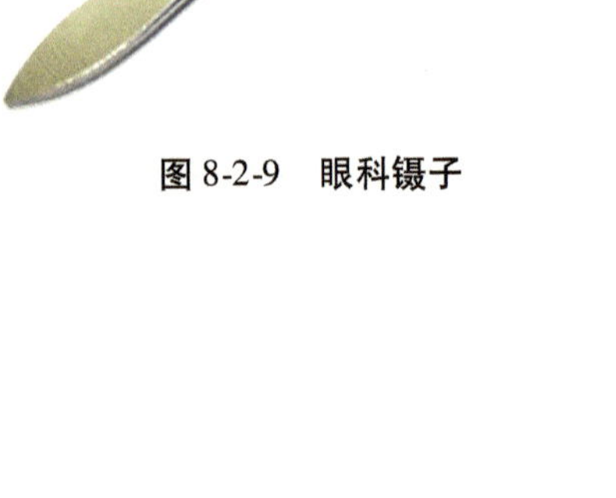

图 8-2-9　眼科镊子

第三节　蚊虫标本的制作

一、蚊成虫标本制作

采集的成蚊标本，在适宜条件下能长期保存。用昆虫针插起来的成虫标本，能充分展示它的外部形态特征，在立体显微镜下，多数可以鉴定到种。蚊类等较小的昆虫标本采用双针法。

1. 制作要点

（1）将 0 号微针先插于一小软木块一端，然后再用一根 3 号长昆虫针与微针针尖反向地插于同一小软木块的另一端，使软木块或胶片纸位于 3 号针的上 1/4，标签插在主针（3 号针）上，右边与小软木块或胶片纸平齐。

（2）用微针尖端，从蚊虫胸部腹面中间偏右插入（图 8-3-1）。

（3）调整虫体位置。插好的标本是 3 号针在右，插蚊虫的微针在左，虫的头部向前，腿部舒展，两翅呈 90°展平。

（4）插好标本后，要写标签。标签上面须写标本编号、中文名、拉丁文名、采集地点、采集时间、采集人。

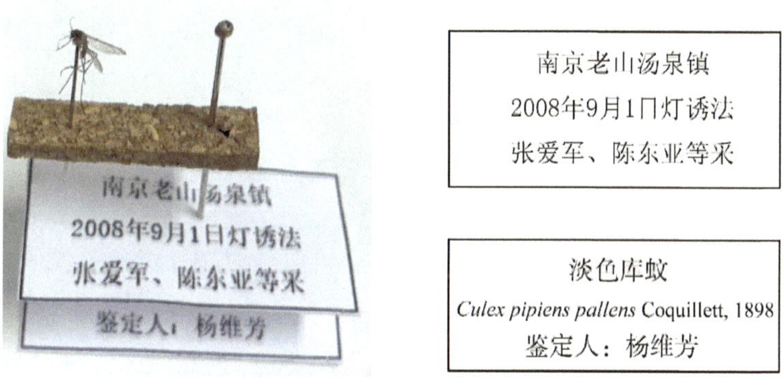

图 8-3-1　蚊虫针插标本

2. 注意事项

（1）微针插入胸腹部时，不要插透至胸背。

（2）标签的书写最好用不褪色的墨笔。

（3）标签插在主针上，右边与小木块的右端平齐。

（4）虫体的位置应低于主针顶部。

二、蚊幼虫标本制作

野外采集到的幼虫和蛹需要饲养至成虫从而获得幼虫皮及蛹皮标本，这些标本对形态鉴定非常重要，因此此类标本须制作成玻片标本以长期保存。

1. 制作要点

（1）用毛笔将成熟幼虫从 75% 乙醇中沾取出置于平皿中，加 95% 乙醇，脱水 30 min，然后将其用小楷毛笔沾取出，置于另一小平皿中，加无水乙醇，脱水 30 min。

（2）将脱水后的成熟幼虫背面朝上，置于已准备好的载玻片上，用手术刀将虫体从中部剖断，摆正位置，滴一滴加拿大树胶。

（3）待上述标本稍干后，盖上盖玻片。

（4）制作完成后要写标签。标签上面须写标本编号、中文名、拉丁文名、虫期、采集地点、采集时间、采集人。

2. 注意事项

（1）取幼虫时一定注意不要将幼虫体上的毛碰掉。

（2）加拿大树胶的量要适中，做到盖上盖玻片能够充满，也不至于溢出，并且虫体也可完全浸在胶中。

（3）标签的书写最好用不褪色的墨笔。

三、蚊蛹标本制作

1. 浸泡标本

浸泡标本为临时性标本保存法，一般分整体浸泡和蛹皮浸泡。

整体浸泡：先使用 50 ℃～60 ℃热水将蚊蛹杀死，再用眼科镊子将其拣入盛 75% 乙醇的小指形管内；小管内同时放入用铅笔写好的标有采集地点及日期的标签；小管塞以棉球，排除管中气泡；将微型小指管放入装有 75% 乙醇的广口瓶中，要淹没。如需较永久保存，须将广口瓶口用蜡封严。

蛹皮浸泡：将未能及时封片的蛹皮拣入 75% 乙醇的小指管中，同上方法步骤保存。

2. 玻片标本

制作具有分类价值的且未能羽化的死蛹一般可以做成玻片标本（图 8-3-2）。

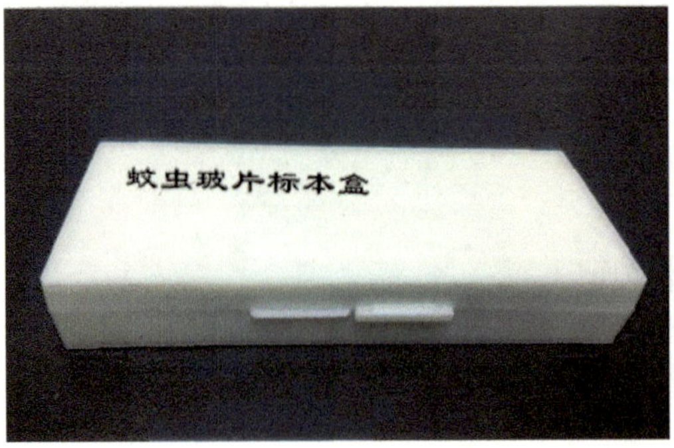

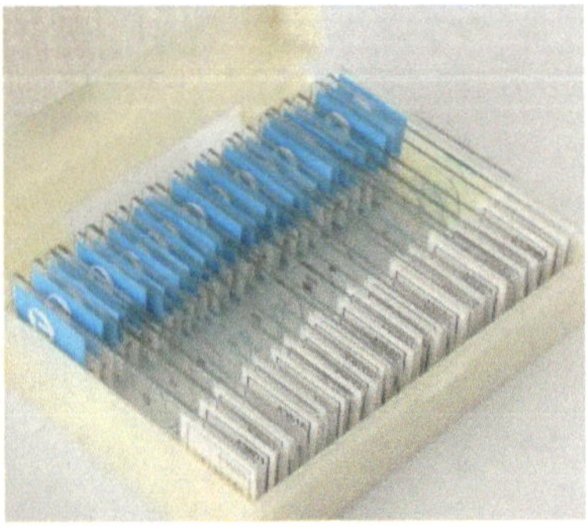

图 8-3-2　蚊蛹玻片标本

整蛹封片时，因虫体较厚，封存前须脱水，用无水乙醇浸泡 1 ～ 4 h（视虫体大小而定）。滴胶后，盖片前须在虫体周围垫上小玻片，以保持平整。

蛹皮封存是较永久性的，用以进行分类鉴定用的蛹标本保存法。小心挑取水中蛹皮或将保存在 75% 乙醇中的蛹皮标本移入 95% 乙醇中，再挑至滴有树胶酚的载玻片上，整姿、盖片。

注意事项：

（1）整姿时，将蛹头胸部朝下，腹背面向上，头胸部展开。

（2）可以分体封存压片，用解剖针将呼吸角切下，头胸部与腹部分离再进行分体封存。

四、雄蚊尾器标本制作

蚊虫尾器（雄蚊外生殖器）是由腹节Ⅷ～Ⅺ特化而成，是鉴别和描述蚊种的重要依据。

1. 制作要点

（1）取雄性成蚊标本，回软 24 h，新鲜标本除外。

（2）用手术刀片切下腹部，置于平皿中，加 10% 氢氧化钾溶液浸泡过夜，然后用蒸馏水冲洗 2 ～ 3 次。

（3）将冲洗后的腹部用 35%、55%、75%、95% 和无水乙醇逐级脱水，每次 30 min。

（4）在载玻片上滴加拿大树胶，将脱水后的腹部腹面朝上置于胶中，在解剖镜下解剖去除第Ⅷ腹节以前的腹部，摆正位置。稍干之后，盖上盖玻片。

（5）插好成虫后，要写好标签。标签上面须写采集地点（省、市、县和乡镇），中间写采集编号，下面写年、月、日及采集人。

2. 注意事项

（1）用 10% 氢氧化钾浸泡时，要注意观察腐蚀的情况，只需把非骨化部分完全腐蚀，可以容易地与骨化部分分离即可，不宜时间过长。

（2）标签的书写最好用不褪色的墨笔。

第四节　蝇类标本的制作

出现在人们居住处附近与卫生有关的蝇类，它们大多属于家蝇科、厕蝇科、丽蝇科和麻蝇科。蝇类标本制作有利于了解蝇类的种类和组成，为蝇类的分类研究提供资料。

一、成蝇标本制作

成蝇标本制作一般采用针插干燥法，常用直接针插和双针针插两种。

（一）操作步骤

1. 针插

针插标本分直接针插和双针针插。

直接针插。蝇类在毒杀后虫体柔软，可以先针插标本再拉尾器，最后整姿。一般用 2 号昆虫针（体长小于 5 mm 用 1 号昆虫针；体长大于 10 mm 用 3 号昆虫针），针尖从蝇的胸背面盾片沟后正中线略偏右方插入，从中足基节间穿出，将蝇体移至针上方 1/3

处，立翅的标本可以插低些（图 8-4-1）。

双针针插。体长小于 3 mm 的蝇类须用双针法针插，即先剪一段不短于 10 mm 长的空心透明细塑料管（或小的三角形卡纸，或 2 mm × 12 mm 软木条，先在一端插上 3 号昆虫针，再在另一端反插上微针，然后在放大镜下，从蝇体腹面两中足之间使微针直插胸部，使针尖刚穿出蝇体背板即可，然后调整细塑料管至长针的适当位置，使蝇体处于长针上 1/3 段水平。

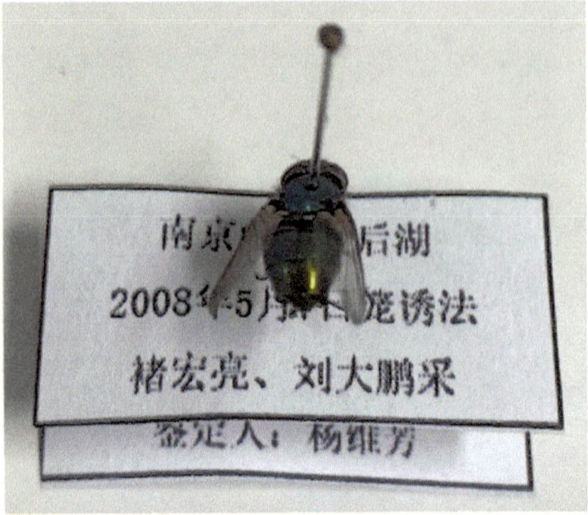

南京中山陵后湖
2008年5月7日笼诱法
褚宏亮、刘大鹏采

丝光绿蝇
Lucilia sericata Meigen, 1826
鉴定人：杨维芳

图 8-4-1　成蝇针插标本

2. 整姿

趁蝇体柔软时，应将插好的标本用小镊子将蝇姿势调整好，使翅向上仰，把口器、足轻轻拉出，使各部特征明晰可见。

3. 拉出雄性尾器

尾器是蝇类重要特征，某些种类雄性尾器较显著，在针插之后可将其拉出。

拉尾器专用的解剖针制作。削一支像钢笔杆似的不要太硬的小木杆，将一支昆虫针的铜头去掉，把平头用钢丝钳剪成斜尖头，然后用钢丝钳夹住这支针，使斜尖头深入木杆的前端即成。拉尾器的针尖要带 45°，00 号针的弯曲段长约为 0.5 mm，适于拉小型蝇类，1 号针的弯曲段长约为 1 mm，拉略大的蝇类。

拉雄蝇尾器的手法。通常在解剖镜下进行，先用左手拇指、食指两指肚捧住蝇腹（蝇腹面朝上，蝇尾朝指尖方向）持定在镜下，右手拇指、食指、中指三指近于伸直持解剖针前端，针越细、蝇越小，越要接近前端，这样可以轻微拉动或转动。针尖在雄蝇第Ⅴ腹板侧叶端部处探入钩破或钩住第Ⅶ、Ⅷ合腹节节间膜处，进而贴着这一节的体节内面将后腹部最末两节拉出，这样左右两侧轮流试拉，渐拉渐出至阳体外露，然后再钩住第Ⅸ背板等处，使阳体充分外露，这两个体节也不再缩回为止。注意针尖切勿伸到有阳体的中部，以免损伤在鉴定上重要的阳体。

雄蝇尾器拉出后固定。个体较大的雄蝇尾器拉出后常常会回缩，必须加以固定，可采用何琦氏纸片法，即在昆虫针插标本下方插入一小纸片，剪成适当长度，将拉出的雄蝇尾器的肛尾叶架在小纸片的一端，待干燥。

重针法用一条软木钉在软木板上，将针插标本横插在一旁，尾器拉出后，用 00 号针架住肛尾叶固定，待干燥。尾器需要制片时可参考幼虫封片法。

4. 加标签

标本的标签非常重要。标本没有标签，也就没有了研究价值。标签纸以 4∶7 比例画成纵横各 5 个的 25 个横长方格，缩成每个小标签 8 mm×14 mm 大小，剪开。

每个针插标本都应加上标签，写上产地名：省（市、自治区）、市、县名或较大的山名；日期：年、月、日；编号；海拔高度、采集人可写在反面，也可另加一标签，定名后还可加一定名标签并附上学名。标签的位置应在昆虫针的 1/2 处，定名标签应在下 1/4处（可用三级台来校正）。

5. 整理保存

已经针插好的标本应插在已加有精制樟脑丸和木馏油的针插昆虫标本盒中。未定名的标本按产地、年份收藏，已定名的标本按属种分装，同一种的标本再按省（市、区）排列收藏。

（二）注意事项

（1）现场来不及制作，且已干燥的蝇类标本，需要针插时先放回软缸中回软，放置时间依蝇体大小、干燥程度而定，须随时检查，防止太潮湿。

（2）标本如长期保存，必须要烘干，标本盒内放置樟脑丸或对二氯苯防霉。

二、蝇类幼虫标本制作

蝇类幼虫标本一般采用70%乙醇浸泡保存，必要时可用树胶封片法。

操作步骤如下：

（1）蝇类幼虫保存应以热水（高于 70℃）先将其烫死，经热水烫死的幼虫虫体自然伸直不收缩，便于观察和制作标本。

（2）将经热水烫死的幼虫标本用清水洗净后投入 70%乙醇中，24 h 后再换一次 70%乙醇，即可保存，换保存液的目的是防止乙醇被虫体的水分稀释而影响保存质量。为了不让乙醇蒸发，可将放幼虫的指形管再投入盛有 70%乙醇的广口瓶内，盖紧瓶盖，并定期添加 70%乙醇。

（3）封片法在分类研究上需要时须把幼虫制成玻片标本，一龄二龄幼虫可整体封片（封片时把幼虫后端折过来，使后气门朝上），三龄幼虫可切成头、尾、躯干三部分，头显示前气门和口咽骨板、口钩等侧面，尾显示后表面，后气门和肛区的后面，躯约为第Ⅰ腹节至第Ⅶ腹节，可沿背部中央纵线剪开，摊平封在玻璃载片上。具体操作方法如下：

① 先将幼虫头、尾切下，躯体剪开放入 10%氢氧化钾溶液中浸泡过夜，以溶解体内的肌肉组织。

② 用水换洗数次，洗去氢氧化钾。

③ 脱水，依次放入 30%、50%、70%、80%、90%、95%乙醇中各 30 min。

④ 将幼虫标本置玻片上，整姿，用滤纸吸去多余的乙醇，用树胶封片。

（4）插好成虫后，要写好标签。标签上面须写采集地点（省、市、县和乡镇），中间写采集编号，下面写采集日期（年、月、日）及采集人姓名。鉴定之后，加上中文种名和拉丁学名。标签的书写最好用不褪色的墨笔。

第五节　蜚蠊标本的制作

蜚蠊的标本大致可分为三种：针插标本、液浸标本和玻片标本。

一、针插标本

制作针插标本，首先要挑选虫体完整而清洁的蜚蠊，然后根据虫体大小选用 3 ～ 5 号昆虫针，由虫体的背面，在中胸背板中央处偏右一点插入（图 8-5-1）。制作时应在三级台上进行。标本应放在昆虫针 1/3 处，然后用镊子把虫体各部位调整到自然状态，如要展翅（图 8-5-2），可将标本放在展翅板上进行。

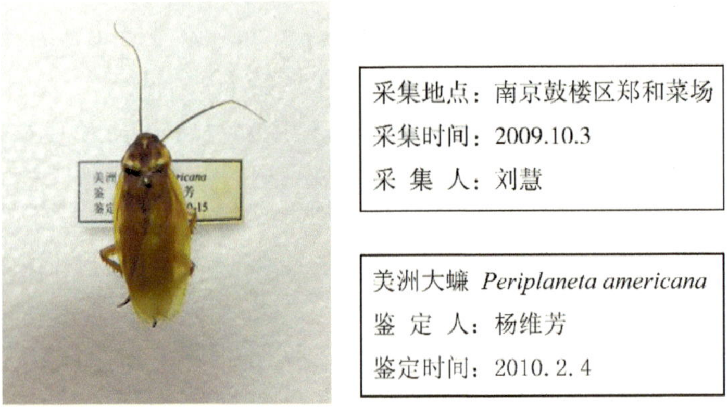

图 8-5-1　蜚蠊针插标本

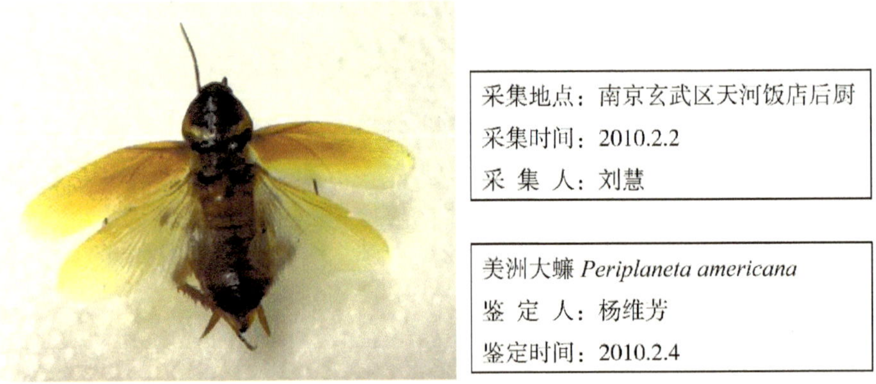

图 8-5-2　蜚蠊展翅标本

然后插上标签，记录种名（学名和中文名）、雌雄、采集时间、地点等，标签应放在昆虫针的下 1/3 处。标本做好后在干燥器内干燥，最后插入昆虫标本盒内长期保存。有些蜚蠊种类的低龄若虫体很小，不适合针插标本，可用胶贴法制作：取白色硬卡片纸，剪成长宽 2 cm × 0. 8 cm 的长方形，然后将小若虫用胶粘在纸片的另一端，整理好虫体，摆正位置，用昆虫针在纸片的另一端中央处插入到针的上 1/3 处，针的下 1/3 处仍为插标签处。

二、液浸标本

蜚蠊的卵荚、若虫、成虫均可用浸液方法来保存。将卵荚、若虫、成虫放入盛有保存液的标本瓶或指管内，然后将口封严，便成为液浸标本，可长期保存。保存液是由具有防腐性能和固定昆虫组织的化学药物配成的，种类较多，比较经济和常用的有以下两种：

1. 乙醇配液

乙醇有较强的渗透和脱水作用，容易使被浸标本收缩变硬，一般常用浓度70%～75%，虫体浸泡在该溶液中可长期保存。为使虫体有一定软度，可在乙醇中加入0.5%～1%的甘油。

2. 福尔马林（甲醛）配液

福尔马林是有刺激性的液体。市售的福尔马林含40%甲醛、60%的水和少许杂质。福尔马林不及乙醇渗透力强，对皮质厚的标本不易浸透，时间久了，标本内部因没有浸入药液往往容易腐败。用该液固定标本，不宜做组织学观察；因为角质变硬，不易制作切片。福尔马林一般使用浓度以50%～10%为宜，浓度不可过低，否则时间稍久液面会产生霉变。

三、玻片标本

玻片标本是为了更详细地观察虫体细微构造特征和长期保存标本。玻片标本之所以能长期保存，是因为标本脱脂脱水后被封在胶里，与外界空气隔绝，不受外界温度、湿度、霉菌等的影响。一般取蜚蠊某一器官或某一部位来做玻片标本。成虫个体较大的，无法做玻片标本，也无意义。大蠊属种类的低龄若虫或小蠊属种类的若虫，均可做成玻片标本。玻片标本的制作步骤可分为水洗、脱脂、清洗、脱水、透明、封片、干燥，制作过程较为复杂。

第六节　鼠类标本的制作

学习和掌握鼠类分类鉴定，通常都得通过观察鼠类标本来熟悉和掌握每种鼠的形态特征，所以鼠类标本的采集、制作和保管均显得相当重要。鼠类标本与其他动物标本一样，可分为固定标本、生态标本、浸制标本和透明标本。

一、鼠类标本制作

鼠类是一类分布广、种类多的有害动物，为了针对一定地区的鼠类，提高防制效果，最起码的要求是能正确辨识当地的鼠种，所以学会采集和标本制作非常重要。标本的作用：（1）作为科学研究的重要资料；（2）作为直观教具和实验观察的材料；（3）作为展示当地害鼠种类，进行科普宣传的实物。

1. 标本种类

鼠类标本通常可分为剥制标本、骨骼标本、浸制标本及附属标本。

（1）剥制标本：剥制鼠体的外皮（仅留部分骨骼），在皮肤内表面涂擦防腐剂，再用棉花、金属丝及竹签等作填充物充填体内，替代被剥去的肌肉和骨骼。然后用针线缝好开口，装好玻璃义眼，并将标本整理成自然状态。

（2）骨骼标本：剔除动物体的肌肉，将留下的骨骼经化学药品腐蚀、脱脂和漂白，用金属丝按其生活时结构和位置串联起来，或者根据需要，选择其中的一部分，如头骨等。这种标本是动物分类学和比较解剖学等教学和科研中的重要材料。

（3）浸制标本：通常用70%～75%乙醇溶液或其他固定液浸制的鼠类标本，包括整体、内脏、胚胎、幼体等标本。

（4）附属标本：是指有关鼠类生活习性及活动踪迹的各种标本，如巢、咬痕、脚印、粪便等。

在上述各类标本中，以剥制标本最为重要。剥制标本又可分为教学标本（假剥制标本）与生态标本（真剥制标本）两种。

2. 标本制作步骤

鼠类标本制作步骤包括登记、灭虫、测量和标本制作四个过程。

（1）登记。捕获鼠类后，无论是死的还是活的，最好一只鼠或一窝鼠装一个袋，用纸条铅笔编号扎在袋口处，按照编号填写鼠类登记表：采集日期（年、月、日）、采集地点（市、县、乡或镇、街道、村）、生境（如居室、仓房、场院、麦田田埂、黄豆地边草丛、针叶林、阔叶林、混合林、沼泽地、沙丘、半荒漠、草原等）、采集方法（笼捕、夹捕、锹挖、水灌、枪击、圈套、毒饵等）、采集人、鼠种鉴定人等。

（2）灭虫。为了安全或结合收集节肢动物标本或从节肢动物中分离病原，均须对鼠体进行灭虫或刷虫或检虫。其较简单的方法是将活鼠或死鼠放在铺有白纸的且带盖的容器里，用棉团沾浸氯仿或乙醚后投入有鼠的容器里，加盖密闭10 min左右，即可将活鼠和节肢动物杀死。

（3）测量。鼠体外部测量，事先要准备好天平或秤、卡尺或直尺、白瓷盘或木板、笔和纸等。鼠的外部测量以毫米（mm）为单位。体重，一般以克（g）为单位。先称体重，然后进行外部测量。测量前将鼠尸理顺，腹面向上，取其自然姿势。测量项目包括：

① 体长（或头躯长）：自尾基部肛门至吻端。

② 尾长：自尾基部肛门至尾尖（不包括尾端毛）。

③ 跖长（后足长）：自踵后缘至最长趾的末端，不包括爪。

④ 耳高：自下耳裂至耳壳的顶点，不算耳端毛。

（4）剥皮前的准备工作。为避免标本生虫，鼠标本的皮内面要普遍涂亚砷酸（砒霜）防腐剂。

（5）腹部切口的操作。将鼠仰放在工作台上，把躯体理顺，左手食指和中指放在鼠腹部中线两侧，略张开口，固定并加适当压力，使毛皮绷紧，将毛分开。右手拇指、食指、中指持刀，沿腹部正中线的胸部下缘至生殖器前端切开皮肤，注意不要切通腹腔。另一种方法，用镊子夹起腹部皮肤，在腹中线处用剪刀将毛皮剪一开口。

（6）躯干皮肤的剥离。用镊子夹起开口处一侧皮缘，用另一只手拇指、食指将提起的毛皮捏住后松开镊子，用刀柄端轻轻地将腹部皮腹与躯干肌肉分开。为避免皮下脂肪或血液污染皮毛，要注意边剥离皮肤边撒石膏粉。剥离皮肤过程中不要损伤腹膜和血管。

（7）剥离后肢皮肤。将大腿与腹部之间的皮下组织剥离，左手中指放在背部近尾巴处的下面，拇指固定后肢，食指放在腹部肌肉上并用微力往下压，中指往上顶。右手持刀在膝关节处切开。用手捏住切断的小腿继续往下拉皮肤，一直剥到脚掌为止。用剪刀剔除小腿上的肌肉，将毛皮翻过来，使其恢复原样，接着按照同样方法剥离另一后肢。

（8）剥离尾根、生殖器和直肠。用剪刀把尾根附近的结缔组织剪开，将生殖器及直肠与皮肤连接处剪断，然后拉出尾巴，留下尾皮。尾皮拉出方法：左手食指及拇指紧捏住尾基部皮缘，右手拇指、食指用力拉尾椎即可抽出，将尾皮翻过来复原。注意拉尾巴时用力要适当，以防拉断尾皮。

（9）剥离前肢、颈部和头部。将剥下来的躯干毛皮往头部方向边拉边剥，当拉到前肢时，从肘关节处剪断。按照剥离后肢的方法剥离前肢。然后继续将毛皮拉剥到颈部和头部。注意不要损伤皮肤和头骨。

（10）剥离耳、眼、鼻、唇。剥耳时要将半透明的薄膜耳道剪下。剥到眼时不要把眼睑剥坏，在眼球与皮肤之间有个白环就是睑缘，要从白环和眼球之间切开。先剥下唇，后剥上唇，注意不要将胡须割掉。从皮反面将胡须间用刀划开，以防标本干燥后胡须分布不顺。鼻子要从鼻软骨处切开，不要损坏鼻子和鼻骨。

（11）清除皮内面的肌肉和脂肪。用手撕或用刀刮去皮内面的肌肉和脂肪，刮得越干净越彻底越好。

（12）皮内面涂防腐剂。用毛笔沾防腐剂均匀地涂在皮内面，尤其不好涂的地方也要涂到，注意尾巴里也要灌进防腐剂。

（13）缝嘴。用针线从皮内向外缝唇。线先打结，因鼠是三瓣嘴，从下唇里面穿出，左一针，右一针，缝好后打结。

（14）制作假尾和安装尾巴。根据鼠尾椎的粗细长短，选择适当铅丝，铅丝的长度约为从鼠尾末端达腹部前端。按照尾的粗细，取棉花摊成宽窄薄厚相当的棉条，放在桌面上，用铅丝卷起后，用手掌或木板搓匀搓紧，其上涂防腐剂后，插入尾内，保持与真鼠尾的粗细长短一致。防止将假鼠尾拉长拉断和粗细不匀。

（15）制作四肢。按照活鼠肌肉的样式，分别用棉花缠绕在四肢小腿骨骼上。

（16）制作头颈。用棉花做成原鼠头大小，充填头部及颈部毛皮的里边。

（17）制作躯干。取平坦的棉花，铺在尾铅丝的后面作为背部，尾铅丝的上面再铺一层棉花，做成躯干。然后，将腹部切口缝合，从皮内向皮外穿针。

（18）整形固定。按照活鼠大小和样式整形。用牙刷刷顺皮毛。用镊子将鼠眼闭合，耳壳耸立，胡须散开。用大头针固定好前足，使两个前足固定在头的两侧，爪向前，足背向上，两足对齐，不超过鼠头前缘。后足固定在鼠尾基部两侧，爪向后，足背向上。

（19）填写标签。要用黑墨水填写或打字机打字。填好标签后绑在后肢左足腕部（图 8-6-1）。标签正面和反面样式如下：

江苏省疾病预防控制中心
名称　　　　采集地
采集人　　　采集日期
标本制作人　鉴定人
制作日期 20　年　月　日

头躯长　mm　耳　高　mm
尾　长　mm　后足长　mm
性　别　　　体　重　gm
成　鼠　　亚成年鼠　　幼　鼠
鉴定日期 20　年　月　日

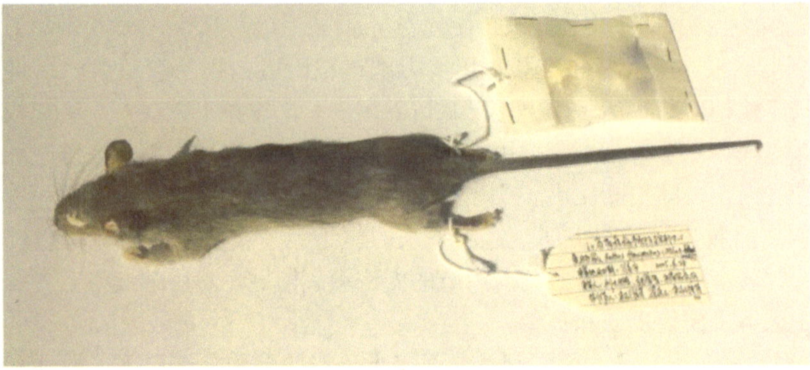

图 8-6-1　鼠标本

（20）头骨制作。头骨标本（图 8-6-2）制作常用的有两种方法。

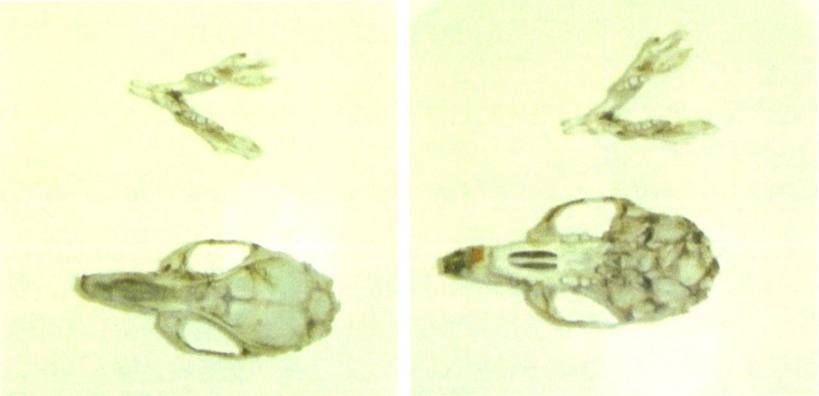

图 8-6-2　鼠头骨标本

① 腐烂法：在炎热的夏天剥下的鼠头可用腐烂法做头骨标本。将鼠头放在广口瓶或罐里，加上水，不用加盖，放在雨水浇不着的地方，使其头骨上的软组织自然腐烂。到发臭时用水冲去腐烂物，头骨上没有任何软组织，很白净，在阳光下晒干。但不要腐烂过头，否则牙齿会脱落。

② 煮沸法：将剥下的头骨，用剪刀和镊子把头上的肌肉去掉，眼珠挖掉，舌头剪掉，用耳勺或弯头眼科镊子卷些棉花，从枕大孔插入脑内，将脑子清除。下颌骨上的肌肉也要去掉。然后将头骨和下颌放在小锅里水煮，煮沸 10 ～ 15min 后，再进一步清除

软组织，晒干。

（21）标本袋制作。标本袋用硫酸纸制成，分头骨袋和鼠标本袋两种，大小要适宜。鼠标本袋如信封样，不能太短，鼠尾端不能露在外边，以防折断。头骨袋和鼠标本袋要分别用黑墨水填写标本号。头骨袋要装在鼠标本袋内。

二、鼠类标本保存

鼠标本保存要求做到以下几点：

（1）标本袋要放在标本柜内，陈列标本的标本室要避免阳光直射，阳光经常照射鼠标本容易使毛色变浅。

（2）标本室内要保持干燥、清洁、整齐，经常通风，防止标本发霉。

（3）为预防标本生虫，标本柜内樟脑粉每年更换一次、标本每年烘干一次。

（4）要爱护标本，防止损坏，用后不要装错。

（5）教学标本与科研标本要分别保存，不要轻易动用科研标本和稀有标本。

第七节　蜱、臭虫、蚤、螨类标本的制作

一、蜱和臭虫标本制作

蜱和臭虫常制作成乙醇浸泡标本（图 8-7-1）。将标本清洗干净后直接浸泡于75%乙醇中。若放置时间较长，须将其容器（磨口瓶等）瓶口密封，以防乙醇挥发。

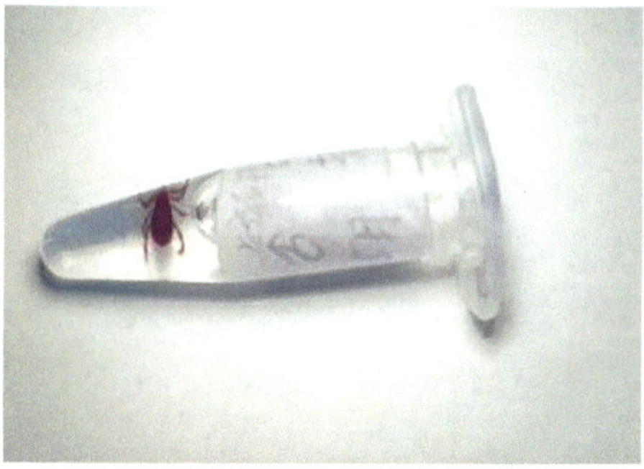

图 8-7-1　蜱虫乙醇浸泡标本

二、蚤和螨类标本制作

蚤和螨类标本保存分临时性保存和永久性保存。

1. 临时性保存

即乙醇浸泡标本，制作方法同蜱和臭虫乙醇浸泡标本制作。

2. 永久性保存

永久性保存须制成玻片标本（图 8-7-2）。所需试剂和材料有乙醇、氢氧化钾（或氢氧化钠）、加拿大树胶及载玻片和盖玻片等。

3. 操作步骤

（1）腐蚀透明。把保存在75%乙醇中的跳蚤取出，用蒸馏水清洗后放入10%氢氧化钾（或氢氧化钠）溶液中，腐蚀掉其体内的肌肉等组织，以达到透明之目的。其适度透明时间受室温和蚤体大小及生理状况（如怀卵等）影响很大。在制片中防止腐蚀过度或腐蚀程度不够等情况。

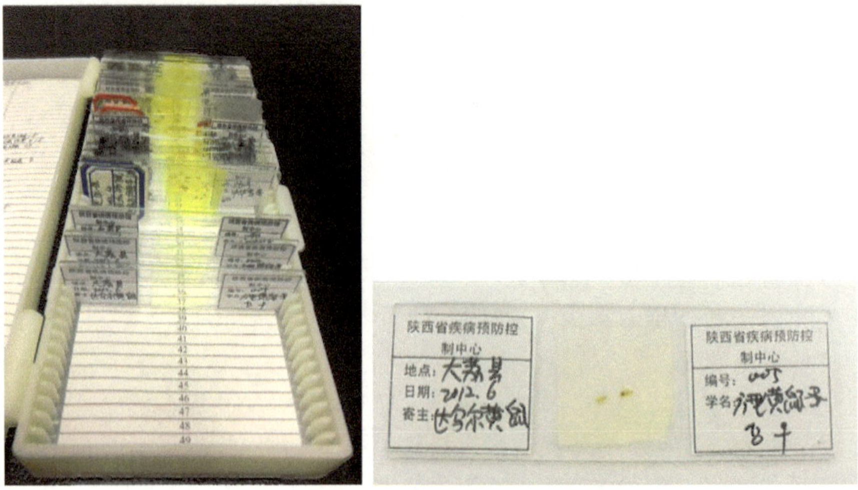

图 8-7-2 蚤玻片标本

（2）脱水。在封藏前必须将水脱净，否则会因水与封藏液（通常为加拿大树胶）不亲和而影响片子的透明度。脱水由低浓度到高浓度分级逐步进行，可先由 30% 或 50% 乙醇脱起，中间经 75%、90% 和 95% 乙醇脱水，最后在无水乙醇中脱水。每个浓度下需浸泡半小时。

（3）封片。将树胶滴 1 ～ 2 滴（视标本大小可多可少）于载玻片上，然后将蚤（一般 1 只）放入胶中，经整姿，使头朝右，足朝上且 3 对足尽可能自然分开，然后用小镊子盖好盖玻片。在其左侧贴上标签，放于 50℃ 烤箱内烘烤 1 周左右，使其完全干燥。

（4）填写标签。插好成虫后，打印好标签。标签上面须写采集地点（省、县和乡镇），中间写采集编号，下面写采集日期（年、月、日）及采集人姓氏。鉴定之后，加上中文种名和拉丁学名。标签的书写最好用不褪色的墨水笔。